职业教育药学类专业系列教材

药学服务实务

谢淑玲　张宪奇　主编
李继红　主审

化学工业出版社
·北京·

内 容 简 介

《药学服务实务》从药学服务岗位需求出发,以《国家执业药师资格考试大纲》《国家执业中药师资格考试大纲》为依据,紧密对接教育部"1+X"证书《药品购销职业技能等级标准》,突出西医辨病用药和中医辨证用药相结合、问病与荐药相结合、中成药和化学合成药并举的特点。本书包括绪论、用药咨询服务、常见疾病的用药指导、特殊人群用药指导、药品调剂5部分,强调"必需、够用、实用",并将课程思政与职业素养融入专业内容中。按照问病、荐药、用药注意事项、健康指导的工作过程进行内容设计,并以表格的形式对化学合成药和中成药从作用特点、用途、不良反应等方面进行了总结和区别,每章设计了目标测试和问病荐药技能训练案例,并附有问病荐药技能训练作业单。

本书适合高等职业院校药品经营与管理、药学、中药学、药品生产技术及其他相关专业教学使用,同时也可作为医药零售企业从业人员的参考用书。

图书在版编目（CIP）数据

药学服务实务/谢淑玲,张宪奇主编. —北京：化学工业出版社,2023.2
职业教育药学类专业系列教材
ISBN 978-7-122-42671-0

Ⅰ.①药… Ⅱ.①谢…②张… Ⅲ.①药物学-职业教育-教材 Ⅳ.①R9

中国版本图书馆CIP数据核字（2022）第245119号

责任编辑：迟　蕾　李植峰　　　　文字编辑：邵慧敏　陈小滔
责任校对：宋　玮　　　　　　　　装帧设计：王晓宇

出版发行：化学工业出版社（北京市东城区青年湖南街13号　邮政编码100011）
印　　装：三河市延风印装有限公司
787mm×1092mm　1/16　印张12　字数277千字　2023年7月北京第1版第1次印刷

购书咨询：010-64518888　　　　　售后服务：010-64518899
网　　址：http://www.cip.com.cn
凡购买本书,如有缺损质量问题,本社销售中心负责调换。

定　价：39.80元　　　　　　　　　　　　　　　　　　　　版权所有　违者必究

《药学服务实务》
编写人员名单

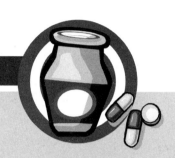

主　　编　谢淑玲　张宪奇
副 主 编　刘欣媛　李洪淼　张　利　徐长亮
编　　者　（按姓名笔画顺序排列）
　　　　　王艳秋（沈阳市中医药学校）
　　　　　冯　利（河北工业职业技术大学）
　　　　　兰学艇（营口开发区康达医院）
　　　　　刘欣媛（包头医学院）
　　　　　李　洋（沈阳海王星辰医药有限公司）
　　　　　李洪淼（辽宁农业职业技术学院）
　　　　　孙　倩（辽宁医药职业学院）
　　　　　肖建琪（江苏食品药品职业技术学院）
　　　　　张　利（辽宁农业职业技术学院）
　　　　　张宪奇（辽宁农业职业技术学院）
　　　　　罗　飞（山东药品食品职业学院）
　　　　　徐长亮（江苏食品药品职业技术学院）
　　　　　覃晓玲（广西工业职业技术学院）
　　　　　谢淑玲（辽宁农业职业技术学院）
主　　审　李继红（辽宁农业职业技术学院）

前言

　　随着时代的进步，尤其是行业、产业的快速发展，对职业教育提出了新任务，要求坚持德技并修、知行合一、工学结合，深化产教融合。本书由医药企业技术人员与多院校教师共同编写，从药品零售企业药学服务岗位的职业能力需求出发，将行业中的新规范、新标准融入教学内容中，以"1+ X"证书《药品购销职业技能等级标准》为依据，同时融入国家执业药师和执业中药师资格考试《药学综合知识与技能》和《中药学综合知识与技能》的内容。全书突出西医辨病用药和中医辨证用药相结合、问病与荐药相结合、中成药和化学合成药并举，兼顾理论学习与技能训练，为培养更专业的药学服务高素质技术技能型人才奠定基础。

　　本书依据药学服务工作内容设计了绪论、用药咨询服务、常见疾病的用药指导、特殊人群用药指导、药品调剂五个部分，将课程思政和职业素养融入专业内容中，引导学生树立爱岗敬业、诚实守信、全心全意服务群众的意识。用药咨询服务包括药品说明书的解读、药物的常见剂型、常规化验单的解读。常见疾病的用药指导是主要内容，涉及感冒、咳嗽、口腔溃疡、头痛、胃病、腹泻、便秘、高血压、糖尿病、血脂异常、高尿酸血症与痛风等多种疾病或症状的用药指导，以及眼科、皮肤科、妇科、骨关节等疾病的用药指导，内容全面，涵盖零售药店药学服务工作的常见疾病。常见疾病的用药指导按照问病、荐药、用药注意事项、健康指导的工作流程进行设计，突出西医辨病用药和中医辨证用药相结合，总结归纳了常见疾病的常用化学合成药和常用中成药的特点，提炼了常见疾病的问病内容和问病目的，旨在解决药学服务人员面对患者"问什么""怎么问""怎么荐""怎么用"的问题。每一章节以案例导入，以工作流程为主线，最后通过案例分析和情景模拟练习提高问病荐药的技能，达到"会问""会荐""会指导"的学习目标。书后附有问病荐药技能训练作业单，便于学生记录和教师考核，提高了教材的实用性。本书以实用、够用为主，内容简略，条理清晰，学练结合，适合高等职业院校药品经营与管理、药学、中药学、药品生产技术及其他相关专业的师生教学使用，同时也可作为医药零售企业从业人员的工作手册。

　　由于编者水平和能力有限，教材中难免存在不足之处，恳请读者批评指正。

谢淑玲
2022 年 7 月

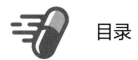 目录

绪论 / 001

 一、药学服务的概念 / 002
 二、开展药学服务的必要性 / 002
 三、零售药店药学服务的工作内容 / 003
 四、药学服务人员应具备的素质 / 003
 五、药品销售的礼仪要求和服务用语 / 006
目标检测 / 007

第一章 用药咨询服务 / 010

 第一节 药品说明书的解读 / 010
  一、核准日期和修改日期 / 011
  二、标识 / 012
  三、说明书标题和警示语 / 013
  四、药品名称 / 013
  五、成分和性状 / 013
  六、适应证或功能主治 / 014
  七、规格 / 014
  八、用法用量 / 014
  九、不良反应 / 014
  十、禁忌证 / 015
  十一、注意事项 / 015
  十二、药理毒理 / 015
  十三、药代动力学 / 016
  十四、贮藏 / 016
  十五、有效期 / 017
  十六、批准文号 / 017
 第二节 药物的常见剂型 / 017
  一、口服给药常见剂型 / 018

二、口腔内给药常见剂型　/ 019
　　三、外用药常见剂型　/ 020
第三节　常规化验单的解读　/ 021
　　一、血液一般检查　/ 022
　　二、尿液常规检查　/ 027
　　三、粪便一般检查　/ 031
　目标检测　/ 032

第二章　常见疾病的用药指导　/ 034

第一节　感冒的用药指导　/ 034
　　一、问病　/ 034
　　二、荐药　/ 036
　　三、用药注意事项　/ 036
　　四、健康指导　/ 037
　目标检测　/ 037

第二节　咳嗽的用药指导　/ 038
　　一、问病　/ 039
　　二、荐药　/ 040
　　三、用药注意事项　/ 041
　　四、健康指导　/ 042
　目标检测　/ 042

第三节　口腔溃疡的用药指导　/ 043
　　一、问病　/ 044
　　二、荐药　/ 044
　　三、用药注意事项　/ 046
　　四、健康指导　/ 046
　目标检测　/ 046

第四节　头痛的用药指导　/ 047
　　一、问病　/ 048
　　二、荐药　/ 050
　　三、用药注意事项　/ 051
　　四、健康指导　/ 051
　目标检测　/ 052

第五节　胃病的用药指导　/ 053
　　一、问病　/ 053
　　二、荐药　/ 055
　　三、用药注意事项　/ 056
　　四、健康指导　/ 057
　目标检测　/ 057

第六节　腹泻的用药指导　/ 059
　　一、问病　/ 059
　　二、荐药　/ 061
　　三、用药注意事项　/ 062
　　四、健康指导　/ 063
　目标检测　/ 063

第七节　便秘的用药指导　/ 064
　　一、问病　/ 065
　　二、荐药　/ 066
　　三、用药注意事项　/ 067
　　四、健康指导　/ 067
　目标检测　/ 067

第八节　高血压的用药指导　/ 069
　　一、血压的测量要点　/ 069
　　二、血压值的判断　/ 070
　　三、病情询问　/ 070
　　四、降压药物治疗的时机　/ 071
　　五、高血压的治疗目标　/ 071
　　六、可供选择的降压药　/ 071
　　七、药物治疗方案　/ 073
　　八、用药注意事项　/ 075
　　九、健康指导　/ 075
　目标检测　/ 076

第九节　糖尿病的用药指导　/ 077
　　一、问病　/ 078
　　二、荐药　/ 079
　　三、用药注意事项　/ 084
　　四、健康指导　/ 086
　目标检测　/ 087

第十节　血脂异常的用药指导　/ 089
　　一、问病　/ 089
　　二、荐药　/ 091
　　三、用药注意事项　/ 092
　　四、健康指导　/ 093
　目标检测　/ 093

第十一节　高尿酸血症与痛风用药指导　/ 094
　　一、问病　/ 095
　　二、荐药　/ 096
　　三、用药注意事项　/ 098
　　四、健康指导　/ 099
　目标检测　/ 100

第十二节　常见皮肤病的用药指导　/ 101
　　一、问病　/ 102
　　二、荐药　/ 106
　　三、用药注意事项　/ 107
　　四、健康指导　/ 108
　目标检测　/ 109

第十三节　常见眼科疾病的用药指导　/ 111
　　一、问病　/ 111
　　二、荐药　/ 114
　　三、用药注意事项　/ 116
　　四、健康指导　/ 116
　目标检测　/ 117

第十四节　常见妇科疾病的用药指导　/ 118
　　一、问病　/ 119
　　二、荐药　/ 122
　　三、用药注意事项　/ 124
　　四、健康指导　/ 124
　目标检测　/ 124

第十五节　骨关节疾病的用药指导　/ 126
　　一、问病　/ 126
　　二、荐药　/ 128
　　三、用药注意事项　/ 130
　　四、健康指导　/ 131
　目标检测　/ 131

第三章 特殊人群用药指导 / 134

第一节 小儿用药指导 / 134
一、儿科疾病特点 / 135
二、小儿发育不同阶段的生理特点和用药指导 / 135
三、小儿用药的一般原则 / 136
四、小儿用药剂量的计算方法 / 137
五、小儿合理应用中药的原则 / 138

第二节 妊娠及哺乳期用药指导 / 139
一、妊娠期用药指导 / 139
二、哺乳期用药指导 / 141

第三节 老年人用药指导 / 142
一、老年人患病的特点 / 143
二、老年人生理特点对药物的影响 / 143
三、老年人用药不安全因素分析 / 144
四、老年人用药注意事项及安全用药指导 / 144
五、老年人合理应用中药的原则 / 145

第四节 肝、肾功能不全患者用药指导 / 146
一、肝功能不全患者用药 / 147
二、肾功能不全患者用药 / 148

目标检测 / 149

第四章 药品调剂 / 152

第一节 认识处方 / 152
一、处方概述 / 153
二、处方制度 / 155
三、处方常用缩写词 / 157

第二节 处方审核 / 158
一、中药处方审核 / 159
二、西药及中成药处方审核 / 166

三、审核结果的处理 / 169

　第三节　处方调剂 / 169

　　一、中药处方调剂 / 170

　　二、西药及中成药处方调剂 / 173

　　三、处方调配差错的防范 / 174

　目标检测 / 174

目标检测答案 / 176

附录一　常用药品通用名与商品名、别名 / 178

附录二　问病荐药技能训练作业单 / 180

参考文献 / 181

绪　论

📚 知识目标

了解药学服务的概念和开展药学服务的必要性；了解药学服务的工作内容；掌握药品销售的礼仪要求和沟通技巧；掌握零售药店药品销售的服务用语；掌握患者投诉的一般处理方法。

📚 技能目标

能应用恰当的礼仪和服务用语与顾客沟通；能妥善处理患者投诉。

📚 素质目标

培养终身学习的习惯和意识，培养善于与人沟通的能力，树立爱岗敬业、诚实守信、全心全意服务群众的职业道德。

📚 案例导入

> 一位50岁左右的男性顾客走进药店，药师为顾客提供了以下服务。
>
> 顾客：您好，能给我测一下血压吗？
>
> 药师：可以。您先坐下休息一会儿再测，否则影响测量效果。
>
> 药师为顾客测量了左臂血压，血压值150/100mmHg[1]；又测了右臂血压，血压值153/104mmHg。
>
> 药师：血压偏高，您在用降压药吗？
>
> 顾客：用降压药，经常值夜班，有的时候就忘吃了。
>
> 药师：高血压患者需要持续终身用药，将血压控制在140/90mmHg以下。不吃药时血压升起来了，吃了药血压就降下去了，血压波动幅度大对心脏、脑、肾的负担加重，容易出现并发症。
>
> 顾客：哦，降压药什么时候吃好呢？
>
> 药师：您用的是什么降压药？
>
> 顾客：硝苯地平（拜新同）。
>
> 药师：这个药是个缓释制剂，一般一日一次，一般在早餐前服用，可维持24h的降压作用。
>
> 顾客：好的，谢谢！

---

[1] 1mmHg＝0.133kPa。

药品是一种特殊商品,其特殊属性决定了药品零售企业从业人员必须具备一定的专业知识,并应为前来购药的患者提供药学服务,增强其用药安全性、有效性和依从性。药学服务是药品从业人员与患者之间沟通的桥梁。

一、药学服务的概念

药学服务是指药学技术人员应用药学专业知识向社会公众提供直接的、负责任的、与药物使用相关的服务,以提高药物治疗的安全性、有效性、经济性和适宜性,改善和提高人类的生活质量。

药学服务中的"服务"不同于一般意义上的行为功能,还包含药学服务工作人员对患者的关怀和责任。除了给患者提供与药物使用相关的服务,确保药物的使用效果之外,还要提供精神、文化、情感等方面的人文关怀。药学服务是一种以患者为中心的主动服务,要全心全意为患者服务,一切从患者的需要出发,解决患者的实际需求。

药学服务主要是以提供专业知识和信息的形式满足患者用药相关的全部需求,包括药物的合理选择、用法和用量、用药禁忌、服药时的注意事项、常见的药品不良反应、健康教育等,并接受患者用药咨询。

二、开展药学服务的必要性

1. 药品的特殊属性决定了必须开展药学服务

药品是指用于预防、治疗、诊断人的疾病,有目的地调节人的生理功能并规定有适应证或者功能主治、用法和用量的物质。药品是特殊的商品,使用不当会造成不良反应或延误病情。不合理用药、滥用药物不但浪费了有限的医疗资源,增加了政府和百姓的经济负担,还危及人类的健康与生命安全。药学服务可以减少药品不良反应的发生率,减少药源性疾病的概率,促进合理用药,提高治疗效果,降低用药风险。

2. 药学服务是社会公众自我保健、自我药疗的需求

随着人民生活水平的不断提高,大众自我保健、自我药疗意识不断增强,人们对零售药店的药学服务质量要求也越来越高。为了得到最好的治疗效果,患者有权力了解自己所用药物的相关知识,药师也有责任向患者提供相应的用药指导,这就需要开展药物咨询等药学服务。现今心脑血管疾病、代谢性疾病、神经系统疾病等慢性疾病较常见,疾病的并发症和合并症也较多,病程较长,甚至伴随患者终身,需要长期依赖于药物治疗,所以患者与药店服务人员的接触较多。在药房中开展药物咨询,可以加强与患者的沟通,帮助患者了解药物的作用机制,药师还可以向患者作出详细的、个体化的用药指导,纠正患者用药的随意性和盲目性,帮助公众提高健康意识。

3. 药学服务是药店发展的需求

随着药品销售市场的规模化,零售药店之间的竞争日趋激烈。我国药品零售业已从单一的价格竞争逐步转向服务内涵的竞争,零售药店的药学服务质量与居民用药安全及药店的竞

争力密切相关，药学服务质量的高低决定了其能否吸引顾客和培养顾客的忠诚度，并最终占领终端市场。提高从业人员的专业化服务水平在市场竞争中非常重要。加强药学服务是国家相关法律、法规的规定，《处方管理办法（试行）》《执业药师资格制度暂行规定》《关于在药品经营企业实行从业药师资格认定工作的通知》《关于加强从业药师管理工作的通知》《药品经营质量管理规范》（GSP）等都对零售药店开展药学服务作出了明确规定，要求药品销售部门开展药学服务，开展药学服务是零售药店适应医疗体制改革的需要。

三、零售药店药学服务的工作内容

药学服务是药店的核心服务，直接反映药店的专业技术水平，有利于提高消费者对药店的信任度与满意度。目前我国药店开展的药学服务主要包括药品的推荐与销售、用药咨询指导、免费血压血糖检测、中药加工服务，有的药店还进行知识讲座、电话回访、建立购药档案等药学服务。执业药师（中药师）还担负处方审核与调配、治疗药物的监测、药品疗效评价、药品不良反应监测报告等职责。

药学服务人员在药品的推荐与销售过程中应做好以下工作：①通过与顾客的沟通了解其需要选购的药物，以及需要解决或者缓解的疾病问题；②围绕患者个性体征和相应疾病治疗情况提供经济、合理的药品选用方案；③对药物的功效、使用方法、使用禁忌等各方面进行全面详尽的说明和提醒；④根据药品说明书向消费者指明用药期间可能出现的所有副作用，以及针对不同的副作用给出解决方案，或是调整用量，或是停药咨询等，以确保用药者安全使用药品；⑤结合电话回访形式对顾客用药情况进行了解和答疑解惑。

药学服务人员对附近社区开展的药学服务包括：基本用药常识、日常保健常识、药物有效期及保存等相关知识讲座，发放合理用药宣传单，结合季节变化开展季节性疾病知识宣传，根据居住社区人群年龄特点开展老年慢性病、中年人亚健康、儿童四季保健预防等知识宣教，提升消费者对药店的信任。建立高危人群的购药档案，如老人、儿童、慢性病患者等，详细记录其姓名、年龄、住址、联系电话、是否为过敏性体质、历次购药情况等，并对高危人群服药后进行电话回访。

四、药学服务人员应具备的素质

1. 药学专业知识

药学服务人员必须具有药学与中药学专业背景，具备扎实的药学与中药学专业知识、临床医学基础、中医基础，以及开展药学服务工作的实践经验和能力，并具备药学服务相关的药事管理与法规知识。

药学服务人员要不断丰富自身的专业知识，坚持终身学习的习惯，使专业知识的储备能够适应医药科技的发展，掌握新型制剂特点，熟悉药品的作用与用途、功能与主治、作用机制、不良反应、用药禁忌、药物相互作用和储藏条件等，详细询问消费者的病症情况，综合应用医学、药学、诊断学等相关专业知识，为患者合理推荐药品和联合用药，及时说明药品的服用方法和用量、禁忌及注意事项。药学服务人员应通过专业知识的学习和应用，不断提高药学服务技能。

2. 药学服务道德

药学服务道德是一般社会道德在药学服务领域中的表现,是从事药学服务的工作者的职业道德。药学服务道德的具体体现在爱岗敬业、诚实守信、全心全意服务群众等方面。

(1) 爱岗敬业 爱岗敬业包含了敬业、乐业、精业和廉业。药学服务工作是一项解除患者疾苦,传递健康知识,促进人民健康的高尚职业。只要跨入了这个职业,就应该尊重它,充分认识它在人类社会生活中的意义和为人类发展所带来的贡献,就要在自己的工作中尽责、尽心、尽力。乐业就是要在工作中充分发挥自己的积极性和创造性,虚心学习,主动问诊,认真分析,积极思考,正确地面对自己的失败,总结经验,完善自己。精业就是要不断提高业务水平,不断创新和发展。廉业就是要廉洁奉公、洁身自好,要遵纪守法、严于律己,自觉抵制各种诱惑,以良好的心态正确对待荣辱得失。药学服务人员应立足本职,勤奋工作,刻苦钻研,开拓进取,不断更新服务理念,创新药学服务方式,始终坚持精益求精、一丝不苟、奋发拼搏的精神,始终做到干一行、爱一行、钻一行、精一行,努力提高业务技能。

(2) 诚实守信 诚实守信是为人处世的基本准则,是中华民族的传统美德,是人们在职业活动中处理人与人之间关系的道德准则。诚实守信就要做到诚信无欺、讲究质量、信守合同。以诚实的态度对待每一位服务对象,保护患者的利益不受损失,保证服务质量,遵守约定,诚信办事。严格保守秘密,尊重个人隐私,谨护商业秘密。

(3) 全心全意服务群众 药学服务是以患者为中心的服务,药学服务人员应主动热情地提供与药品使用有关的各种服务,以高度负责的精神确保药品质量和用药安全。要立足本职,急患者所急,想患者所想,做患者所需,全心全意为人民服务。在个人利益与集体利益发生矛盾时,应牺牲个人利益,以广大社会公众的生命健康利益为重,不可因个人或小集体利益损害社会公众的权益。

3. 沟通能力

沟通是人类社会中信息的传递、接收、交流和分享,目的是相互了解,达成共识。沟通前的双方是各自独立的主体,存在着不确定性、冷漠、疑虑、矛盾,甚至激烈的冲突,通过沟通,使矛盾和疑问化解,两者看法、评价、利益趋于一致。药学服务人员与患者的良好沟通非常重要,通过沟通可获取患者的信息、问题及用药规律,解决患者在药物治疗过程中的各种问题,使患者获得更准确的用药指导,有利于疾病的治疗,提高用药的有效性、依从性和安全性,减少药品不良反应和不良事件的发生;沟通使药学服务人员和患者的情感和联系加强,贴近患者,增加患者对药物治疗的满意度;沟通可体现药学服务人员的价值,提高公众的认知度。

药学服务人员应该在工作中逐渐培养有效的沟通方式和技巧,才能达到良好的沟通效果。沟通时需要注意以下几方面。

(1) 沟通时要善于观察和分析 观察和分析患者的年龄、性格特征、社会角色、人际关系等,并把握其可能的态度。对于男女老幼不同性别、不同年龄提供不同的情感服务,真心帮助老人，给老人多提供便利；关爱男士健康，告知他们怎样让自己更健康；对于女性顾客更应提供良好的礼仪和问候，注重细节服务。

(2) 以尊重、友善、热情的态度进行沟通　平等对待所有顾客，不能因性别、年龄、外貌、职业、是否购药等原因服务态度有所区别，避免冷漠、高傲、不耐烦的态度，对顾客始终保持微笑，尽力答疑解惑。要尊重患者的情感、观点和选择，仔细听取和分析患者表述信息的内容和意思，不要轻易打断对方的谈话，让患者把想说的都说出来，要站在患者的角度想问题。

(3) 注意语言的表达方式　药学服务人员在与患者沟通时多使用服务用语和通俗易懂的语言，尽量避免使用专业术语，谈话时尽量使用短句，有助于患者对问题的理解和领会。对于不善言谈的患者，药学服务人员要主动询问，用鼓励、请求、引导的语言激发对方，如"您能讲得更详细些吗？""请接着讲"等。

(4) 注意非语言的运用　微笑、点头、目光接触、手势、体位等非语言沟通方式也很重要。与患者交谈时，要微笑、亲切地注视对方，注意观察对方的表情变化，从中判断其对问题的理解和接受程度。可以借助展板、海报等进行宣传，或发给顾客宣传单、小册子，让顾客自己找时间详细阅读了解。

(5) 妥善处理患者的投诉　接待患者投诉和处理纠纷是在药学服务过程中经常遇到的棘手问题。患者认为药学服务人员的服务态度不好，工作效率低、等候时间长，药品不适合自己，因品牌更换、包装改变怀疑是假药，认为药品的数量不对，价格异议，用药后发生不良反应等会进行投诉。需要及时、妥善处理患者投诉，增进患者对药店和服务人员的信任。处理患者投诉应注意以下几方面。

① 选择合适的地点。如果投诉即时发生，则要尽快将患者带离现场，以平缓患者的情绪和转移其注意力，不使事件影响其他服务对象。接待患者地点宜在办公室、会议室等场所，有利于谈话和沟通。接待投诉时，应该给患者让座，必要时为患者倒上一杯水或沏上一杯茶，以缓解患者的情绪，拉近双方的距离。

② 选择合适的人员。无论是即时或事后的患者投诉，不宜由当事人来接待患者。可由当事人的主管或同事接待。事件比较复杂或患者反映的问题比较严重，则应由店长、经理等负责人亲自接待。

③ 接待投诉的态度。接待者应表现出积极主动处理问题的态度，要尊重患者，不打断患者的陈述，用平和的语气稳定患者激动的情绪，站在患者的立场为对方设想。接待患者投诉应采用以下用语：

"对不起，这的确是商品质量问题，我给您退换。"

"对不起，按国家有关规定，这类商品售出后，如果不属于质量问题，是不能退换的。"

"对不起，您的商品已经使用过了，又不属于质量问题，不好再卖给别的顾客了，实在不好给您退换。"

"实在对不起，刚才那位××态度不好，惹您生气了，今后我们加强教育。"

"对不起，我工作马虎了，今后一定努力改正。"

"对不起，这个问题我解决不了，请您稍候，我请示一下领导。"

④ 患者投诉的处理方法。对患者的行为表示理解，主动做好投诉细节的记录，重复患者所诉说的重点，确认投诉的问题重点所在，就事论事，援引相关法律法规和政策制度，耐心地解释、处理。对超出权限范围的问题，首先向患者说明，并迅速请示上级管理者。对于确实属于药学服务人员失误的问题，要迅速与相关的管理者一同处理投诉。暂时无法处理的，可将事情详细记录，留下患者的联系电话，并承诺尽快答复。最后应感谢患者对药学服务工作所提出的不足，并表示今后一定改进工作，对由于服务工作失误而造成患者的不便予以道歉。

很多情况下的患者投诉，是患者对服务方的制度、程序或其他制约条件不够了解，以致对服务不满意。在处理这类投诉时，要通过适当的语言或方式使患者尝试着站在药店或药师的立场上，理解、体谅药学服务工作，使双方在一个共同的基础上达成谅解。

五、药品销售的礼仪要求和服务用语

1. 药品销售的礼仪要求

药学服务礼仪是礼仪在药学服务行业的具体运用，包括药学服务人员的着装、服饰、形体仪态、语言措辞和岗位规范等基本内容。拥有良好的药学服务礼仪是药学服务人员必备的职业素质之一。

(1) 仪容仪表要求 女士应淡妆束发，乐观自信。工作服整洁、合身，佩戴工作牌，工作时间不穿拖鞋。

(2) 形体仪态要求 两脚着地，合上足跟和膝盖，足尖分开微向外，挺胸直背、两臂自然下垂，置重心于足掌，姿态优美、文明、规范化。不能塌腰、耸肩、晃动身体、玩弄东西。向顾客介绍、引导、指明方向时，手指自然并拢，手掌向上倾斜，以肘关节为轴，指向目标，上身稍向前倾。

(3) 接打电话要求 听到电话铃响，应尽快接听。通话时应先问候"您好"，仔细听取并记录对方讲话要点，结束时礼貌道别，待对方切断电话后方可放下话筒。通话内容应简明扼要，不应在电话中聊天。对自己不能处理的电话内容，应作出合理解释或向上级反映。

2. 药品销售服务用语

(1) 接待顾客 与顾客见面打招呼时应落落大方、微笑相迎，使其有宾至如归的感觉，不要麻木不仁、不主动、不亲切。顾客在货架前驻足并关注某个商品或者抬头搜寻别处时，药学服务人员应及时上前给予帮助，为顾客解答疑惑，找到其所需的产品。接待顾客时的礼貌用语如：

"您好，里面请！"

"先生，您来了！"

"阿姨，您好！请问您需要什么药？"

"几位先生，想看些什么？"

"您好，需要帮忙吗？"

"您先自己看看，我接待完这位先生，就来。"

（2）药品推荐 在顾客点名购买某种药品时，药学服务人员应该引导顾客到产品陈列的区域，根据顾客需求，介绍不同价格、不同剂型的同类药品，尊重顾客的购买决定。如果顾客是咨询购买，应该详细询问病情，如诊断史、疾病史、用药史、过敏史等，合理分析，再为顾客推荐合适的药品，并介绍药品的主要成分、适应证等。药品介绍要求热情、诚恳、实事求是，突出药品特点。抓住顾客心理，当好顾客的参谋，不要哗众取宠、言过其实、欺骗顾客。药品介绍时的礼貌用语如：

"这是新产品，它的特点是……"

"这种商品虽然价格偏高，但疗效很好。"

"对不起，您要买的品种刚卖完，但××的功能与您想要的相同，价格也差不多，给您换成这种药行吗？"

"这种商品现在特价，现在买很划算。"

"我建议您帮您朋友（先生、太太、父亲、母亲）买这种商品。"

"哪里不舒服？"

"有没有看医生？"

"用过什么药？"

（3）用药交代 向顾客交代清楚购买药品的用药时间、频次、用量、用药禁忌、不良反应、药品储存要求等，同时提示顾客在生活方面应注意的事项。

（4）收银结账 药店一般会在收银台陈列一些便利商品或应季商品，供顾客在结账时选择。结账时要求唱收唱付、吐字清晰、交付清楚。收银结账时的礼貌用语如：

"您买药品共计××元，收您××元，找您××元，请点一下！"

"请问您有会员卡吗？"

"这是找您的××元，请收好。"

"您的会员卡中累积积分是……"

"您再点一下，看看是否无误？"

（5）送客 当顾客准备离开时，应该由之前一直为顾客提供接待服务的店员送至门口，并礼貌道别。道别时的礼貌用语如：

"谢谢您，请慢走！"

"请您拿好，慢走！"

"这是您的东西，请拿好。"

? 目标检测

一、最佳选择题

1. 药学服务的对象是（　　）。
A. 患者　　　B. 患者家属　　　C. 医务人员　　　D. 护理人员　　　E. 广大公众

2. 关于沟通技能的表述正确的是（　　）。

A. 在患者表述时，对表述不清的问题应随时打断予以询问

B. 尽量用封闭式提问，以获得患者的准确回答

C. 交谈时，为提高效率，可一边听患者谈，一边查阅相关文献

D. 对患者交代越多，谈话时间越长，效果越好

E. 对特殊人群应特别详细提示服用药物的方法

3. 在患者投诉处理中，以下叙述错误的是（　　　）。

A. 因价格或收费有误的，应查找原因并退还多收费用

B. 对确属药品质量问题的，应立即予以退换

C. 对包装改变或更换品牌等引致患者疑惑的，应耐心细致地予以解释

D. 因药品属于特殊商品，已经售出不予退换

E. 同一药名不同厂家的药品有可能价格不同，应给予解释

二、配伍选择题

A. 接待时的要点是尊重和微笑　　　B. 一般可由当事人的主管或同事接待

C. 微笑、示坐、倒水等，以取得患者的信任

D. 尽快将患者带离现场，到办公室或会议室等场所

E. 存留处方、清单、病历、药历、微机储存信息等

4. 接待患者投诉的人员（　　　）。

5. 接待患者投诉的地点（　　　）。

6. 工作中应当注意保存有形的证据（　　　）。

三、多项选择题

7. 药学服务的效果体现在（　　　）。

A. 提高药物治疗的效果　　　B. 提高药物的治疗安全性

C. 提高药物治疗疗效、费用比值

D. 提高药物治疗的依从性　　　E. 提高医药资源的使用

8. 患者用药咨询内容包括（　　　）。

A. 药品商品名　　　B. 控释制剂的用法

C. 所用药品的维持剂量　　　D. 药品价格以及是否为医疗保险报销品种

E. 药品适应证是否与患者病情相对应

四、药学服务技能训练

分析以下案例，思考解决方案，同时两人一组扮演顾客和店员，进行模拟练习，注意基本礼仪和沟通技巧。

1. 王大妈给两岁半的孙女买了氨溴索糖浆，第二天说孙女喝完药拉肚子。如果你是店员，应该如何处理？

2. 药店搞活动，前60名进店顾客凭会员卡可以免费领一支芦荟胶。这个芦荟胶是店里卖得比较好的产品，对会员有吸引力。活动当天中午的时候，有一对老两口走进药店，说来领芦荟胶。店员告诉他们："叔叔阿姨，这会儿都中午了，早就领完了。"顾客一下子就火了："凭什么不让我领？你们不是自己发传单，让拿会员卡过来领吗？现在又告诉我领完了，

我看你们压根就是骗人。"这时门店经理过来，给顾客解释："叔叔阿姨，我们的活动规定就是……"正在气头上的顾客根本听不进去这些，他们觉得药店是发传单吸引他们过来，并没有真正送芦荟胶的意思。他们生气地把会员卡扔在了地上，果断地走出药店。如果你是门店经理，应该怎么办？请给出最佳解决方案。

第一章 用药咨询服务

第一节 药品说明书的解读

📚 知识目标

掌握药品说明书的书写要求、标识及各项内容的含义。

📚 技能目标

能正确解读药品说明书的各项内容；能根据药品说明书向患者提供合理的用药指导和用药咨询服务。

📚 素质目标

树立安全用药意识和责任意识。

📚 案例导入

> 男，50岁，发热、咳嗽4天，无咳痰，诊断为急性上呼吸道感染。医生开了头孢拉定胶囊。患者到药店购药，并询问头孢拉定胶囊是否对症、如何服用、需要注意哪些事项、药品的有效期、一盒药能用几天和正在服用硝苯地平降压药，是否可以同服等问题。

《中华人民共和国药品管理法》（简称《药品管理法》）规定药品必须附有说明书。药品说明书是医生、药师、患者了解药品的重要途径，也是药品使用过程中重要的科学依据。药品说明书的具体格式、内容和书写要求以国家药品监督管理局制定并发布的《药品说明书和标签管理规定》为准。"工欲善其事，必先利其器"，学会看药品说明书，是安全用药的第一步。

药品说明书通常包括以下内容：核准日期、修订日期、标识、说明书标题、警示语、药品名称、成分、性状、适应证或功能主治、规格、用法用量、不良反应、禁忌、注意事项、孕妇及哺乳期妇女用药、儿童用药、老年用药、药物相互作用、药理毒理、药物代谢动力学、贮藏方法、包装、有效期、批准文号、生产企业等，如图1-1、图1-2。与患者用药相关的重要信息，如成分、适应证或功能主治、用法用量、不良反应、禁忌、注意事项、贮藏方法、有效期，在用药前必须认真阅读。特殊人群以及同时服用两种或两种以上药物时应仔细阅读孕妇及哺乳期妇女用药、儿童用药、老年用药、药物相互作用等内容。作为医师或药师还应阅读药理毒理、药物代谢动力学等内容，了解药物的作用特点和代谢特点，以指导患者合理用药。

核准日期：2007 年 03 月 08 日
修改日期：2010 年 10 月 16 日

头孢拉定胶囊说明书

请仔细阅读说明书并在医师指导下使用。

警示语：对头孢菌素过敏者及有青霉素过敏性休克或即刻反应史者禁用本品。

【药品名称】
通用名：头孢拉定胶囊
英文名称：Cefradine Capsules
汉语拼音：Toubaolading Jiaonang

【成分】内容略。

【性状】本品内容物为白色至淡黄色粉末或颗粒。

【适应证】适用于敏感菌所致的急性咽炎、扁桃体炎、中耳炎、支气管炎和肺炎等呼吸道感染、泌尿生殖道感染及皮肤软组织感染等。本品为口服制剂，不宜用于严重感染。

【规格】0.25g

【用法用量】口服，成人常用量：一次 0.25～0.5g，每 6h 一次，感染较严重者一次可增至 1g，但一日总量不超过 4g。

【不良反应】内容略。

【禁忌】内容略。

【注意事项】内容略。

【孕妇及哺乳期妇女用药】内容略。

【儿童用药】内容略。

【老年用药】内容略。

【药物相互作用】内容略。

【药物过量】内容略。

【药理毒理】内容略。

【药代动力学】内容略。

【贮藏】密封，在凉暗处（避光并不超过 20℃）保存。

【包装】铝塑包装，10 粒×板/盒，12 粒×2 板/盒。

【有效期】24 个月

【执行标准】《中国药典》2020 年版二部

【批准文号】国药准字 H23022485

【生产企业】内容略。

图 1-1 化学合成药的药品说明书示例

一、核准日期和修改日期

核准日期为国家药品监督管理局批准该药品注册的时间。修改日期为此后历次修改的时间。核准日期不是药品的生产日期。

药品生产企业应当主动跟踪药品上市后的安全性、有效性情况，及时修改药品说明书，国家药品监督管理局也可以根据药品不良反应监测、药品再评价结果等信息，要求药品生产

健胃消食片说明书

请仔细阅读说明书并按说明使用或在药师指导下购买和使用

【药品名称】
　　通用名：健胃消食片
　　汉语拼音：Jianwei Xiaoshi Pian
【成分】太子参、陈皮、山药、炒麦芽、山楂。辅料为蔗糖、糊精、硬脂酸镁。
【性状】本品为淡棕黄色的片，气略香，味微甜、酸。
【适应证】内容略。
【规格】每片重0.5克。
【用法用量】口服或咀嚼。成人一次4~6片，儿童二至四岁一次2片，五至八岁一次3片，九至十四岁一次4片；一日3次。
【不良反应】尚不明确。
【禁忌】尚不明确。
【注意事项】内容略。
【药物相互作用】如与其他药物同时使用可能会发生药物相互作用，详情请咨询医师或药师。
【贮藏】密封
【包装】铝塑泡罩包装，10片/板，每盒3板。
【有效期】24个月
【执行标准】《中华人民共和国药典》2020年一部
【批准文号】国药准字Z41020253

图1-2　中成药的药品说明书示例

企业修改药品说明书。

二、标识

药品的注册商标一般印刷在药品标签的边角。外用药品、非处方药品、麻醉药品、精神药品、医疗用毒性药品、放射性药品等国家规定有专用标识的，其说明书和标签必须印有规定的标识，见图1-3。

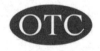　　　

甲类非处方药（红/白）　　乙类非处方药（绿/白）　　保健食品　　外用药品（红/白）

麻醉药品（蓝/白）　　精神药品（绿/白）　　毒性药品（黑/白）　　放射性药品（红/黄）

图1-3　药品与保健食品的专用标识

三、说明书标题和警示语

说明书标题中写的药品名称是药品的通用名称。处方药在说明书标题下方标注"请仔细阅读说明书并在医师指导下使用",非处方药则标注"请仔细阅读说明书并按说明使用或在药师指导下购买和使用"。

警示语是指对药品严重不良反应及其潜在的安全性问题的警告,还可以包括药品禁忌、注意事项及剂量过量等需提示用药人群特别注意的事项。无该方面内容的,不列该项。

四、药品名称

说明书中的药品名称一般包括通用名称、商品名称、英文名称、汉语拼音。

药品的通用名称是药品的法定名称,由国家药典委员会按照《中国药品通用名称命名原则》组织制定并报国家卫生健康委员会(简称"卫健委")备案,是同一种成分或相同配方组成的药品在中国境内的通用名称,具有强制性和约束性。药品通用名的规定有利于国家对药品的监督管理,有利于医生选用药品,有利于保护消费者合法权益,也有利于制药企业之间展开公平竞争。

英文名称采用世界卫生组织编订的国际非专利药名;国际非专利药名没有的,采用其他合适的英文名称。无英文名称的药品不列该项。

商品名称是药品生产厂商自己确定,经药品监督管理部门核准的产品名称,具有专有性质,不得仿用。在一个通用名称下,由于生产厂家的不同,可有多个商品名称。商品名称和商标一样可以进行注册和申请专利保护,代表着制药企业的形象和产品的声誉。

有的化学合成药有化学名称,一般写在"成分"项下,是根据其化学结构式进行命名的,以一个母体为基本结构,然后将其他取代基的位置和名称标出,如 N-(4-羟基苯基)乙酰胺。有的药品还有别名,别名是药品曾在一段时间使用过、人们已习惯的名称,后又统一改为现今的通用名称。如雷米封为异烟肼的别名,扑热息痛为对乙酰氨基酚的别名等。药品通用名里的酸根或盐即使不同,但药效、药理作用是一样的,如盐酸左氧氟沙星和乳酸左氧氟沙星,双氯芬酸钠和双氯芬酸钾。

常见药品通用名称和别名、商品名称见附录一。

五、成分和性状

药品说明书应当列出全部活性成分或者组方中的全部中药药味。注射剂和非处方药还应当列出所用的全部辅料名称。药品处方中含有可能引起严重不良反应的成分或者辅料的,应当予以说明。化学合成药在"成分"项写有化学名称、结构式、分子式、分子量。

同时服用多种药物或服用含有化学成分的中成药时,应仔细阅读药品说明书中的成分,避免重复使用含有相同成分的药物,不能盲目加大服用剂量,导致用药过量,加重肝肾损伤或导致其他不良反应的发生甚至中毒。

性状用来描述药品的理化性质、外观、形状、颜色和气味等,是从外观上判断药品质量的依据。特别是一些长久放置的药品再次服用,如果看到的药品性状与说明书上性状描述不一致，如白色药品变黄、澄明液体变浑浊等，一定要停止使用。

六、适应证或功能主治

化学合成药的适应证和中成药的功能主治主要描述药品的用途，是药品说明书中的一项重要内容，是临床用药的主要依据。中成药的功能主治包含功能和主治两个方面的内容，如"温补肾阳，化气行水"是金匮肾气丸的功能，"用于肾虚水肿，腰膝酸软，小便不利，畏寒肢冷"是主治，有肾虚水肿、腰膝酸软、小便不利、畏寒肢冷的症状选择金匮肾气丸。

七、规格

药品说明书中的规格是指每支、每片或其他每一单位制剂中含有主药（或效价）的质量、含量或装量。表示方法一般按照《中国药典》要求规范书写，有两种及以上规格的应当分别列出。如硝苯地平控释片 30mg×7 片，30mg 是每片的含量，7 片是这盒药中片剂的数量。同一种药品，如果规格不同，每日用药次数和每次的用药量可能不同。

八、用法用量

用法用量包括两部分，用法描述给药途径、给药时间、疗程等，如口服、注射、外用、吸入、饭前、饭后、每日用药次数等，用量是描述给药剂量。同一种药物，有时也有不同的给药途径，如硝酸甘油片在抢救心脏病患者应急用时，采用舌下含化，药物起效快；而在预防心绞痛发作时，则可按常规的使用方法。

"每日三次"是指每隔 8h 服用一次；"每日二次"是指每隔 12h 服用一次；"睡前服"是指睡前 15～30min 服药；"顿服"不是指每顿饭后服药，而是把一天的药量一次性服下。"饭前服用"是指此药需要空腹（餐前 1～2h）服用以利于胃肠道吸收，更好地发挥药效。"饭后服用"是指餐后半小时服药，对胃黏膜刺激较大的药物，如吲哚美辛、布洛芬等，饭后服用避免对胃产生刺激，可减少恶心、呕吐等消化道不良反应。对胃酸和胃蛋白酶不稳定的药物也应该饭后服用。口服降糖药每日三次指随三餐服用。缓释片与控释片等长效制剂不能掰开服用。

"用量"一般指体型正常的成人的用药剂量，包括每次用药剂量及每日最大用量。儿童是按千克体重计算，老年人因为吸收、排泄等生理功能有所降低，所以最好用成人 3/4 的量。

任何一种药物都有用量范围，不可擅自加减。药物剂量太小，无法达到治疗所需的血药浓度，起不到治疗作用；而药物剂量过大，势必会增加不良反应，给患者带来不必要的痛苦。

九、不良反应

不良反应是合格药品在正常用法用量下可能会发生的与治疗目的无关的反应，药品不良反应与药品质量无关，是每一种药品的固有属性。药品说明书上所列的不良反应不是每个人都会发生，一般发生率很低。出现药物不良反应与很多因素有关，如身体状况、年龄、遗传因素、饮酒等，不要看到说明书上的不良反应就不敢用药，在用药时应注意观察，判断服药后可能发生的不适是否与药物有关，如果有强烈的不适，要及时停药就医，及时调整治疗方案。

不良反应按照发生率分为以下几种情况：十分常见，发生率≥10%；常见，1%≤发生率<10%；不常见，0.1%≤发生率<1%；罕见，0.01%≤发生率<0.1%；非常罕见，发生率<0.01%。如他汀类降脂药，常见肝损害（1%~2%患者肝酶水平超过正常值上限3倍），常见肌痛（约1.5%~5%），罕见横纹肌溶解。硝苯地平控释片，常见水肿（9.9%）、头痛（3.9%）、便秘（<3%），偶可引起高血糖（发生率未知）。

十、禁忌证

"禁用"就是绝对不能使用，否则后果可能非常严重。如对青霉素过敏者，就要禁止使用青霉素类药物。喹诺酮类药物18岁以下患者禁用。哺乳期妇女禁用红霉素，因为此药在乳汁中浓度较高，会对婴儿的肝脏造成损害。布洛芬抑制前列腺素的合成，活动性消化性溃疡患者禁用，否则会加重胃肠溃疡，发生胃出血。

"忌用"的药品则尽量避免使用，如氨基糖苷类抗生素对听神经和肾脏有一定毒性作用，故患耳鸣疾病及肾功能障碍者应忌用。

"慎用"是可以用，但必须慎重考虑，权衡其利弊，在利大于弊的情况下方可使用，并须密切观察是否有不良反应，以便及时采取措施，最好是在医师指导下用药。小儿，老人，孕妇及心、肝、肾功能不全者，往往被列入慎用范围。如高血压患者慎用感冒药，很多感冒药中都含有伪麻黄碱，导致血管收缩、血压升高，所以高血压患者在使用感冒药时应监测血压。

十一、注意事项

"注意事项"主要针对用药的安全和效果，描述需要谨慎服药或是调整剂量的情况。例如抗过敏药氯苯那敏的说明书提示服后不宜开车；含伪麻黄碱的感冒药在说明书中提示高血压人群慎用；部分头孢类抗生素的说明书提示服后不宜饮酒，否则可能引起严重后果。还有针对服药的建议，如空腹口服或餐后服用，这些都是保证用药效果和安全的重要信息。

如果是孕妇、哺乳期妇女、儿童、老年人用药，应仔细阅读药品说明书的【孕妇及哺乳期妇女用药】【儿童用药】【老年用药】，看是否有特殊要求。

如果同时服用两种或两种以上药物，还要看看有没有【药物相互作用】项里面提到的可能发生相互作用的情况。

十二、药理毒理

药理部分主要阐述药物的分类、药物作用的部位、药物作用的机制、药物有哪些方面的作用等，药理部分可以体现药物与药物之间的根本区别。如普萘洛尔和卡托普利，都可以用于治疗高血压，但二者的作用机制不同，所以适应证不完全相同。普萘洛尔通过阻断β_1、β_2受体，降低心肌收缩力、减慢心率而发挥作用，在降血压同时可以减慢心率，所以普萘洛尔对于高血压合并心绞痛、高血压合并心动过速的情况更适用。卡托普利通过抑制血管紧张素转化酶，减少血管紧张素的分泌，从而降低外周血管阻力发挥降血压作用，同时可以抑制醛固酮分泌，减少水钠潴留。所以卡托普利用于治疗高血压和心力衰竭，没有减慢心率的作用。

毒理部分阐述一些与临床应用相关、有助于判断药物临床安全性的非临床毒理研究结果，一般包括遗传毒性、生殖毒性、致癌性等信息。

十三、药代动力学

药代动力学包括药物在体内吸收、分布、代谢和排泄的全过程及其主要的药代动力学参数，以及特殊人群的药代动力学参数或特征。药代动力学可以反映药物吸收的快慢、吸收的程度，药物进入体内后分布的范围，是否通过胎盘屏障及血脑屏障，药物的代谢和排泄途径，药物是否通过乳汁分泌等。

十四、贮藏

温度、湿度和光线都会对药品的质量产生影响，使药品变质或失效，甚至对患者的健康造成危害，应按照药品包装或说明书【贮藏】项的条件存放药品。一般需要阴凉或冷处存放的药品见表1-1。

表1-1 需要阴凉或冷处存放的药品

分类	变质原因或注意事项
外用药品	如眼药水、鼻喷剂、滴耳液等，一般放置在阴凉干燥处，防止药物发生变质
糖浆剂	若高温放置可引起持续发酵而变质，一般放置在阴凉干燥处。也不宜冷冻，否则药物或糖分会析出，导致浓度不准确
固体制剂	如糖衣片、冲剂、中药丸剂，易吸收空气中的水分而潮解、凝结成块，使药物变质
胶丸	维生素E胶丸或鱼肝油等高温放置会发生软化、裂开、漏油等，还可能出现异味
栓剂	高温导致变软而无法使用，导致药物出现酸败、水油分离等变质情况，严重时发臭
针剂	很多抗生素类药物针剂呈干粉状态，易吸湿，发生水解、氧化反应，干粉针剂需要阴凉干燥处存放
搽剂	搽剂药品中一般含有挥发性溶媒（如乙醇），使用搽剂后应将盖拧紧，而后放置阴凉处或冰箱冷藏储存
生物制品	如人血白蛋白、各类疫苗、胰岛素、活菌制剂等，室温下失效加快，应冷藏储存。冷藏储存的时候需要关注冰箱温度，防止降至2℃以下，导致液体冷冻而失效

> **知识链接**
>
> 《中华人民共和国药典》2020年版规定：
>
> 阴凉处　系指不超过20℃；
>
> 凉暗处　系指避光并不超过20℃；
>
> 冷处　系指2～10℃；
>
> 常温（室温）　系指10～30℃；
>
> 密闭　系指将容器密闭，以防止尘土及异物进入；
>
> 密封　系指将容器密封，以防止风化、吸潮、挥发或异物进入；
>
> 避光　系指避免日光直射。
>
> 【贮藏】项下未规定贮藏温度的一般系指常温。

十五、有效期

药品标签中的有效期应当按照年、月、日的顺序标注，年份用四位数字表示，月、日用两位数表示。其具体标注格式为"有效期至××××年××月"或者"有效期至××××年××月××日"；也可以用数字和其他符号表示为"有效期至××××.××"或者"有效期至××××/××/××"等。如某药品有效期至2020年7月，表明该药品可用到2020年7月31日。

《药品说明书和标签管理规定》药品内标签包装尺寸过小至少应当标注药品通用名称、规格、产品批号、有效期等内容。产品批号一般用6位数表示：年+月+流水号。如批号980113，其中9801表示生产时间为1998年1月，13是流水号，表示该批为1998年1月第13批生产。

十六、批准文号

批准文号的格式为"国药准字+1位字母+8位数字"。不同字母代表含义如下。

H：化学药品；S：生物药品；Z：中药；S：生物制品；J：进口分装药品；F：药用辅料；T：体外化学诊断试剂。数字分别代表批准文号的来源代码、换发批准文号的公元年号及顺序号。

第二节 药物的常见剂型

知识目标

掌握口服给药、口腔内给药和外用药的常见剂型特点和使用方法。

技能目标

会使用常见剂型，能为患者提供正确、详细的用药指导。

素质目标

树立对患者负责、全心全意服务患者的职业道德。

案例导入

> 男，18个月，感冒发热，医生开了泡腾片，其母亲以为该剂型和普通片剂的用法一样，就先将泡腾片喂到孩子嘴里，再给他喝水，结果引起孩子窒息，抢救无效死亡。请分析原因，应如何正确服用泡腾片？

随着科学技术的飞速发展，制药设备、制药技术水平的不断提高，药物的剂型种类也越来越多。同一种药物可有不同剂型，不同剂型在给药途径、吸收速率、药物稳定性等方面各有特点。不同剂型可能产生不同的治疗作用、不同的作用速率、不同的毒副作用。如果药物剂型使用不当，如口含片用于口服、胶囊内的药物倒出服用、缓释片掰开服用、阴道泡腾片用于口服、大蜜丸一次性吞服等错误的用药方法，不仅会导致疗效下降，还可能引起不良反应。药学服务中应根据患者的疾病特点、年龄、用药习惯等选择不同的剂型，同时应详细提示患者正确的服药方法，以便发挥药物的最大疗效，保证用药的安全性。

一、口服给药常见剂型

1. 咀嚼片

咀嚼片是指于口腔中咀嚼后吞服的片剂。咀嚼片在口腔内咀嚼后表面积增大，促进药物在体内的溶解和吸收，比普通片剂吸收更快。尤其适合老人、小孩、吞咽困难及胃肠功能差的患者，溶化后吞服。如维D钙咀嚼片、铝碳酸镁咀嚼片、维生素C咀嚼片等。

【用法】口中咀嚼后咽下，不能直接吞服。

2. 泡腾片

泡腾片是指含有碳酸氢钠和有机酸，遇水可产生气体而呈泡腾状的片剂。泡腾片崩解快速、服用方便、起效迅速；由于溶解成水溶液，特别适用于儿童、老年人及吞服药片或胶囊有困难的患者。例如维生素C泡腾片、阿司匹林泡腾片、对乙酰氨基酚泡腾片。

【用法】供口服的泡腾片用凉开水或温水完全溶解后口服，不可将其直接含服或吞服，否则药物在口腔内崩解产生大量气体，进入胃肠会引起腹胀、腹痛、打嗝等，如果进入呼吸道，会引起呛咳，严重时会影响呼吸。溶解泡腾片的水温过高会使药物有效成分部分或全部失效。泡腾片要现喝现泡，放置过久，溶解于水中的药物会因氧化而失效。

3. 分散片

分散片是指在水中能迅速崩解并均匀分散的片剂。分散片放入水中可分散成均匀的混悬液，崩解快、吸收快、服用方便。如阿奇霉素分散片、阿莫西林分散片、格列美脲分散片、缬沙坦分散片。

【用法】可直接以水送服，或投入100mL水中，振摇分散后口服。

4. 缓释制剂与控释制剂

缓释制剂用药后能在较长时间内缓慢非恒速释放药物，控释制剂则恒速或接近恒速释放药物。缓控释制剂能延长药物的作用时间，减少服药次数，同时血药浓度保持在比较平稳持久的有效范围内，有利于减少药物的不良反应。更适合高血压、高脂血症、糖尿病等慢性病患者长期服用。如盐酸二甲双胍缓释片、硝苯地平缓释片、硝苯地平控释片。

【用法】一般情况下整片吞服，不能掰开或嚼碎服用，否则会破坏骨架，失去了缓控释功能，更有可能导致剂型中的药物突然大量释放，从而增加药物的毒副作用。对于有特殊说明可以掰开的药物，一定要沿着药片上事先刻好的刻痕掰开，不能随意掰开。

5. 肠溶剂

肠溶剂在肠道溶解释放药物，可避免药物对胃的刺激，对于在胃中不稳定的药物，包裹在药物表面的肠溶衣可以起到保护药物的作用。常见的肠溶剂有阿司匹林肠溶片、盐酸二甲双胍肠溶片、双氯芬酸钠肠溶片（扶他林）、柳氮磺吡啶肠溶片等。

【用法】口服。应整粒吞服。

6. 胶囊剂

胶囊剂可分为硬胶囊、软胶囊，根据释放特性不同分为缓释胶囊、控释胶囊、肠溶胶囊等。硬胶囊（通称为胶囊），是将原料药物或加适宜辅料制成的均匀粉末、颗粒、小片、小丸、半固体或液体等，充填于空心胶囊中的胶囊剂。软胶囊是指将一定量的液体原料药物直接密封，或将固体原料药物溶解或分散在适宜的辅料中制备成溶液、混悬液、乳状液或半固体，密封于软质囊材中的胶囊剂。胶囊壳本身没有药效，但发挥着重要作用：掩盖药物的不良气味；避免药物对食道、胃的刺激；保护药物不被胃酸破坏；控制药物释放速度，延长药物作用时间。胶囊剂应密封贮存，其存放环境温度不高于30℃。

【用法】硬胶囊应整粒吞服，不能将胶囊里的药物倒出服用，否则可能会降低药效或者增强药物不良刺激。软胶囊剂可以整体吞服，也可以剪开胶囊挤出药物服用。

7. 滴丸

滴丸是固体或液体药物与基质加热，熔融成液态后，再滴入不相溶的冷凝液中制成的制剂。滴丸中的主药在基质中分散均匀，粒度小，有利于药物的溶出，故生物利用度较高。例如复方丹参滴丸、益心酮滴丸、藿香正气滴丸。

【用法】口服、舌下含服或口含，按药品说明书服用。在保存中不宜受热。

二、口腔内给药常见剂型

1. 含片

含片是指含于口腔中缓慢溶化产生局部或全身作用的片剂。含片中的原料药物一般是易溶性的，主要起局部消炎、杀菌、收敛、止痛或局部麻醉等作用，多用于口腔及咽喉疾患，如口腔溃疡、牙龈炎、咽炎、扁桃体炎等。如西瓜霜润喉片、草珊瑚含片、西地碘含片（华素片）等。

【用法】含在口腔或颊部，让其溶解，不要咀嚼。

2. 舌下片

舌下片是指置于舌下能迅速溶化，药物经舌下黏膜吸收发挥全身作用的片剂。舌下片避免了吞服时引起的肝脏首过效应及药物在胃内的降解，使药物高浓度到达靶器官，起效迅速，主要适用于急症的治疗。例如硝酸甘油、硝酸异山梨酯、复方丹参滴丸和速效救心丸。

【用法】放于舌下含服，不能咀嚼或吞咽；含后30min内不宜吃东西或饮水。

3. 含漱液

含漱液多为含有消毒防腐药的水溶液，与口含片的作用类似。例如葡萄糖酸氯己定含漱液、复方硼砂含漱液。

【用法】稀释后含漱或直接含漱，含漱2～5min；含漱前刷牙或用清水漱口，避免口腔内食物影响药效；含漱后吐出，不能咽下，误服后可能引起局部组织腐蚀，吸收后可能发生急性中毒，早期症状为呕吐、腹泻、皮疹；含漱后不宜马上饮水和进食，以保持口腔内药物浓度。

三、外用药常见剂型

外用药常见剂型有滴眼剂、眼膏剂、滴耳剂、滴鼻剂、鼻喷剂、气雾剂、栓剂、膜剂等,滴眼剂和眼膏剂的使用见眼科疾病用药指导。

1. 滴耳剂

滴耳剂主要用于耳道感染,局部治疗,起效快。如氧氟沙星滴耳液、盐酸林可霉素滴耳液。

【用法】①将滴耳液用手捂热以使其接近体温,若药温过低,可能会引起眩晕。②头部微向一侧,患耳朝上,抓住耳垂轻轻拉向后上方使耳道变直,一般一次滴入5~10滴,一日2次,或参考药品说明书的剂量。③滴入后休息5min,更换另耳。④滴耳后用少许药棉塞住耳道。⑤注意观察滴耳后是否有刺痛或烧灼感。⑥连续用药3天,患耳仍然疼痛,应停止用药,及时去医院就诊。⑦若炎症已扩散至鼓室周围时,除局部治疗外,应同时服用口服制剂。

2. 滴鼻剂

滴鼻剂经鼻腔用药,主要用于鼻炎、鼻窦炎、鼻塞等鼻局部治疗。起效快、生物利用度高,使用方便。如盐酸萘甲唑啉滴鼻液、盐酸麻黄碱滴鼻液。

【用法】①清理鼻腔内分泌物;②依靠椅背,头部向后仰,或仰卧于床上,肩部放一枕头,使头部尽量后仰,或侧卧,让头部偏向需要用药的鼻腔一侧,头部向肩部下垂,使头部低于肩部;③滴入药液,让药液顺着鼻孔一侧慢慢流下,瓶壁不要接触到鼻黏膜;④滴药后,用手指轻按几下鼻翼,使药液布满鼻腔;⑤保持滴药姿势3~5min,再坐起;⑥如果需同时使用两种以上的滴鼻剂时,使用两药的时间应间隔3min以上,以免降低药物的疗效或引起不良反应;如同时使用能使鼻黏膜血管收缩的滴鼻剂和抗菌滴鼻剂,则应先用前者。

3. 喷雾剂

喷雾剂是指原料药物或与适宜辅料填充于特制的装置中,使用时借助手动泵的压力、高压气体、超声振动或其他方法将内容物呈雾状物释出,直接喷至腔道黏膜或皮肤等的制剂。喷雾剂按内容物组成分为溶液型、乳状液型或混悬型。按用药途径可分为吸入喷雾剂、鼻用喷雾剂及用于皮肤、黏膜的喷雾剂,如盐酸布地奈德喷雾剂、盐酸赛洛唑啉鼻用喷雾剂、硝酸益康唑喷雾剂。

【鼻用喷雾剂的用法】①清理鼻腔内分泌物;②充分摇匀气雾剂;③头部稍向前倾斜,眼睛向下看,保持坐位;④右手持瓶喷左鼻孔,喷头前端置入鼻孔,对准鼻腔外侧喷药,不能将喷头完全伸到鼻腔,否则影响药物喷射范围;⑤喷药同时用鼻部轻轻吸气,避免剧烈吸气将药物吸入咽喉部;⑥换手,重复以上步骤;⑦用凉开水冲洗喷头;⑧用药结束后避免吸鼻涕、擤鼻涕,以保证药物与黏膜的接触时间,促进药物吸收。

4. 气雾剂

气雾剂是指原料药物或原料药物和附加剂与适宜的抛射剂共同装封于具有特制阀门系统的耐压容器中,使用时借助抛射剂的压力将内容物呈雾状物喷至腔道黏膜或皮肤的制剂。按用药途径可分为吸入气雾剂、非吸入气雾剂。气雾剂可直接到达作用部位或吸收部位，起效快，使用方便。如硫酸沙丁胺醇吸入气雾剂、云南白药气雾剂。

【吸入性气雾剂的用法】①尽量将痰液咳出，口腔内的食物咽下；②用前将气雾剂摇匀，否则药物与溶剂可能分层，喷出来的是抛射剂而非药液，起不到治疗作用；③将双唇紧贴喷嘴，头稍微后倾，缓缓呼气尽量让肺部的气体排尽；④深呼吸的同时揿压气雾剂阀门，舌头向下，准确掌握剂量，明确1次给药揿压几下；⑤屏住呼吸约10~15s，后用鼻子呼气；⑥用温水清洗口腔或用0.9%氯化钠溶液漱口，喷雾后及时擦洗喷嘴。

5. 栓剂

栓剂在常温下为固体，塞入腔道后，在体温下能迅速软化熔融或溶解于分泌液，逐渐释放药物而产生局部或全身作用。栓剂可避免肝脏的首过效应，避免药物对胃黏膜的刺激性，避免药物受胃肠道pH或酶的破坏。常用的栓剂有阴道栓、直肠栓，如克霉唑栓、麝香痔疮栓。

【阴道栓的用法】①洗净双手，除去栓剂外封物，如栓剂太软，则应将其带着外包装放在冰箱的冷冻室或冰水中冷却片刻，使其变硬，然后除去外封物。②患者仰卧床上，双膝屈起并分开，可利用置入器或戴手套，将栓剂尖端部向阴道口塞入，并用手以向下、向前的方向轻轻推入阴道深处。置入栓剂后患者应合拢双腿，保持仰卧姿势约20min。③在给药后1~2h内尽量不排尿，以免影响药效。④应于入睡前给药，以便药物充分吸收，并可防止药栓遇热溶解后外流；月经期停用，有过敏史者慎用。

【直肠栓的用法】①同阴道栓的用法；②塞入时患者取侧卧位，小腿伸直，大腿向前弯曲，贴着腹部，儿童可伏在大人的腿上；③放松肛门，把栓剂的尖端插入肛门，并用手指缓缓推进，深度距肛门口幼儿约2cm，成人约3cm，合拢双腿并保持侧卧姿势15min，以防栓剂被压出；④用药前先排便，用药后1~2h内尽量不解大便（刺激性泻药除外）。因为栓剂在直肠的停留时间越长，吸收越完全。

6. 贴剂

贴剂是粘贴在皮肤上，药物可产生全身或局部作用的一种制剂。贴剂可用于完整皮肤表面，也可用于有疾患或不完整的皮肤表面。其中用于完整皮肤表面，药物可以透过皮肤进入血液循环系统的贴剂称为透皮贴剂。如吲哚美辛贴片、红药贴膏。

【用法】①用前将所要贴敷部位的皮肤清洗干净，并稍稍晾干；②从包装内取出贴片，揭去附着的薄膜，但不要触及含药部位；③贴于皮肤上，轻轻按压使之边缘与皮肤贴紧，不宜热敷；④皮肤有破损、溃烂、渗出、红肿的部位不要贴敷；⑤不要贴在皮肤的皱褶处、四肢下端或紧身衣服下；⑥定期更换或遵医嘱。

第三节　常规化验单的解读

知识目标

知道血液一般检查、尿液常规检查和粪便一般检查的常规项目；能描述各种检查项目的参考值；能说出血液、尿液和粪便三种常规化验单中各检查项目异常的临床意义。

技能目标

能分析化验单中异常项目的原因；能用所学知识与技能对患者进行用药指导。

素质目标

培养严肃认真的工作态度和持续学习的精神；尊重患者，关爱患者。

案例导入

> 男，20岁，自诉昨夜淋雨受凉后出现发热、咳嗽、咳铁锈色痰，同时伴有右侧胸部疼痛。经血液常规检查，白细胞计数为 13.7×10^9/L，中性粒细胞计数为 80%，红细胞计数为 4.5×10^{12}/L，血红蛋白 130g/L。
>
> 根据上述内容，请思考白细胞计数增高和白细胞分类计数的临床意义是什么？

常规化验单包括血液一般检查、尿液常规检查和粪便一般检查。血液一般检查是血液检验项目中最基础及最常用的检验。血液由液体和有形细胞两大部分组成，血液一般检查的是血液的细胞部分，包括红细胞、白细胞和血小板。通过观察各种血细胞的数量变化及形态分布，初步筛查疾病，是医生辅助诊断的常用检查方法之一。尿液是人体泌尿系统排出的代谢废物，尿量的多少主要取决于肾小球滤过率和肾小管的重吸收。正常成人24h尿量为1000～2000mL，超过2500mL为多尿，低于400mL为少尿，低于100mL为无尿。尿液检查对临床诊断、判断疗效和预后有着十分重要的价值。粪便是食物在体内被消化吸收营养成分后剩余的产物。人每日有500～1000mL食糜残渣进入结肠，其中含水分3/4，剩余的1/4为固体成分，水分和电解质大部分在结肠上半段吸收。粪便检验对消化道出血鉴别与肿瘤筛查有重要价值。

一、血液一般检查

1. 检查项目

（1）**红细胞检查** 红细胞（RBC）是血液中数量最多的有形成分，是携带氧气和二氧化碳的呼吸载体。临床可通过各项红细胞参数检验和红细胞形态观察对贫血和某些疾病进行诊断或鉴别诊断。

① 红细胞计数。新生儿的红细胞明显偏高，出生2周后逐渐下降。男性在6～7岁时最低，25～30岁时达高峰。女性在13～15岁时达最高值，21～35岁时维持低水平，以后又逐渐升高，与男性水平相近。

② 血红蛋白。血红蛋白（Hb或HGB）俗称血色素，是红细胞的运输蛋白，其主要功能是向组织、器官运输氧气和运出二氧化碳。

③ 红细胞沉降率测定。红细胞沉降率（ESR）简称血沉，是指红细胞在一定的条件下、在单位时间内的沉降距离。红细胞的密度大于血浆密度，在地心引力的作用下产生自然向下的沉力。ESR是传统且应用较广的指标，用于诊断疾病虽然缺乏特异性，但具有动态观察病情疗效的实用价值。

(2) 白细胞计数和白细胞分类计数

① 白细胞计数。外周血白细胞起源于骨髓的造血干细胞,正常血液中白细胞以细胞质内有无颗粒而分为有粒和无粒两大类,前者根据颗粒的嗜好性分为中性、嗜酸性、嗜碱性三种;后者包括淋巴细胞(L)和单核细胞(M)。白细胞计数是指测定单位体积的外周血中白细胞的总数。

② 白细胞分类计数(DC)。中性粒细胞又分为中性分叶核粒细胞(sg)、中性杆状核粒细胞(st)。白细胞分类计数是指测定单位体积的外周血中各种白细胞的数量。

(3) 血小板计数 血小板(PLT)是由骨髓中成熟巨核细胞的细胞质脱落而来,其寿命仅有7~14天。血小板不仅具有维持血管内皮完整性的功能,还有黏附、聚集、释放、促凝和血块收缩功能。血小板计数是测定全血中血小板的浓度,是出血凝血检查最常用的试验之一。

2. 各项目的参考范围

血液常规检查各项目的参考范围见表1-2所示。白细胞分类计数的内容见表1-3所示。

表1-2 血液常规检查各项目的参考范围

项目	参考范围
红细胞	成年:男性$(4.3\sim5.8)\times10^{12}$/L,女性$(3.8\sim5.1)\times10^{12}$/L 新生儿:$(6.0\sim7.0)\times10^{12}$/L 婴儿:$(4.0\sim4.3)\times10^{12}$/L 儿童:$(4.2\sim5.2)\times10^{12}$/L
血红蛋白	成年:男性120~160g/L,女性110~150g/L 新生儿:180~190g/L 婴儿:110~120g/L 儿童:120~140g/L 老年(>70岁):男性94~122g/L,女性87~112g/L
红细胞沉降率	≤50岁:男性<15mm/h,女性<20mm/h >50岁:男性<20mm/h,女性<30mm/h >85岁:男性<30mm/h,女性<42mm/h 儿童<10mm/h
白细胞	成人:$(4\sim10)\times10^9$/L 儿童:$(5\sim12)\times10^9$/L 新生儿:$(15\sim20)\times10^9$/L
血小板	儿童、新生儿、成年男性$(100\sim300)\times10^9$/L,成年女性$(101\sim320)\times10^9$/L

表1-3 白细胞分类计数

细胞类型	绝对值/$\times10^9$/L	百分率/%
中性杆状核粒细胞(st)	0.04~0.50	1~5
中性分叶核粒细胞(sg)	2.00~7.00	50~70
嗜酸性粒细胞(E)	0.05~0.50	0.5~5
嗜碱性粒细胞(B)	0~0.10	0~1
淋巴细胞(L)	0.80~4.00	20~40
单核细胞(M)	0.12~0.80	3~8

3. 临床意义

(1) 红细胞计数减少临床意义 一般来说有两种情况，分别是生理性减少和病理性减少。

① 生理性减少。妊娠中、后期的稀释血症。

② 病理性减少。有以下四种情况。

a. 失血性贫血：内脏出血、血友病、血小板减少性紫癜等。

b. 溶血性贫血：先天性溶血性贫血（地中海贫血、蚕豆病、先天性溶血性黄疸等）；后天获得性贫血（新生儿溶血病、阵发性睡眠性血红蛋白尿等）；药物性溶血性贫血（奎宁、奎尼丁等）；中毒溶血性贫血（苯、铅、砷等）；感染性溶血性贫血等。

c. 造血功能不良性贫血：缺铁性贫血、恶性贫血、营养不良性贫血、再生障碍性贫血、癌症骨转移等。

d. 继发性贫血：如各种炎症、结缔组织病、内分泌病等。

(2) 红细胞计数增多临床意义 一般来说有两种情况，生理性增多和病理性或相对性增多。

① 生理性增多。如胎儿、新生儿、高原地区生活的居民、剧烈运动或体力劳动者等。

② 病理性或相对性增多。有以下三种情况。

a. 大量脱水所致血液浓缩。

b. 机体长期缺氧、慢性一氧化碳中毒等。

c. 真性红细胞增多症：为原因不明的慢性骨髓功能亢进，红细胞计数显著高于正常参考范围。

(3) 血红蛋白量减少临床意义 有以下三方面情况。

① Hb 减少的程度与红细胞减少一致：见于再生障碍性贫血，大出血，类风湿性关节炎及急、慢性肾炎所致的出血。

② Hb 减少的程度比红细胞严重：见于缺铁性贫血，由慢性和反复性出血（胃溃疡、胃肠肿瘤、妇女月经过多、痔疮出血等）引起。

③ 红细胞减少的程度比 Hb 严重：见于大细胞高色素性贫血，如缺乏维生素 B_{12}、叶酸的营养不良性贫血及慢性肝病所致的贫血。

(4) 血红蛋白量增多临床意义 有以下两种情况。

① 病理性和相对性增多：由于促红细胞生成素代偿性增多所致，见于严重的心肺疾病和血管畸形、真性红细胞增多症、高原病和大细胞高色素性贫血，以及创伤大量失水、严重烧伤等。

② 应用对氨基水杨酸钠、伯氨喹、维生素 K、硝酸甘油等药物也可引起血红蛋白量增多。

(5) 红细胞沉降率增快的临床意义 有生理性增快和病理性增快两个方面内容。

① 生理性增快：见于女性月经期、妊娠 3 个月以上（至分娩后 3 周内）。

② 病理性增快：见于以下四种情况。

a. 炎症：风湿病、结核病、急性细菌性感染所致的炎症。

b. 组织损伤：如严重创伤和大手术后、心肌梗死。

c. 迅速增长的恶性肿瘤血沉增快,而良性肿瘤血沉多正常。

d. 高球蛋白血症:如多发性骨髓瘤、慢性肾炎、肝硬化、系统性红斑狼疮、巨球蛋白血症、亚急性细菌性心内膜炎、贫血、高胆固醇血症。

(6) 红细胞沉降率减慢的临床意义 见于红细胞数量明显增多及纤维蛋白原含量明显降低时,如相对性及真性红细胞增多症及弥散性血管内凝血晚期。

(7) 白细胞计数临床意义 白细胞总数高于$10\times10^9/L$称为白细胞增多;低于$4\times10^9/L$称为白细胞减低,通常将其减低的临界值定为$(4\sim2.5)\times10^9/L$,低于$2.5\times10^9/L$确定异常。外周血白细胞数量的变化受生理状态和许多病理因素的影响,其临床意义应结合白细胞分类计数进行综合判断。

(8) 白细胞分类计数的临床意义 在外周血中,由于中性分叶核粒细胞占白细胞总数的$50\%\sim70\%$,因此,白细胞增多总数变化的临床意义与中性粒细胞数量变化的临床意义基本一致。

① 中性粒细胞增多。中性粒细胞增多有以下三种情况。

a. 急性、化脓性感染及全身感染。轻度感染时,白细胞和中性粒细胞比例可增多;中度感染可$>10.0\times10^9/L$;重度感染可$>20.0\times10^9/L$,并伴明显的核左移。

b. 各种中毒:尿毒症、糖尿病酮症酸中毒、代谢性酸中毒、早期汞中毒、铅中毒,或催眠药、有机磷中毒。

c. 出血和其他疾病:急性出血、急性溶血、手术后、恶性肿瘤、粒细胞白血病、严重组织损伤、心肌梗死和血管栓塞等。

② 中性分叶核粒细胞减少。有以下三种情况。

a. 疾病:伤寒、副伤寒、疟疾、布氏杆菌病、某些病毒感染(如乙型肝炎、麻疹、流感)、血液病、过敏性休克、再生障碍性贫血、高度恶病质、粒细胞减少症或缺乏症、脾功能亢进、自身免疫性疾病。

b. 中毒:重金属或有机物中毒、放射性损伤。

c. 抗肿瘤药、苯二氮䓬类镇静药、磺酰脲类促胰岛素分泌剂、抗癫痫药、抗真菌药、抗病毒药、抗精神病药、部分非甾体抗炎药等有可能引起中性粒细胞减少。

③ 嗜酸性粒细胞增多。嗜酸性粒细胞主要存在于骨髓和组织中,外周血中很少,占全身白细胞总数$0.5\%\sim5\%$。嗜酸性粒细胞具有变形运动和吞噬功能,可吞噬抗原抗体复合物或细菌,因此,嗜酸性粒细胞与免疫系统关系密切。嗜酸性粒细胞增多有以下六种情况。

a. 过敏性疾病:支气管哮喘、荨麻疹、风疹、血管神经性水肿、过敏性脉管炎、食物或药物过敏、血清病等。

b. 皮肤病:如牛皮癣、湿疹、天疱疮、疱疹样皮炎、真菌性皮肤病等。

c. 寄生虫感染:如肺吸虫病、钩虫病、囊虫、血吸虫病、丝虫病、绦虫病等。

d. 血液病:骨髓增殖性疾病、恶性淋巴瘤、多发性骨髓瘤性粒细胞白血病、嗜酸性粒细胞白血病等。

e. 恶性肿瘤:如肺癌、胃癌、结肠癌等。

f. 应用磺胺、头孢菌素、青霉素类药物等。

④ 嗜酸性粒细胞减少。主见于以下两种情况。

a.疾病或创伤：见于伤寒、副伤寒、大手术后、严重烧伤等。

b.判断垂体或肾上腺皮质功能：肾上腺皮质激素、垂体或肾上腺皮质功能亢进时，嗜酸性粒细胞减少，因此，长期应用肾上腺皮质激素或促肾上腺皮质激素等药物可见嗜酸性粒细胞减少。

⑤嗜碱性粒细胞增多。嗜碱性粒细胞在骨髓及外周血中的数量很少（0~1%），无吞噬功能。嗜碱性粒细胞中有许多生物活性物质，主要为肝素、组胺、慢反应物质、血小板激活因子等，在免疫反应中与IgG具有较强的结合力，主要参与超敏反应。增多的情况有以下三种。

a.过敏性和炎症性疾病：食物、药物、吸入性过敏性反应；溃疡性结肠炎、荨麻疹、红皮病、风湿性关节炎等。

b.慢性粒细胞白血病常伴嗜碱性粒细胞增多，罕见嗜酸性粒细胞白血病、骨髓纤维化转移癌。

c.创伤及中毒：脾切除术后、重金属（如铅、汞、铬等）中毒、系统性肥大细胞增多症、放射线照射等，以及注射疫苗后也可见增多。

⑥嗜碱性粒细胞减少。主见于以下两种情况。

a.疾病速发型过敏反应：如荨麻疹、过敏性休克等。

b.用药：见于促肾上腺皮质激素、肾上腺皮质激素应用过量及应激反应。

⑦淋巴细胞增多。淋巴细胞占全身白细胞总数20%~40%，主要分为T细胞、B细胞和自然杀伤细胞三大类。淋巴细胞是人体主要的免疫细胞，观察其数量变化，有助于了解机体的免疫功能状态。淋巴细胞增多主见于以下三种情况。

a.传染病：百日咳、传染性单核细胞增多症、传染性淋巴细胞增多症、结核病、水痘、麻疹、风疹、流行性腮腺炎、传染性肝炎、结核及许多传染病的恢复期。

b.血液病：急、慢性淋巴细胞白血病，白血病性淋巴肉瘤，再生障碍性贫血，粒细胞缺乏症。

c.组织移植术后发生排斥反应时。

⑧淋巴细胞减少。凡中性粒细胞显著增高的各种病因均可导致淋巴细胞相对减少。多见于传染病的急性期、放射病、细胞免疫缺陷病、长期应用肾上腺皮质激素后或接触放射线等。

⑨单核细胞增多。单核细胞占全身白细胞总数3%~8%，具有活跃的变形运动和强大的吞噬功能，除了能吞噬一般细菌、组织碎片、衰老的红细胞、细胞内细菌外，尚可通过吞噬抗原，传递免疫信息，活化T、B淋巴细胞，在特异性免疫中起重要的作用。单核细胞增多可见于以下四种情况。

a.急性感染恢复期、慢性感染：如巨细胞病毒、疱疹病毒、结核分枝杆菌、布鲁氏菌等感染、亚急性细菌性心内膜炎、伤寒、严重的浸润性和粟粒性肺结核。

b.血液病：单核细胞性白血病、粒细胞缺乏症恢复期。

c.结缔组织病：系统性红斑狼疮、类风湿性关节炎、混合性结缔组织病、多发性肌炎、结节性多动脉炎等。

d.其他：化疗后骨髓恢复、骨髓移植后、粒细胞-单核细胞集落刺激因子（GM-CSF）治疗、药物反应、烷化剂中毒等。

(9) 血小板临床意义 表现为减少和增多两个方面。

① 血小板减少。小于 $100\times10^9/L$ 称血小板减少。常见的原因及临床意义如表 1-4 所示。

表 1-4 血小板减少的临床意义

原因	临床意义
生成障碍	骨髓造血功能障碍、再生障碍性贫血、各种急性白血病、骨髓转移瘤、骨髓纤维化、多发性骨髓瘤、巨大血管瘤、全身性红斑狼疮、恶性贫血、巨幼细胞贫血等
破坏过多	特发性血小板减少性紫癜、肝硬化、脾功能亢进、体外循环、系统性红斑狼疮等
消耗过多	弥散性血管内凝血（DIC）、血栓性血小板减少性紫癜等
分布异常	脾肿大、血液被稀释等
药物中毒或过敏	氯霉素、甲砜霉素有骨髓抑制作用,可引起血小板减少;抗血小板药噻氯匹定、阿司匹林,抗凝血药肝素钠、依诺肝素、磺达肝癸钠也可引起血小板减少;应用某些抗肿瘤药、抗生素、磺胺药、细胞毒性药亦可引起血小板减少

② 血小板增多。大于 $300\times10^9/L$ 称血小板增多。常见于骨髓增生性疾病（真性红细胞增多症、原发性血小板增多症等）；反应性增多（急性溶血、急性感染、某些恶性肿瘤等）。

二、尿液常规检查

1. 检查项目及参考范围

尿液的检查项目及各项目的参考范围如表 1-5 所示。

表 1-5 尿液检查项目及参考范围

项目		参考范围
一般性状检查	尿液酸碱度	pH:4.5～8.0 之间
	尿液比重	成人晨尿:1.015～1.025 之间;成人随机尿:1.003～1.030;新生儿:1.002～1.004
化学检查	尿蛋白	尿蛋白定性试验:阴性;定量试验:<100mg/24h
	尿葡萄糖	尿糖定性试验:阴性;定量试验:0.56～5.0mmol/24h 尿
	尿隐血	尿血红蛋白试管法:阴性 尿肌红蛋白试管法:阴性
	尿肌酐	男性 7.1～17.7mmol/24h;女性 5.3～15.9mmol/24h; 儿童 71～195umol/24h
尿沉渣检查	尿沉渣红细胞（RBC）	正常人尿中排出红细胞甚少,尿沉渣镜检成人每 4～7 个高倍视野可偶见一个红细胞,如每个视野见到 1～2 个红细胞时应考虑为异常,>3 个/HP 时,称为镜下血尿
	尿沉渣白细胞（WBC）	玻片法,正常人混匀一滴尿 WBC 0～3 个/HPF； 离心尿 WBC 0～5 个/HPF
	尿沉渣管型	镜检法,0 或偶见 0～1 个/HPF 透明管型
	尿沉渣结晶	正常的尿液中有少量磷酸盐、草酸盐和尿酸盐等结晶

2. 临床意义

(1) 尿液酸碱度　膳食结构影响尿酸碱度，肉食为主者尿液偏酸性，素食为主者尿液偏碱性。

① 尿 pH 降低。见于酸中毒、糖尿病酮症酸中毒、痛风、严重腹泻及饥饿状态，口服氯化铵、维生素 C 等酸性药物。低钾性代谢中毒排酸性尿为其特征之一。

② 尿 pH 增高。见于碱中毒、高钾血症、长期呕吐、尿潴留、膀胱炎、应用利尿剂、肾小管性酸中毒，应用碱性药物，如碳酸氢钠、乳酸钠等。

③ 药物干预。尿 pH 可作为用药的一个指标，用氯化铵酸化尿液，可促使碱性药物中毒时从尿中排出；而用碳酸氢钠碱化尿液，可促使酸性药物中毒时从尿中排出。

(2) 尿液比重　血容量不足导致的肾前性少尿、糖尿病、急性肾小球肾炎、肾病综合征、心力衰竭等可引起尿比重增高。当出现大量饮水、慢性肾小球肾炎、慢性肾功能不全、肾小管间质疾病、尿崩症、结缔组织病、蛋白质营养不良等情况可引起尿比重降低。

(3) 尿蛋白　尿蛋白定性试验阳性或定量试验超过 150mg/24h 尿时，称蛋白尿。

① 生理性蛋白尿。指泌尿系统无器质性病变，尿中暂时出现蛋白质，程度较轻，持续时间短，诱因解除后消失。由剧烈运动、发热、低温刺激、精神紧张导致，或妊娠期妇女也会有轻微蛋白尿。

② 病理性蛋白尿。有以下几种情况。

a.肾小球性蛋白尿：这是最常见的一种蛋白尿。常见于肾小球肾炎、肾病综合征等原发性肾小球损害性疾病；糖尿病、高血压、系统性红斑狼疮、妊娠高血压综合征等继发性肾小球损害性疾病。

b.肾小管性蛋白尿：常见于肾盂肾炎、间质性肾炎、肾小管性酸中毒、重金属（如汞、镉、铋）中毒、药物（如庆大霉素、多黏菌素 B）、肾移植术后。

c.混合性蛋白尿：肾小球和肾小管同时受损所致的蛋白尿，如肾小球肾炎或肾盂肾炎后期，以及可同时累及肾小球和肾小管的全身性疾病，如糖尿病、系统性红斑狼疮等。

d.溢出性蛋白尿：因血浆中出现异常增多的低分子量蛋白质，超过肾小管重吸收能力所致的蛋白尿。血红蛋白尿、肌红蛋白尿即属此类，见于溶血性贫血和挤压综合征等。另一类较常见的是本周蛋白，见于多发性骨髓瘤、浆细胞病、轻链病等。

e.假性蛋白尿：由于尿中混有大量血、脓、黏液等成分而导致蛋白定性试验阳性。一般不伴有肾的损害，经治疗后很快恢复正常。肾以下泌尿道疾病如膀胱炎、尿道炎、尿道出血及尿内掺入阴道分泌物时，尿蛋白定性试验可阳性。

f.药物肾毒性蛋白尿：应用氨基糖苷类抗生素（庆大霉素）、多肽类抗生素（多黏菌素）、抗肿瘤药（甲氨蝶呤）、抗真菌药（灰黄霉素）、抗精神病药（氯丙嗪）等。

(4) 尿葡萄糖　当血糖浓度超过肾糖阈（一般为 8.88mmol/L 或 160mg/dL）时，或血糖虽未升高但肾糖阈降低，将导致尿中出现大量的葡萄糖。常用的尿糖定性检测方法有班氏法、试纸条法；定量检测方法有邻甲苯胺法和葡萄糖氧化酶法等。尿糖定性试验阳性，称为糖尿，一般指葡萄糖尿。

① 血糖增高性糖尿。主见于以下三种情况。

a.糖尿病最为常见，血糖升高，超过肾糖阈出现糖尿。尿糖除作为糖尿病的诊断依据外，还可作为病情严重程度及疗效监测的指标。

b.继发性高血糖性糖尿：如库欣综合征、甲状腺功能亢进、嗜铬细胞瘤、肢端肥大症等均可出现糖尿。

c.其他：肝硬化、胰腺炎、胰腺癌等。

② 血糖正常性糖尿。血糖浓度正常，由于肾小管病变导致葡萄糖的重吸收能力降低，即肾阈值下降产生的糖尿，又称肾性糖尿，常见于慢性肾炎、肾病综合征、间质性肾炎和家庭性糖尿等。

③ 暂时性糖尿。主见于以下两种情况。

a.生理性糖尿：如大量进食碳水化合物或静脉注射大量的葡萄糖后出现一过性血糖升高，尿糖阳性。

b.应激性糖尿：见于颅脑外伤、脑出血、急性心肌梗死时，肾上腺素或胰高血糖素分泌过多或延髓血糖中枢受到刺激，可出现暂时性高血糖和糖尿。

④ 其他糖尿。乳糖、半乳糖、果糖、甘露糖及一些戊糖等，进食过多或体内代谢失调使血中浓度升高时，可出现相应的糖尿。

⑤ 假性糖尿。尿中还原性物质如维生素C、尿酸、葡糖醛酸，或一些随尿液排出的药物如异烟肼、链霉素、水杨酸、阿司匹林等，可使班氏定性试验出现假阳性反应。

(5) 尿隐血 尿液中如混合有0.1%以上血液时，肉眼可观察到血尿，血液量在0.1%以下时，仅能通过潜血试验发现。尿隐血即反映尿液中的血红蛋白和肌红蛋白，正常人尿液中不能测出。

① 尿血红蛋白阳性。红细胞被大量破坏，产生过多的游离血红蛋白，经肾由尿液排出。主见于以下四种情况。

a.创伤：心瓣膜手术、严重烧伤、剧烈运动、肌肉和血管组织严重损伤、经尿道前列腺切除术等。

b.疾病：阵发性血红蛋白尿、肾炎、肾结石、肿瘤、感染、疟疾。

c.微血管性溶血性贫血：溶血性尿毒症、肾皮质坏死。

d.用药：应用阿司匹林、磺胺药、伯氨喹、万古霉素、卡那霉素、吲哚美辛、他汀类调节血脂药、秋水仙碱、吡罗昔康等。

② 尿肌红蛋白阳性。主见于以下五种情况。

a.创伤：挤压综合征、电击伤、烧伤、手术创伤及痉挛。

b.原发性肌肉疾病：肌肉萎缩、皮肌炎及多发性肌炎、肌营养不良。

c.局部缺血性肌红蛋白尿：心肌梗死、动脉阻塞。

d.代谢性疾病：肌糖原累积病、糖尿病酸中毒。

e.中毒：酒精（乙醇）、药物（两性霉素B、巴比妥类）中毒。

(6) 尿肌酐 尿肌酐是体内肌酸代谢的最终产物，是脱水缩合物。由于肌酸经非酶促反应脱水生成肌酐后可绝大部分由肾小球滤出，肾小管不重吸收，排泌至尿液中，人体每日的肌酐排出量较为恒定。

① 尿肌酐病理性增加。主见于两种情况。

a.内分泌与代谢系统疾病如肢端肥大症、糖尿病、甲状腺功能减退等；

b.消耗性疾病如伤寒、斑疹伤寒、破伤风等。

② 尿肌酐病理性减少。主见于以下两种情况。

a.疾病：严重进行性肌萎缩、进行性肌营养不良、贫血、瘫痪、进行性肾病、硬皮病、甲状腺功能亢进等；

b.其他：碱中毒、肾衰竭等。

(7) 尿沉渣检查 尿沉渣检查是用显微镜对尿沉淀物进行检查，识别尿液中细胞、管型、结晶、细菌、寄生虫等各种病理成分，是辅助泌尿系统疾病作出诊断、定位、鉴别诊断及预后判断的重要常规试验项目。

① 尿沉渣红细胞。见于以下三种情况。

a.泌尿系统自身的疾病。泌尿系统各部位的炎症、肿瘤、结核、结石、创伤、肾移植排异、先天性畸形等均可引起不同程度的血尿，如急、慢性肾小球肾炎，肾盂肾脏炎，泌尿系统感染，肾结石，肾结核等。

b.全身其他系统的疾病，如特发性血小板减少性紫癜、血友病、弥散性血管内凝血（DIC）、再生障碍性贫血、白血病合并有血小板减少、系统性红斑狼疮等。

c.泌尿系统附近器官的疾病，如前列腺炎、精囊炎、盆腔炎等。

② 尿沉渣白细胞。正常成人的尿液中可有少数白细胞，超过一定数量时则为异常，白细胞尿中多为炎症感染时出现的中性粒细胞，已发生退行性改变，又称为脓细胞。若有大量白细胞，多为泌尿系统感染，如肾盂肾炎、肾结核、膀胱炎或尿道炎。成年女性生殖系统有炎症时，常有阴道分泌物混入尿内，除有成团脓细胞外，并伴有大量扁平上皮细胞。

③ 尿沉渣管型。尿沉渣管型是蛋白质、细胞或碎片在肾小管、集合管中凝固而成的圆柱形蛋白聚体。尿液中出现管型是肾实质性病变的证据。常见的管型种类有：透明管型、细胞管型（白细胞、红细胞、上皮细胞）、颗粒管型、蜡样管型、脂肪管型和细菌管型。尿沉渣管型异常见于以下情况：

a.急性肾小球肾炎可见较多透明管型及颗粒管型，还可见红细胞管型。

b.慢性肾小球肾炎可见较多细、粗颗粒管型，也可见透明管型，偶见脂肪管型、蜡样管型。

c.肾病综合征常见有脂肪管型，容易见细、粗颗粒管型，也可见有透明管型。

d.急性肾盂肾炎少见有白细胞管型，偶见有颗粒管型。

④ 尿沉渣结晶。尿沉渣中的无机沉渣物主要为结晶体，多来自食物和盐类代谢的产物。正常人尿沉渣中的磷酸盐、尿酸盐、草酸盐最为常见，一般临床意义不大，而有些结晶具有重要的临床意义。尿沉渣结晶异常见于以下情况：

a.磷酸盐结晶常见于pH碱性的感染尿液。

b.大量的尿酸和尿酸盐结晶提示核蛋白更新增加，特别是在白血病和淋巴瘤的化疗期间。

c.尿酸盐结晶常见于痛风。

d.大量的草酸盐结晶提示严重的慢性肾病，或乙二醇、甲氧氟烷中毒。

e.酪氨酸和亮氨酸结晶常见于有严重肝病的患者尿液中。

f.胆红素结晶见于黄疸、急性肝萎缩、肝癌、肝硬化、磷中毒等患者的尿液中。

g.服用磺胺药、氨苄西林、巯嘌呤、扑米酮等药物，可出现结晶尿。

三、粪便一般检查

1. 一般检查项目及参考值

粪便一般检查项目及参考值如表 1-6 所示。

表 1-6 粪便一般检查项目及参考值

项目	参考范围
粪便性状	正常大便呈软泥样柱状(即成形便),婴儿的大便往往为不成形的糊状
粪便颜色	正常成人粪便呈黄色或棕黄色;婴儿呈金黄色
粪隐血	阴性
粪胆原	阳性
粪便细胞显微镜检查	红细胞:阴性;白细胞:阴性;上皮细胞:偶见;细菌:正常菌群;真菌:少量;寄生虫卵:无致病性虫卵

2. 临床意义

(1) 粪便性状

① 水样便。腹泻等导致。

② 黏液便或脓血便。细菌性痢疾(简称菌痢)、肠炎等导致。

③ 柏油状便。各种原因引起的上消化道出血。

④ 米汤样便。霍乱或副霍乱等导致。

(2) 粪便颜色

① 黑色。上消化道出血(柏油样黑色有光泽),以及食物(如猪肝、动物血)和药物(如生物炭及铋、铁等制剂)所致。

② 果酱色。细菌性菌痢疾、阿米巴痢疾急性发作。

③ 鲜红色。常见于肠下段出血性疾病,如结肠或直肠癌、痔疮出血、痢疾、肛裂、息肉等。

④ 灰白色。常见于阻塞性黄疸、钡餐造影术后。

⑤ 绿色。常见于乳儿消化不良、摄入大量绿色蔬菜后。

⑥ 米泔水样便。由肠道受刺激,大量分泌水分所致,见于霍乱、副霍乱等。

(3) 粪隐血

① 消化道溃疡。胃溃疡、十二指肠溃疡患者的粪隐血呈间歇性阳性,虽出血量较大但非持续性。

② 消化道肿瘤。胃癌、结肠癌患者的粪隐血阳性率可达 87%~95%,出血量小但呈持续性。

③ 其他消化系统疾病。肠结核、克罗恩病、溃疡性结肠炎。

④ 全身性疾病。如紫癜、急性白血病、伤寒、回归热、钩虫病等。

(4) 粪胆原

① 粪胆原增加。常见于溶血性黄疸,也可见于阵发性睡眠性血红蛋白尿症。

②粪胆原减少。发生阻塞性黄疸时，粪胆原明显减少；发生肝细胞性黄疸时可增加或减少。

(5) 粪便细胞显微镜检查

①白细胞增多。见于肠道炎症，如细菌性痢疾（以中性粒细胞增多为主）、溃疡性结肠炎、阿米巴痢疾、出血性肠炎和肠道反应性疾病。

②红细胞阳性。见于痢疾、溃疡性结肠炎、结肠癌等。

③上皮细胞。为肠壁炎症的特征，如结肠炎、假膜性小肠结肠炎。

④真菌。长期应用广谱抗生素引起菌群失调，导致真菌的二重感染，如白色念珠菌、普通酵母菌大量繁殖。

❓ 目标检测

一、最佳选择题

1. 阿司匹林为药物的（　　）。

A. 通用名称　　B. 化学名称　　C. 别名　　D. 商品名称　　E. 品牌名

2. 药品的法定名称为（　　）。

A. 通用名称　　B. 商品名称　　C. 国际非专利药名

D. 别名　　E. 化学名称

3. 《中国药典》规定药品贮藏条件中对"阴凉库"温度的规定（　　）。

A. 不超过25℃　B. 不超过30℃　C. 不超过15℃　D. 不超过20℃　E. 0～20℃

4. 关于慎用的说法，错误的是（　　）。

A. 有些药应用不当易发生不良反应，在使用时要谨慎

B. 老年、儿童、孕妇在使用时要谨慎

C. 并非绝对不能使用，但要十分慎重，并注意观察

D. 绝对不能使用

E. 对肝肾功能不好的患者，在使用时要谨慎

5. 下列关于胶囊剂的叙述错误的是（　　）。

A. 可掩盖药物不良嗅味　　　　　　　B. 可发挥缓释或肠溶作用

C. 吸湿性药物装入胶囊可防止吸湿结块　　D. 液体药物也能制成胶囊剂

E. 难溶于水的药物微粉化后装入胶囊可提高生物利用度

二、配伍选择题

A. 气雾剂　　B. 静脉注射　　C. 口服制剂

D. 肌内注射　　E. 经皮吸收制剂

6. 直接进入体循环，不存在吸收过程，可以认为药物百分之百利用（　　）。

7. 由于角质层的屏障作用，全身吸收很少，药效发挥较慢，常用作局部治疗（　　）。

8. 可以通过肺部吸收，被吸收的药物不经肝脏直接进入体循环（　　）。

三、多项选择题

9. 血常规检查中的主要项目有（　　）。

A. 红细胞检测　　　　　　B. 白细胞计数　　　　　　C. 血小板分类计数

D. 白细胞分类计数　　　　E. 血小板的检测

10. 关于红细胞计数的临床意义说法正确的是（　　）。

A. 妊娠中、后期的稀释血症可引起红细胞生理性减少

B. 内脏出血、血友病、血小板减少性紫癜等失血性贫血可引起红细胞病理性减少

C. 缺铁性贫血、恶性贫血、营养不良性贫血、再生障碍性贫血、癌症骨转移等也可引起红细胞病理性减少

D. 机体长期缺氧、慢性一氧化碳中毒等可引起红细胞相对性增多

E. 药物性溶血性贫血（奎宁、奎尼丁等）可引起红细胞增多

11. 粪便细胞显微镜检查中白细胞增多的临床意义有（　　）。

A. 肠道反应性疾病　　　　B. 细菌性痢疾（以中性粒细胞增多为主）

C. 溃疡性结肠炎　　　　　D. 阿米巴痢疾　　　　　E. 出血性肠炎

四、用药咨询服务技能训练

1. 4岁男孩，咳嗽，咳黏痰，有喘息声，医生给开了克拉霉素分散片和氨溴特罗口服溶液，顾客买药时问这两个药是否对症、是否可以同服、每次的用量、有哪些注意事项。顾客对氨溴特罗口服溶液说明书中不良反应感到担心，如何解释？

2. 表1-7为某1岁男孩的血液常规化验单的部分检查数据，说出检查异常项的临床意义。

表1-7　血液常规化验结果

序号	代号	项目名称	结果
1	WBC	白细胞计数	12.7×10^9/L
2	HGB	血红蛋白测定	130g/L
3	RBC	红细胞计数	3.68×10^{12}/L
4	PLT	血小板计数	240×10^9/L
5	HCT	红细胞比积测定	0.379 L/L
6	MON	单核细胞计数	0.46×10^9/L
7	MON%	单核细胞比值	10.2%
8	LYM	淋巴细胞计数	1.81×10^9/L
9	LYM%	淋巴细胞比值	39.7%
10	NEU%	中性粒细胞比值	80%

第二章 常见疾病的用药指导

第一节 感冒的用药指导

知识目标

掌握感冒的病因、临床症状,感冒的中医辨证;掌握感冒常用化学合成药和中成药;熟悉感冒用药注意事项和健康指导。

技能目标

会进行病情询问并能初步分析感冒类型;能为感冒患者准确推荐药品,介绍药品的特点;能合理联合用药;能提供服药的注意事项和感冒的健康指导。

素质目标

培养善于比较分析的学习能力;树立对患者负责、全心全意服务患者的职业道德;依法销售含麻黄碱类复方制剂。

案例导入

一位患者走进药店,说要买感冒药,称头痛、流鼻涕、发烧。作为店员,如何进行药学服务?

感冒在一年四季均可发生,尤以冬、春季较为多见。儿童,老年人,体质虚弱、疲劳、生活不规律者都是易感人群。根据病原体、传播特点和症状的不同,分为普通感冒和流行性感冒(简称流感);根据中医辨证,感冒又分为风寒感冒、风热感冒、时行感冒、暑湿感冒及体虚感冒。对感冒患者的用药指导主要通过问病判断感冒的类型,掌握感冒的中医辨证特点,结合症状表现对症荐药、联合用药、避免重复用药。

一、问病

1. 感冒与流感的区别

感冒和流感在一年四季均可发病,尤以冬、春季较为多见。感冒与流感的病原体、传播特点和症状有所不同,二者的区别参见表2-1。

表 2-1 感冒与流感的区别

类型	病原体	起病急缓、呼吸道症状	全身症状	是否乏力、食欲情况
感冒	鼻病毒、腺病毒、冠状病毒、副流感病毒等	上呼吸道症状重,鼻塞、流涕、打喷嚏、咽痛、干咳	发热、头痛、肌肉酸痛、关节痛不明显	体力、食欲基本正常
流感	甲型流感病毒、乙型流感病毒、丙型流感病毒及变异型流感病毒	发病急、症状重、进展快、传染性强,上下呼吸道都有可能波及,也有可能因波及下呼吸道引起肺炎等	高热、头痛、肌肉酸痛、关节痛明显	乏力、食欲不好,或有恶心、呕吐、腹泻

2. 感冒的中医辨证

（1）风寒感冒 多发生于冬季,恶寒发热,头身酸痛,鼻塞声重、喷嚏频作,咽痒咳嗽,鼻流清涕,痰多稀薄,口不渴,或喜热饮,无汗,舌苔薄白而润。

（2）风热感冒 多发生于夏秋季,发热、微恶风寒,或有汗出,头痛鼻塞、鼻流浊涕,口干而渴,或喜冷饮,咽喉肿痛,咳嗽,痰稠不易咳出,舌苔薄黄。

（3）时行感冒 呈流行性发生,高热寒战,全身酸痛,无汗,咳嗽,口干,咽喉疼痛,舌红苔黄。

（4）暑湿感冒 多发生于夏季,发热,身倦无汗,肢体困重,头重如裹,胸闷欲呕,纳呆,口黏腻,舌苔白腻或黄腻。

（5）体虚感冒 素体虚弱,易患感冒,不耐风寒,四肢倦怠,乏力,轻度发热,背部常畏风寒,平时易出汗,鼻流清涕,食欲不振;或感冒日久,缠绵不愈,舌体胖大而嫩,舌边有齿痕。

3. 感冒的问病要点

问病的目的是获取患者的发病诱因、表现症状、持续时间及用药史、过敏史等信息,分析感冒的类型、是否有合并症,从而确定推荐的药物。问病需要掌握感冒、流感及风寒感冒、风热感冒、时行感冒、暑湿感冒及体虚感冒的特征和区别,进行针对性的询问。问病要点参见表 2-2。

表 2-2 感冒的问病要点

问病内容	问病目的
年龄、性别	确定儿童、成年人、老年人
是否发热,体温多少,是否恶寒	确定感冒的类型
是否伴有肌肉酸痛、头痛、恶心、呕吐和腹泻	确定感冒的类型
是否出现流鼻涕、鼻痒、鼻塞、打喷嚏	确定是否使用抗过敏药
是否伴有咽喉痛、持续咳嗽,是否喘息或气短,痰的颜色	确定是否合并细菌感染,是否使用止咳药或平喘药、消肿利咽药
症状持续多久	一般感冒持续 3~7 天即可痊愈,若超过 7 天仍未缓解反而加重,可能有并发症,应建议患者就医
有无其他疾病如糖尿病、青光眼、心脏病、高血压、甲状腺功能亢进等,有无过敏史	排除慎用药和禁用药
用过什么药	避免重复用药

二、荐药

感冒的用药目的就是缓解症状。由于感冒的症状复杂多样，单一用药不能缓解所有症状，一般根据症状表现采用联合用药，必要时可根据病情使用抗菌药和抗病毒药。应避免同时使用成分相同、作用相似的药物。

1. 化学合成药

（1）**解热镇痛药** 缓解发热、头痛、肌肉痛症状。如阿司匹林、对乙酰氨基酚、布洛芬等。

（2）**抗过敏药** 缓解鼻塞、流涕、打喷嚏症状，含氯苯那敏的复方制剂，如氨酚黄那敏颗粒、复方氨酚烷胺片等。

（3）**鼻黏膜血管收缩药** 缓解鼻塞、流涕、打喷嚏症状，羟甲唑啉滴鼻液、盐酸赛洛唑啉滴鼻液，以及含伪麻黄碱的复方制剂如布洛伪麻胶囊、贝敏伪麻、氨酚伪麻那敏片等。

（4）**抗病毒药** 含金刚烷胺的药物如复方氨酚烷胺，仅对甲型流感有抑制作用；奥司他韦，对甲型流感、乙型流感均有作用，阻止病毒从被感染细胞释放和入侵邻近细胞。

（5）**抗菌药** 如阿莫西林、头孢类、阿奇霉素等。

使用抗菌药的指征：血常规化验显示C反应蛋白阳性，白细胞计数和中性粒细胞计数升高。并发细菌感染，出现化脓性扁桃体炎、咽炎、支气管炎、中耳炎、肺炎，表现为高热不退、呼吸急促、咳黄痰、咽部脓苔，可作初步诊断。

2. 中成药

（1）**风热感冒** 辛凉解表，疏风清热。如银翘解毒丸、感冒退热颗粒、桑菊感冒片。

（2）**风寒感冒** 辛温解表、宣肺散寒。如感冒清热颗粒、表实感冒颗粒、正柴胡饮颗粒、九味羌活丸。

（3）**时行感冒** 清热解毒，如清开灵颗粒、羚羊感冒片、连花清瘟胶囊。伴有咽喉肿痛，可使用蒲地蓝口服液、复方鱼腥草片、金嗓开音丸、黄氏响声丸，消肿利咽。

（4）**体虚感冒** 益气解表，如参苏丸、玉屏风颗粒。

（5）**暑湿感冒** 祛湿解表，如保济丸、柴连口服液、藿香正气水。

三、用药注意事项

服用含有抗过敏药、右美沙芬的制剂，可引起嗜睡，不宜从事驾车、高空作业或操作精密仪器等工作。

含有伪麻黄碱的感冒药、止咳药，用量过大或长期持续使用可引起震颤、焦虑、失眠、心悸等反应，对伴有高血压、心脏病、甲状腺功能亢进、青光眼、肺气肿、前列腺增生者慎用。≤2岁婴幼儿尽量避免服用含伪麻黄碱、抗过敏药和止咳药的制剂。

头孢类药物在服用期间不能饮酒或含酒精的饮料。可引起胃肠道反应的大环内酯类抗菌药、祛痰药、解热镇痛药应在饭后服用。

抗菌药物的疗程因感染不同而异，一般宜用至体温正常、症状消退后72～96h。

抗流感病毒药奥司他韦用于流感的预防和治疗，在发病48h内有效，超过48h仍能获益，特别是重症患儿。

解热镇痛药一般不超过 3 天，症状未缓解应及时就医。儿童体温达到 39℃ 经物理降温无效时，可适当用药，最好选用含布洛芬的混悬液或含对乙酰氨基酚的滴剂，但不宜用阿司匹林。不宜同时应用两种以上的解热镇痛药，两次用药间隔时间一般在 4~6h。

感冒期间忌服滋补类中药，忌烟、酒、忌辛辣、生冷、鱼腥、油腻难消化食物。

四、健康指导

感冒一般为自限性，病程多在一周左右。无严重症状者可不用或少用药。饮食要清淡，多喝白开水。注意休息，避免过度疲劳。冬春之际注意防寒保暖，盛夏不可贪凉露宿。常开窗户，保持室内通风和清洁，勤洗手，流感流行期间，减少出入公共场所。平时注意锻炼身体，增强体质。

? 目标检测

一、最佳选择题

1. 服用含有盐酸伪麻黄碱的抗感冒药后，可导致的不良反应是（   ）。
   A. 蛋白尿　　　B. 血压升高　　　C. 栓塞　　　D. 胃出血　　　E. 低血糖

2. 一患者来到药店，口述自己怕冷，但是不发烧，感觉全身酸痛，营业员经询问得知该顾客还有咳痰的症状，痰液颜色白、质地清稀，初步诊断为（   ）。
   A. 风热感冒　　B. 风寒感冒　　C. 阴虚感冒　　D. 阳虚感冒　　E. 暑湿感冒

3. 一位顾客进入药店，对营业员说自己头痛、嗓子痛，营业员经询问得知该患者咳黄色黏稠痰，望诊发现顾客舌苔黄腻，您初步诊断为（   ）。
   A. 风寒感冒　　B. 阴虚感冒　　C. 阳虚感冒　　D. 风热感冒　　E. 暑湿感冒

4. 有一顾客对营业员说自己头痛、嗓子疼、恶心、肚子痛、拉稀便，一活动便感觉眩晕，营业员询问病史得知顾客无心脑血管疾病史，您认为这是（   ）。
   A. 胃炎　　　　B. 结肠炎　　　C. 暑湿感冒　　D. 咽喉炎　　　E. 风热感冒

5. 根据上题中顾客的症状，您认为最佳的药物组合是（   ）。
   A. 咽炎片＋双黄连颗粒＋维 C 银翘片
   B. 西咪替丁＋泻立停
   C. 补脾益肠丸＋乳酸菌素
   D. 藿香正气丸＋穿王消炎胶囊＋乳酸菌素
   E. 诺氟沙星胶囊

6. 如遇到驾驶员或登高作业者买感冒药，可以推荐（   ）。
   A. 氨酚伪麻美酚片（白加黑）　　　B. 复方盐酸伪麻黄碱缓释胶囊（新康泰克）
   C. 复方氨酚烷胺片　　　　　　　　D. 美扑伪麻片
   E. 999 感冒灵颗粒

二、配伍选择题
   A. 酚麻美敏片　　　　　　　　B. 萘甲唑啉滴鼻液　　　　　　　C. 氯苯那敏片

D. 对乙酰氨基酚片　　　　　　　　E. 奥司他韦胶囊

7. 患者，女，35岁，因感冒所致流涕、咳嗽、发热等症状到药店购药，药师应推荐的药品是（　　）。

8. 患者，女，30岁，因感冒所致发热（体温38.5℃）并伴有头痛、全身酸痛到药店购药，药师应推荐的药品是（　　）。

9. 患者，男，40岁，因感冒所致鼻塞到药店购药，药师应推荐的药品是（　　）。

三、多项选择题

10. 流感的主要临床表现（　　）。

A. 突起畏寒、寒战和高热

B. 全身酸痛明显，尤以背部和腿部最为明显

C. 全身乏力明显，多数患者感觉十分虚弱而卧床多天

D. 可有咽喉刺痛、胸骨下烧灼感、干咳

E. 咳嗽明显，咳脓痰或血痰

四、感冒的问病荐药技能训练

分析下列案例，完成附录二"问病荐药技能训练作业单"。同时两人一组，分别扮演顾客和药师，进行问病荐药模拟训练。

（1）患者，女，12岁，体温38.5℃，全身酸痛，口渴，咽喉痛，舌尖红。

（2）7岁，男童，发热、咳嗽4天，无咳痰，无腹痛、腹泻，到医院检查咽充血，双扁桃体红肿，无脓苔附着，听诊双肺呼吸音清晰，诊断为急性扁桃体炎。

（3）患者，女，60岁，鼻塞、流涕，轻微咳嗽，畏寒，发热，体温37.7℃。

第二节　咳嗽的用药指导

知识目标

掌握咳嗽的病因和中医辨证；掌握咳嗽常用化学合成药和中成药；熟悉咳嗽用药注意事项和健康指导。

技能目标

会进行病情询问并能初步分析咳嗽类型；能为感冒患者准确推荐药品，介绍药品的特点；能合理联合用药；能提供服药的注意事项和健康指导。

素质目标

培养勤于思考、乐于服务、严谨细致的工作作风；依法销售含麻黄碱类复方制剂。

案例导入

一位患者走进药店，说自己最近咳嗽得厉害，要买止咳药和消炎药。作为店员，如何进行药学服务？

咳嗽是机体的一种反射性防御动作，当呼吸道受到炎症、烟雾和尘埃等异物的刺激时，通过咳嗽排除呼吸道内的分泌物或异物，保持呼吸道的清洁和通畅。感冒、气管-支气管炎、肺炎、哮喘、药物等感染或非感染因素都会引起咳嗽。在一般情况下，对轻度而不频繁的咳嗽，无须用药；剧烈而频繁的咳嗽影响到患者的休息和睡眠，加大体能消耗，甚至出现其他并发症，应当查明病因，进行对因治疗和对症治疗。

一、问病

1. 病因

按照病程，咳嗽可分为急性咳嗽（<3周）、亚急性咳嗽（3～8周）和慢性咳嗽（>8周），按照性质又可分为干咳与湿咳（每天痰量>10mL）。

(1) 急性咳嗽 急性咳嗽的常见病因是普通感冒和急性气管-支气管炎，其次为哮喘、慢性支气管炎和支气管扩张等原有疾病的加重，或者为环境因素或职业因素暴露。普通感冒的主要病因是病毒感染，临床表现除咳嗽外，还伴有其他上呼吸道相关症状。流行性感冒除咳嗽外，有发热、肌痛等全身症状。急性气管-支气管炎由生物性或非生物性因素引起，病毒感染以鼻病毒和流感病毒多见，少部分可由细菌引起；冷空气、粉尘及刺激性气体也可引起此病。初期常为上呼吸道感染症状，随后咳嗽可渐加剧，伴或不伴咳痰，细菌感染者常咳黄脓痰。病程常自限，全身症状可在数天内消失，但咳嗽、咳痰一般持续2～3周，婴幼儿和年老体弱者可发展为迁延性支气管炎。

(2) 亚急性咳嗽 最常见的原因是感染后咳嗽，其次为慢性咳嗽的亚急性阶段，少部分为迁延性感染性咳嗽。感染后咳嗽以病毒感冒引起的咳嗽最常见，又称为感冒后咳嗽，是指呼吸道感染的急性期症状消失后，咳嗽仍然迁延不愈，多表现为刺激性干咳或咳少量白色黏液痰，通常持续3～8周。

(3) 慢性咳嗽 慢性咳嗽最常见的病因是咳嗽变异性哮喘，其次是上气道咳嗽综合征（鼻后滴流综合征）、嗜酸粒细胞性支气管炎、胃食管反流性咳嗽和变应性咳嗽，共占慢性咳嗽病因的70%～95%。其他病因有慢性支气管炎、支气管扩张症、气管-支气管结核、血管紧张素转化酶抑制剂等药物性咳嗽、支气管肺癌和心理性咳嗽等。咳嗽变异性哮喘以咳嗽为唯一或主要临床表现，无明显喘息、气促等症状，但存在气道高反应。上气道咳嗽综合征为鼻部疾病导致的以咳嗽为突出表现的临床综合征，基础疾病以鼻炎、鼻窦炎为主，也可能与慢性咽喉炎和慢性扁桃体炎等有关。

2. 咳嗽的中医辨证

(1) 外感风寒型咳嗽 咳嗽声重、急促、频繁，痰色白清稀，伴有咽痒，鼻塞流清涕，恶寒发热，头痛，肢体酸痛，口不干，舌苔薄白。

(2) 外感风热型咳嗽 咳嗽频繁剧烈、气粗或咳声嘶哑，吐白色或黄色黏痰，或咳痰不爽，伴有鼻流黄涕，咽喉肿痛，口渴，头痛，舌苔薄黄。

(3) 外感秋燥型咳嗽 好发于秋季，表现为干咳无痰，或痰少而黏连成丝、不易咳出，伴有咽干痛，口干，舌质红而少津，舌苔薄白或薄黄。

(4) 内伤痰湿型咳嗽 咳声重浊，痰多，痰黏腻或稠厚成块、色白或带灰色，进甘甜油腻食物可加重，有胸闷、食少、体倦、便溏等症状。

（5）**内伤痰热型咳嗽** 咳嗽声重、气粗，多为黄色黏痰，烦热口干，舌质红，苔黄腻。

（6）**内伤阴虚型咳嗽** 干咳无痰，或痰少咳吐不爽、带有血丝，伴午后低热，咽干口燥，手足心发热，盗汗，舌红少苔。

（7）**肺肾阳虚型咳嗽** 咳嗽声怯，遇寒易发或加重，或伴短气息促，腰酸腿软。

3. 咳嗽的问病要点

问病的目的是获取患者的发病原因、表现症状、持续时间以及用药史、过敏史等信息，分析咳嗽的类型、是否有合并症，从而确定推荐的药物。咳嗽的问病要点见表2-3。

表2-3 咳嗽的问病要点

问病内容	问病目的
痰的颜色、性状，痰液量，其他伴随症状	咳嗽同时发热、流涕、打喷嚏、全身酸痛，可能是感冒引起，用抗组胺药、减充血剂的复方制剂。 结合中医辨证，区别咳嗽类型。 黏痰不易咳出，用祛痰药。 咳黄脓痰，可能为细菌感染，用抗菌药
咳嗽的持续时间	判断属急性、亚急性或慢性咳嗽。 发作性、持续性、刺激性的慢性咳嗽，同时有鼻炎、鼻窦炎、咽喉炎等症状，建议进一步就医确诊后用药
原有疾病、职业、环境、有无吸烟史	是否与哮喘、慢性支气管炎等原有疾病或职业、环境有关
正在使用什么药	服用卡托普利类降压药物可能引起干咳

二、荐药

根据咳嗽是否伴有黏痰不易咳出、是否剧烈频繁干咳、咳嗽持续时间、咳嗽的可能病因、并发症等合理选择用药，选择中成药则应辨证分型，对症用药。咳嗽常用化学合成药和中成药见表2-4、表2-5。

表2-4 咳嗽常用化学合成药

药物分类	常用药物	作用与用途	不良反应
镇咳药	喷托维林、右美沙芬、苯丙哌林、可待因	用于较剧烈的频繁干咳	偶有便秘、轻度头痛、头晕、嗜睡、口干、恶心、腹泻
祛痰药	溴己新、氨溴索、羧甲司坦、乙酰半胱氨酸	用于有痰且不易咳出	极少数患者有轻度的胃肠不适（如恶心、呕吐、消化不良、腹泻）及过敏反应，罕见头痛及眩晕等
抗组胺药	氯雷他定、西替利嗪	用于上气道咳嗽综合征引起的咳嗽	嗜睡、头晕、头痛、口干、胃肠不适、过敏反应等
鼻吸入糖皮质激素	糠酸莫米松鼻喷雾剂	用于上气道咳嗽综合征引起的咳嗽	鼻黏膜的局部感染患者禁用鼻出血、咽炎、鼻灼热感、鼻部刺激感、鼻溃疡等

续表

药物分类	常用药物	作用与用途	不良反应
平喘药	布地奈德/福莫特罗、沙美特罗/氟替卡松、孟鲁司特钠	用于咳嗽变异性哮喘引起的咳嗽	有口咽部不适感、声音嘶哑、念珠菌感染局部不良反应。福莫特罗可致震颤、心律失常、心悸、头痛、关节痛、肌痛、肌肉痉挛、过敏反应等
抑酸药	奥美拉唑、泮托拉唑、兰索拉唑、法莫替丁	用于胃食管反流性咳嗽	腹泻、头痛、恶心、便秘、皮疹、口干等。严重肝肾功能不全者禁用；孕妇、哺乳期妇女禁用

表 2-5 咳嗽常用中成药

分型	治法	常用中成药
外感风寒型咳嗽	疏散风寒,宣肺解表	通宣理肺丸(解表散寒,宣肺止嗽) 小青龙合剂(解表化饮,止咳平喘) 杏苏止咳颗粒(宣肺散寒,止咳祛痰)
外感风热型咳嗽	辛凉解表,宣肺清热	急支糖浆(清热化痰,宣肺止咳) 川贝枇杷糖浆(清热宣肺,化痰止咳) 桑菊感冒片(疏风清热,宣肺止咳)
外感秋燥型咳嗽	辛凉清润	二母宁嗽丸(清热润肺止咳) 蜜炼川贝枇杷膏(清热润肺,止咳平喘,理气化痰)
内伤痰湿型咳嗽	燥湿化痰,理气止咳	二陈丸(燥湿化痰,理气和胃) 橘红痰咳液(理气化痰,润肺止咳)
内伤痰热型咳嗽	清热化痰,肃肺止咳	清肺消炎丸(清肺化痰,止咳平喘) 复方鲜竹沥液(清热化痰,止咳) 橘红丸(清肺,化痰,止咳)
内伤阴虚型咳嗽	滋阴润肺,止咳化痰	养阴清肺膏(养阴润燥,清肺利咽) 百合固金丸(养阴润肺,化痰止咳) 蛤蚧定喘丸(滋阴清肺,止咳平喘) 二冬膏(养阴润肺)
肺肾阳虚型咳嗽	补肺益肾,温阳止咳	固本咳喘片(益气固表,健脾补肾) 小青龙汤+金匮肾气丸

三、用药注意事项

① 感冒、急性气管-支气管炎、哮喘等引起急性咳嗽，以对症治疗为主。干咳剧烈者用镇咳药，有痰且不易咳出者应使用祛痰药。伴喘息的急性支气管炎成人患者，可使用 β_2 受体激动剂。有明确细菌感染征象，如咳脓性痰、C反应蛋白阳性、白细胞计数和中性粒细胞计数升高，可考虑给予口服抗菌药物。

② 服用含有抗过敏药、右美沙芬的制剂，可引起嗜睡，不宜从事驾车、高空作业或操作精密仪器等工作。含有伪麻黄碱的镇咳药，用量过大或长期持续使用可引起震颤、焦虑、失眠、心悸、血压升高等反应，伴有高血压、心脏病、甲状腺功能亢进、青光眼、肺气肿、前列腺增生者慎用。对于≤2岁婴幼儿尽量避免服用含伪麻黄碱、抗过敏药和镇咳药的制剂。

③ 咳嗽变异性哮喘，使用吸入性糖皮质激素或吸入性糖皮质激素联合长效 β_2 受体激动剂的复方制剂，也可选用白三烯受体拮抗剂。治疗时间 8 周以上，部分需要长期治疗。如症状较重或对上述药物治疗反应不佳时，可短期口服糖皮质激素治疗。

④ 非变应性鼻炎首选第一代抗组胺药和减充血剂（多数为复方制剂药物）；变应性鼻炎患者首选鼻吸入糖皮质激素和口服第二代抗组胺药或白三烯受体拮抗剂；慢性鼻窦炎常由细菌感染引起，需要抗菌治疗，抗菌药物应覆盖革兰氏阳性菌、革兰氏阴性菌及厌氧菌，急性发作者疗程不少于 2 周，慢性者建议酌情延长。常用药物为阿莫西林/克拉维酸、头孢类或喹诺酮类。可联合鼻吸入糖皮质激素，也可局部应用减充血剂，减轻鼻黏膜充血水肿，或用生理盐水鼻腔冲洗、祛痰剂及黏液溶解剂等辅助治疗。

⑤ 胃食管反流性咳嗽治疗上可采用抑酸药（如质子泵抑制剂、H_2 受体拮抗剂等）和促胃动力药（如莫沙必利），抑酸药疗程通常需要 8 周以上，建议餐前服用。

四、健康指导

预防咳嗽，应注意防寒保暖，加强锻炼，增强体质，提高抗病能力，居家空气清新，避免接触刺激性气体。

饮食相对清淡，忌刺激性或辛辣食物，戒烟酒。

初患咳嗽者，如发热等全身症状明显，应注意休息。慢性咳嗽若反复发作，尤其应当注意起居饮食的调理，可据病情适当选食梨、莱菔、山药、百合、银耳、莲子、枇杷等。

目标检测

一、最佳选择题

1. 针对咳嗽变异性哮喘使用药物不包括（　　）。

　　A. β_2 受体激动剂　　　　B. 头孢类抗生素　　　　C. 茶碱类药物

　　D. 糖皮质激素　　　　　　E. 孟鲁司特

2. 常见引起咳嗽的药物有（　　）。

　　A. 血管紧张素转化酶抑制剂　　B. 支气管扩张剂　　　　C. 头孢类抗生素

　　D. 非甾体抗炎药　　　　　　　E. 祛痰药

3. （　　）症状表述属于风寒咳嗽。

　　A. 咳嗽无痰，嗓子不痒　　　B. 嗓子痒，痰咳不出　　C. 咳嗽有痰，痰液白、稀薄

　　D. 咳嗽有痰，痰黄黏稠　　　E. 咳痰带血丝，声音嘶哑

4. 患者，男性，66 岁，平素嗜食甘甜油腻，咳嗽反复发作，咳声重浊，痰多稠厚成块，晨起为多，胸闷食少体倦，苔白腻。证属（　　）。

　　A. 风寒咳嗽　　　　　　B. 风热咳嗽　　　　　　C. 痰湿咳嗽

　　D. 痰热咳嗽　　　　　　E. 内伤咳嗽

5. 患者，25 岁，咳嗽少痰，鼻干咽燥，喉痒时连声作呛，头痛微寒，身热，舌苔薄黄。其治法（　　）。

　　A. 养阴清肺，化痰止咳　　B. 清润肺燥，化痰止咳　　C. 散寒宣肺，润燥止咳

D. 疏风清肺，润燥止咳　　　　E. 以上都不是

6. 一顾客进店，主诉咳嗽气喘，体虚气短。作为店员，你的指导用药是（　　）。

A. 风寒咳嗽：通宣理肺丸　　　B. 肺虚咳嗽：固本咳喘胶囊

C. 风热咳嗽：润肺止咳胶囊　　D. 风热咳嗽：川贝枇杷露

E. 痰湿咳嗽：二陈丸

7. 一位10岁儿童顾客进店，说嗓子痒，有痰咳不出。作为店员，你的指导用药是（　　）。

A. 盐酸氨溴索口服溶液　　B. 强力枇杷膏　　C. 止咳宁嗽胶囊

D. 蜜炼川贝枇杷膏　　E. 右美沙芬颗粒

8. 咳嗽伴有黄脓痰，可能为细菌感染，应选择的药是（　　）。

A. 蒲地蓝消炎片　　B. 金莲花软胶囊　　C. 银黄滴丸

D. 罗红霉素软胶囊　　E. 复方鲜竹沥液

二、配伍选择题

A. 风寒袭肺　　B. 风热犯肺　　C. 风燥伤肺　　D. 痰湿蕴肺　　E. 痰热郁肺

9. 疏风清肺、润燥止咳的治法适用于（　　）。

10. 疏风散寒、宣肺止咳的治法适用于（　　）。

11. 疏风清热、宣肺止咳的治法适用于（　　）。

三、多项选择题

12. 一位顾客进店，主诉咳嗽有痰，痰黄而黏稠。作为店员，你可以推荐顾客选择（　　）。

A. 蛇胆川贝液　　B. 清肺消炎丸　　C. 川贝枇杷露

D. 止咳宝　　E. 急支糖浆

13. 药物中属于祛痰药的包括（　　）。

A. 氨溴索　　B. 厄多司坦　　C. 羧甲司坦

D. 溴己新　　E. 喷托维林

四、咳嗽问病荐药技能训练

分析下列案例，完成附录二"问病荐药技能训练作业单"。同时两人一组，分别扮演顾客和药师，进行问病荐药模拟训练。

（1）患者，女，40岁，恶寒，发热，流清涕，头痛，咽痒，咳嗽，痰少质稀。

（2）咳嗽频繁，比较剧烈，但无咳痰，或痰量很少，没有鼻塞、流鼻涕、咽痒、反酸、嗳气等症状。

（3）患者，男，5岁，近2天咳嗽频繁，有痰，睡觉呼吸时能听到呼哧声，不发烧，精神状态正常。

第三节　口腔溃疡的用药指导

知识目标

掌握口腔溃疡的临床表现和中医辨证；熟悉常用的局部及口服用化学合成药和中成药；知晓口腔溃疡的用药注意事项和健康指导。

技能目标

能根据病情询问并初步分析口腔溃疡的类型,能为患者准确推荐药品,介绍药品的特点;能指导患者合理用药,并提供用药的注意事项和健康指导。

素质目标

培养善于观察和分析总结的能力;树立良好的职业道德。

案例导入

> 女,29岁,自述半月前发现一处口腔溃疡,疼痛,影响进食,一周后愈合,现又在舌缘部位新发现两处圆形溃疡,疼痛难忍。如何推荐用药?

口腔溃疡又称复发性口疮,是慢性口腔黏膜小溃疡,深浅不一,呈圆形或椭圆形损伤,可反复和周期性复发。病因复杂,可能与机体免疫功能紊乱、遗传因素、精神因素、胃肠功能紊乱、缺乏维生素或微量元素等相关。治疗口腔溃疡时应对因治疗与对症治疗相结合,用药同时改变生活方式,注意口腔卫生,提高治疗效果。

一、问病

1. 口腔溃疡的临床表现

口腔溃疡多发生在唇、颊黏膜、舌缘、齿龈等处,多为直径呈 0.2~0.5cm 的圆形或椭圆形,有时数个溃疡连成一片。溃疡表浅边缘整齐,外观呈灰黄色或灰白色,上覆盖黄白色渗出膜,周围黏膜充血、水肿而有红晕,局部呈烧灼样痛,进餐时加重,可影响进食、说话。严重者溃疡直径为 1~3cm,深及黏膜下层甚至肌肉。口腔溃疡具有自愈性,病程 7~10 天,严重者可接连不断产生。

2. 口疮的中医辨证(见表 2-6)

表 2-6　口疮的中医辨证

口疮证型		主要症状
实证	心脾积热	溃疡灼痛明显,常因过食煎炒辛辣或寐少而发,伴口渴心烦、失眠、小便短赤、大便秘结;溃疡表面有黄白色假膜,周边红肿。舌红,苔黄或腻,脉数有力
虚证	脾肾阳虚	口疮疼痛较轻,久难愈合。伴倦怠乏力,面色白,腰膝或少腹以下冷痛,小便清;检查见口疮色白或暗,周边淡红或不红。舌淡苔白,脉沉迟

二、荐药

用于口腔溃疡的药物种类比较多,有非处方药、处方药和中成药,有局部使用制剂,也有内服药物,不同种类的药物作用机制及用法都不尽相同,要严格掌握药物用法,进行对因和对症荐药。常用口腔溃疡用药见表 2-7。

表 2-7 口腔溃疡常用药物

药物分类	常用药物	临床应用及用法	不良反应及注意事项
抗菌含漱液	0.5%甲硝唑含漱液	0.5%甲硝唑含漱液含漱。一次10～20mL,先含30s再漱口,一日3～4次,一周为一疗程。	甲硝唑含漱液用后可有食欲不振、口腔异味、恶心、呕吐、腹泻等不良反应,停药可恢复。长期应用可引起口腔念珠菌感染。
	复方氯己定含漱液	复方氯己定含漱液一次10～20mL,早晚刷牙后含漱,5～10日为一疗程	复方氯己定含漱液长期使用能使口腔黏膜表面与牙齿着色,舌苔发黄,味觉改变。连续使用不宜超过3个疗程
抗菌药物含片	甲硝唑口腔粘贴片（或口颊片）	甲硝唑口腔粘贴片黏附于黏膜患处,一次1片,一日3次。饭后使用,临睡前加用1片。	甲硝唑口腔粘贴片使用期间,禁止饮酒或含酒精的饮料
	西地碘含片（华素片）	西地碘杀菌力强,含服,一次1.5～3mg,一日3～5次。	西地碘有轻度刺激感,含服后偶有口干、胃部不适、头晕和耳鸣,对碘过敏者禁用
	溶菌酶含片	溶菌酶抗菌、抗病毒和消肿止血。含服,每次20mg,一日4～6次	
局部用激素制剂	地塞米松粘贴片	抗炎作用强,减少炎症渗出,促进溃疡愈合。用于非感染性口腔黏膜溃疡。外用贴敷于溃疡处,每处1片,一日总量不得超过3片,连续使用不得超过1周	频繁应用可引起局部组织萎缩,加重口腔细菌感染,甚至引起口腔真菌感染。口腔真菌感染者禁用
局部麻醉镇痛类药物	0.5%～1%达克罗宁液 复方甘菊利多卡因凝胶	对黏膜有表面麻醉作用。用于进食前暂时止痛,用时连续2次涂于溃疡面上。利多卡因有局部麻醉和镇痛作用,洋甘菊花酊、麝香草酚有抗菌、抗炎作用。涂布于溃疡局部,每日3次,每次约0.5cm厚度并稍加按摩	长期大量局部用药对皮肤有刺激作用。频繁地局部使用利多卡因,特别是用于黏膜,可触发变态反应
局部用中成药	蜂胶口腔膜 西瓜霜 冰硼咽喉散 青黛散 养阴生肌散 双料喉风散 锡类散	蜂胶口腔膜,将药膜贴于疮面,一日3次。 西瓜霜和各类散剂用取少量,吹敷于患处,一日3～4次	使用中药散剂要注意,喷药时不能吸气,以防药粉进入呼吸道而引起呛咳
维生素类	维生素C和复合维生素B	维生素可维持正常的代谢功能,促进病损愈合。口服,维生素C每次0.1～0.2g,一日3次;复合维生素B每次1片,一日3次	应配合使用其他药物
口服糖皮质激素药	泼尼松	用于长期反复发作的口腔溃疡。一次10mg,一日3次	较大剂量易引起糖尿病、消化道溃疡和类库欣综合征症状,对下丘脑-垂体-肾上腺轴抑制作用较强。并发感染为主要不良反应

续表

药物分类	常用药物	临床应用及用法	不良反应及注意事项
中成药	清胃黄连片 双花百合片 万应胶囊 牛黄解毒丸(片) 栀子金花丸 导赤丸 三黄片	清心泻脾,消肿止痛,用于心脾积热。可配合应用口腔溃疡散、珠黄散、锡类散、桂林西瓜霜、复方珍珠散等外用药物	避免长期大剂量服用
	附子理中丸 桂附理中丸 桂附地黄丸 四神丸	温肾健脾,化湿敛疮,用于脾肾阳虚。可配合外用珍珠粉	避免长期大剂量服用

三、用药注意事项

① 治疗口腔溃疡首先要去除诱发因素,例如患者使用含有激素的吸入剂后,没有及时漱口造成的口腔溃疡或溃疡反复发作,应告知患者吸入剂用后即漱口,避免残留药物对口腔黏膜造成损害。

② 口腔溃疡有自愈性,及时、恰当地治疗,可提早愈合。对此起彼伏,迁延难止者,应坚持内服,并结合外用药物进行治疗。

③ 口腔溃疡外用药(如含漱、涂敷、贴剂等),宜在刷牙后使用。含漱剂含漱后要吐出,不得咽下。甲硝唑含漱液用药期间不应饮用含酒精的饮品。西地碘含片对甲状腺疾病患者慎用。其他用药注意事项见表 2-7。

四、健康指导

① 注意保持口腔清洁卫生,可用淡盐水漱口。
② 合理膳食,少食辛辣刺激、高热量及油炸食品等,注意摄入维生素。
③ 起居规律,保证充足睡眠,劳逸结合,放松心情。

目标检测

一、最佳选择题

1.有局部麻醉镇痛作用的药物是(   )。
A.甲硝唑　　　　　　　　B.泼尼松　　　　　　　　C.硝酸银
D.地塞米松　　　　　　　E.复方甘菊利多卡因凝胶

2.对于反复发作的口腔溃疡患者,宜选用的药物是(   )。
A.泼尼松片　　　　　　　B.甲硝唑含漱液　　　　　C.氯己定含漱液
D.地塞米松粘贴片　　　　E.10%硝酸银

3.长期使用地塞米松粘贴片治疗口腔溃疡的最主要不良反应是(   )。

A. 食欲减退　　　　　　　B. 继发性真菌感染　　　　　　C. 强刺激性
D. 使牙齿着色　　　　　　E. 唾液减少，口干

4. 维生素可维持正常的代谢功能，促进口腔溃疡病损愈合，口腔溃疡患者应口服补充（　　）。

A. 维生素 A　　　　　　　B. 维生素 D　　　　　　　　C. 维生素 E
D. 维生素 K　　　　　　　E. 维生素 B

二、配伍选择题

A. 青黛散　　　　　　　　B. 甲硝唑口腔粘贴片　　　　　C. 地塞米松粘贴片
D. 爽口托疮膜　　　　　　E. 达克罗宁液

5. 治疗口腔溃疡时，涂于溃疡面上，连续 2 次，用于进食前暂时止痛的药物是（　　）。

6. 治疗口腔溃疡时，贴敷于溃疡处，每处 1 片，一日不得超出 3 片，连续使用不得过 1 周的药物是（　　）。

7. 治疗口腔溃疡时，取少量吹敷于患处，一日用 2～3 次的药物是（　　）。

三、多项选择题

8. 口腔溃疡的临床表现包括（　　）。

A. 溃疡表浅边缘整齐　　　B. 直径多为 0.2～0.5cm
C. 外观呈灰黄色或灰白色　D. 局部有烧灼样疼痛
E. 严重溃疡直径可达 1～3cm

9. 某口腔溃疡患者，疼痛难忍，舌发红，舌苔厚，小便赤黄。通过辨证分型，可以使用的药物有（　　）。

A. 清胃黄连片　　　　　　B. 附子理中丸　　　　　　　　C. 万应胶囊
D. 栀子金花丸　　　　　　E. 三黄片

四、口腔溃疡的问病荐药技能训练

分析下列案例，完成附录二"问病荐药技能训练作业单"。同时两人一组，分别扮演顾客和药师，进行问病荐药模拟训练。

（1）患者，女，43 岁，主诉口腔反复溃疡 7 年，近 5 天溃疡复发，舌侧缘溃疡灼痛明显，影响说话、进食，口内唾液黏稠。诊断为复发性口腔溃疡。

（2）患者，男，30 岁，主诉近日多食烧烤煎炸食品，舌尖溃疡、疼痛，口渴，舌红，舌苔黄腻，且有便秘。诊断为口腔溃疡。

第四节　头痛的用药指导

知识目标

掌握头痛的病因、分类和临床症状，头痛的中医辨证；掌握头痛常用化学合成药和中成药；熟悉头痛用药注意事项和健康指导。

技能目标

会进行病情询问并能初步分析头痛病因；能为头痛患者准确推荐药品，介绍药品的特点，能

合理联合用药；能指导患者正确服药并告知服药的注意事项；能为头痛患者提供预防、康复的健康指导。

素质目标

树立安全用药意识；遵守我国关于精神药品的使用管理规定。

案例导入

> 男，42岁，自行前往药房购买头痛药，称昨晚开窗户睡觉并睡眠不佳，今晨出现头痛，体温略高，时有恶心，未吐，周身乏力，病来无咽干、咽痛，无咳嗽。如何判断头痛类型？如何推荐用药？

头痛是人体在受到伤害性刺激后发出的一种保护性反应。头痛是生活中最常见的症状，有研究显示，头痛发病率仅次于感冒，几乎每个人一生中都遭遇过头痛。患者因头痛干扰而不能很好完成在正常状态下力所能及的事，长此以往将对身体和心理健康造成严重危害，影响患者的工作和日常生活。对头痛的治疗应遵循对因与对症治疗相结合以及中西医结合的原则，使用中药应辨证施治，不能盲目用药。服药同时应改变生活方式，注重日常作息时间，以提高头痛的治疗效果。

一、问病

1. 头痛的定义

通常将局限于头颅上半部，包括眉弓、耳轮上缘和枕外隆突连线以上部位的疼痛统称头痛。

2. 头痛的分类及临床表现

根据头痛发生病因，将头痛分为三大类：①原发性头痛，包括偏头痛、紧张性头痛、丛集性头痛等，大约90%以上的头痛属于原发性头痛；②继发性头痛，如脑膜炎、鼻窦炎或副鼻窦炎、感冒等感染性疾病；高血压、基底动脉供血不足、动脉硬化、脑外伤、脑卒中等血管性疾病；近视、散光、屈光不正、青光眼或其他原因引起的眼压升高；药物戒断、精神性因素等常会导致头痛；③脑神经痛、中枢性和原发性颜面痛以及其他颜面部结构病变所致头痛。常见头痛的临床表现见表2-8。

表 2-8 常见头痛的临床表现

头痛的类型	临床表现
感冒发热性头痛	头痛伴有全身酸痛、发热、鼻塞、流涕等感冒症状
紧张性头痛	由于长期保持一种姿势，造成颈部肌肉持续紧张，酸性代谢产物堆积，刺激并压迫头部神经，同时因精神和心理紧张、抑郁、焦虑等，导致持久性头、面、颈、肩部肌肉痉挛和(或)血管收缩引起牵涉痛或扩散痛。头痛呈持续性，大多数为非搏动性，头痛部位大多位于太阳穴两侧、额顶、后脑部或全头部。疼痛表现为钝痛，呈压迫、束带感，可扩散至颈、肩、背部，头痛为轻、中度，疼痛可持续数天或数周

续表

头痛的类型	临床表现
偏头痛	是一种发作性颅部血管舒缩功能障碍引起的头痛,病因复杂,可能与遗传、内分泌、血管功能、精神因素、饮食、环境因素等有关。临床上以阵发性一侧剧烈头痛为特点,严重时可累及整个头部,多伴恶心、呕吐。其分型较多,有的以反复发作和有家族史为特征,有的患者在发作前出现视觉、感觉、运动症状等先兆表现。偏头痛始于儿童期,60%~70%为青少年女性
丛集性头痛	多见于青年,是一种局限于单侧的以眶、颞、额等区为主的严重发作性疼痛,病因不明。丛集性头痛有典型的丛集期和缓解期。在丛集期内,头痛的发作有严格的节律性,一般在每天的固定时间至少发作1~2次,以夜间发作多见;随后为缓解期,一般为数月至两年。丛集性头痛与偏头痛相比,发作的节律性更加明显,头痛更加剧烈,但一般持续时间较短。发作时头痛从一侧眼眶周围开始,急速扩展至额颞部,严重时可涉及对侧,疼痛呈搏动性,兼有钻痛或灼痛,可于睡眠中痛醒
三叉神经性头痛	一侧面部三叉神经分布区域内的反复发作性疼痛,阵发性剧烈性疼痛为主要的症状表现。大多在头面部的三叉神经分布区域内突然发生,然后又突然停止,可以表现为闪电样、刀割样、烧灼样、顽固性、难以忍受的剧烈性疼痛为其临床特征
鼻窦炎性头痛	鼻窦炎初期表现为昼夜不分轻重的弥漫性、持续性头痛,急性期过后头痛迅速减轻,持续时间也缩短,而且逐渐局限于一定的部位。通常情况为前组鼻窦炎性头痛,疼痛都在头颅的表面,并且有局部皮肤疼痛过敏。急性鼻窦炎因颅脑静脉压升高,用力擤鼻涕、突然身体震动或摇头的时候头痛明显加重,卧床休息的时候就会减轻

3. 头痛的中医辨证

头痛的中医辨证分为外感头痛、内伤头痛,各种头痛的主要症状见表2-9。

表2-9 头痛的中医辨证

头痛证型		主要症状
外感头痛	风寒证	头痛起病较急,其痛如破,痛连项背,恶风畏寒,口不渴,苔薄白,脉多浮紧
	风热证	起病急,头呈胀痛,甚则头痛如裂,发热或恶风,口渴欲饮,面红目赤,便秘溲黄,舌红苔黄,脉浮数
	风湿证	头痛如裹,肢体困重,胸闷纳呆,小便不利,大便或溏,苔白腻,脉濡
内伤头痛	肝阳上亢证	头胀痛而眩,心烦易怒,面赤口苦,或兼耳鸣胁痛,夜眠不宁,舌红苔薄黄,脉弦有力
	肝肾阴虚证	头痛而空,每兼眩晕耳鸣,腰膝酸软,遗精,带下,少寐健忘,舌红少苔,脉沉细无力
	气血亏虚证	头痛而晕,遇劳加重,面色少华,心悸不宁,自汗,气短,畏风,神疲乏力,舌淡苔薄白,脉沉细而弱
	痰浊上扰证	头痛昏蒙,胸脘满闷,呕恶痰涎,苔白腻,或舌胖大有齿痕,脉滑或弦滑
	瘀血阻络证	头痛经久不愈,其痛如刺,入夜尤甚,固定不移,或头部有外伤史,舌紫或有瘀斑、瘀点,苔薄白,脉沉细或细涩

4. 头痛的问病要点（见表2-10）

表2-10 头痛的问病要点

问病内容	问病目的
询问发病情况、发病年龄、发病人群	初步分析引起头痛的原因,判断是否需要就医
询问起病缓急、疼痛的性质、部位、频率等	分析属于外感头痛还是内伤头痛
询问是否有受凉、情绪激动、过度疲劳、伴有失眠、剧烈呕吐(是否为喷射性症状)、高血压、颅脑外伤等现象	判断头痛的证型

二、荐药

1. 头痛的常用化学合成药（见表2-11）

表2-11　头痛的常用化学合成药

头痛类型	常用药物
感冒发热性头痛	对乙酰氨基酚、布洛芬、阿司匹林等解热镇痛药
紧张性头痛	解热镇痛药联合谷维素、维生素B_1；长期精神紧张者，推荐用地西泮；伴随情绪障碍者用抗抑郁药
鼻窦炎性头痛	0.05%盐酸羟甲唑啉滴鼻液、0.1%盐酸赛洛唑啉滴鼻液、呋喃西林-麻黄碱滴鼻液
反复性偏头痛	麦角胺咖啡因：收缩脑动脉，使过度扩张、搏动的脑动脉血管恢复正常。只宜头痛发作时短期使用。 佐米曲普坦：收缩颅内血管，抑制炎症神经肽的释放。适用于成人伴或不伴先兆症状的偏头痛的急性治疗 盐酸氟桂利嗪：抑制基底动脉和颈内动脉痉挛，用于偏头痛的预防性治疗。 罗通定：非麻醉性镇痛药，具有镇痛、镇静、催眠及安定作用，镇痛作用较一般解热镇痛药强。 天麻素：可恢复大脑皮质兴奋与抑制过程间的平衡失调，具有镇静、安眠和中枢抑制作用。还有增加脑血流量及缓解血管痉挛作用。用于神经衰弱、头痛、偏头痛等症
三叉神经性头痛	卡马西平：抗惊厥药和特异性三叉神经痛镇痛药，仅可在医生指导下服用

2. 头痛的中成药治疗（见表2-12）

表2-12　头痛的常用中成药

头痛证型		常用中成药	功能主治
外感头痛	风寒证	川芎茶调颗粒	疏风止痛。用于外感风邪所致的头痛，或有恶寒、发热、鼻塞
		都梁丸	祛风散寒，活血通络。用于风寒瘀血阻滞脉络所致头痛，症见头胀痛或刺痛、痛有定处、反复发作、遇风寒诱发或加重
	风热证	芎菊上清丸	清热解表，散风止痛。用于外感风邪引起的恶风身热、偏正头痛、鼻流清涕、牙疼喉痛
		清眩片	散风解热。用于风热头晕目眩，偏正头痛，鼻塞牙痛
	风湿证	九味羌活丸	疏风解表，散寒除湿。用于外感风寒挟湿所致的感冒，症见恶寒、发热、无汗、头重而痛、肢体酸痛
内伤头痛	肝阳上亢证	天麻钩藤颗粒	平肝熄风，清热安神。用于肝阳上亢所引起的头痛、眩晕、耳鸣、眼花、震颤、失眠；高血压见上述证候者
		脑立清丸	平肝潜阳，醒脑安神。用于肝阳上亢，头晕目眩，耳鸣口苦，心烦难寐；高血压病见上述证候者
		松龄血脉康胶囊	平肝潜阳，镇心安神。用于肝阳上亢所致的头痛、眩晕、急躁易怒、心悸、失眠；高血压病及原发性高脂血症见上述证候者
	肝肾阴虚证	杞菊地黄丸	滋肾养肝。用于肝肾阴亏，眩晕耳鸣，羞明畏光，迎风流泪，视物昏花

续表

头痛证型		常用中成药	功能主治
内伤头痛	气血亏虚证	八珍颗粒	补气益血。用于气血两亏，面色萎黄，食欲不振，四肢乏力，月经过多
		十全大补丸	温补气血。用于气血两虚，面色苍白，气短心悸，头晕自汗，体倦乏力，四肢不温，月经量多
		归脾丸	益气健脾，养血安神。用于心脾两虚，气短心悸，失眠多梦，头昏头晕，肢倦乏力，食欲不振，崩漏便血
	痰浊上扰证	半夏天麻丸	健脾祛湿，化痰熄风。用于脾虚湿盛、痰浊内阻所致的眩晕、头痛、如蒙如裹、胸脘满闷
	瘀血阻络证	通天口服液	活血化瘀，祛风止痛。用于瘀血阻滞、风邪上扰所致的偏头痛，症见头部胀痛或刺痛，痛有定处，反复发作、头晕目眩，或恶心呕吐、恶风
		正天丸	疏风活血，养血平肝，通络止痛。用于外感风邪、瘀血阻络、血虚失养、肝阳上亢引起的偏头痛、紧张性头痛、神经性头痛、颈椎病性头痛、经前头痛

三、用药注意事项

① 解热镇痛药仅能缓解疼痛的症状，不能解除疼痛的致病原因，也不能防止疾病的发展和预防并发症的发生，故不宜长期服用。解热镇痛药用于镇痛一般不超过5天，如症状未缓解，或伴有发热、嗜睡、恶心、呕吐、复视、血压或眼压升高、手脚冰凉、神志不清时应去医院诊治。

② 为避免药物对胃肠道的刺激，解热镇痛药宜在餐后服用，或与食物同服，不宜空腹服用；同时不宜饮酒或饮用含酒精的饮料，老年人应适当减量。布洛芬对胃肠道的刺激小，不良反应的总体发生率较低，在各种非甾体抗炎药中属于耐受性最好的一种。

③ 头痛长期反复发作，一定要尽快去医院诊治，查找原因，科学治疗。突然发生头痛要高度关注，不要硬扛或者自己随便吃药，以免掩盖病情。老年人头痛要提高警惕，尽快诊治，查明原因，以免因为脑血管意外而危及生命。

四、健康指导

① 外感头痛多因外邪侵袭所致，故要起居有常，还可以根据自己的喜好选择太极拳、游泳、慢跑等项目以强健体魄，注意气候变化，避免外邪侵袭。

② 肝阳上亢所致头痛，当舒畅情志，避免精神紧张及噪声、强光等刺激。由焦虑和抑郁等所引起的紧张性头痛，宜佐以心理疏导及音乐疗法。

③ 避免持续过劳，合理安排作息时间，保证充足的睡眠。

④ 头痛患者的饮食要避免食用辛辣刺激之品，禁止吸烟饮酒。应减少巧克力、乳酪、酒、咖啡、茶叶等易诱发疼痛食物。同时口味饮食应清淡，头痛发作期应禁食火腿、干奶酪、保存过久的野味等食物。

目标检测

一、最佳选择题

1. 治疗偏头痛发作应首选（　　）。
   A. 心得安　　　　　　B. 苯噻啶　　　　　　C. 硝苯吡啶
   D. 麦角胺咖啡因　　　E. 甲基麦角酸丁醇酰胺

2. 偏头痛临床特点不包括（　　）。
   A. 大多数在儿童和青年期发病，女性多于男性
   B. 反复发作的一侧性搏动性头痛，可扩展至全头痛
   C. 头痛发作频率每周至每年 1 次至数次不等，偶见持续发作病例
   D. 发作前都有视觉先兆
   E. 头痛常伴有恶心呕吐，畏光怕声，活动加重，睡眠后减轻

3. 一女性，24 岁，发作性头痛伴呕吐 8 年。每次发作持续 4~72h，头痛前常有视物模糊、闪光。该患者头痛发作时最好选用（　　）。
   A. 卡马西平口服　　　B. 氟桂利嗪口服　　　C. 阿米替林口服
   D. 普萘洛尔口服　　　E. 对乙酰氨基酚口服

4. 头痛隐隐，时时昏晕，心悸失眠，面色少华，神疲乏力，遇劳加重，舌质淡，苔薄白，脉细弱。宜选用的方剂是（　　）。
   A. 川芎茶调散　　　　B. 加味四物汤　　　　C. 通窍活血汤
   D. 龙胆泻肝汤　　　　E. 羚角钩藤汤

5. 外感风寒头痛，宜选用的方剂是（　　）。
   A. 芎芷石膏汤　　　　B. 羌活胜湿汤　　　　C. 荆防败毒散
   D. 川芎茶调散　　　　E. 通窍活血汤

二、配伍选择题

A. 布洛芬　　B. 谷维素　　C. 罗通定　　D. 卡马西平　　E. 氨基葡萄糖

6. 三叉神经痛患者首选的处方药是（　　）。
7. 反复性偏头痛患者服用的处方药是（　　）。

三、多项选择题

8. （　　）药物常用于头痛治疗。
   A. 布洛芬　　　　　　B. 苯妥英钠　　　　　C. 对乙酰氨基酚
   D. 庆大霉素　　　　　E. 阿司匹林

9. 风寒头痛的主要症状有（　　）。
   A. 头痛且胀　　B. 头痛时作　　C. 痛连项背　　D. 恶寒畏风　　E. 口渴欲饮

四、头痛的问病荐药技能训练

分析下列案例，完成附录二"问病荐药技能训练作业单"。同时两人一组，分别扮演顾客和药师，进行问病荐药模拟训练。

（1）某患者，恶寒发热，头痛较急，鼻塞，苔薄白。

(2) 某患者，头痛而胀，反复不愈，朝轻暮重，头晕目眩，腰膝酸软，口干苦，舌红苔薄。

第五节　胃病的用药指导

知识目标

掌握胃病的类型和各类胃病的病因、临床症状；掌握胃病的中医辨证；掌握胃病常用化学合成药和中成药；熟悉胃病用药注意事项和健康指导。

技能目标

会进行病情询问并能初步分析胃病类型；能为患者准确推荐药品，介绍药品的特点；能合理联合用药；能提供服药的注意事项和健康指导。

素质目标

培养善于比较分析的学习能力；树立对患者负责、全心全意服务患者的职业道德；提高公共卫生安全意识。

案例导入

> 患者，男，33岁。胃痛1周，进食后加重，食后0.5~1h内缓解。请问如何诊断？如何荐药？

胃病是包括功能性消化不良、慢性胃炎、消化性溃疡、胃肿瘤等胃部疾病的统称，皆具有上腹不适、疼痛、饭后饱胀、嗳气、反酸，甚至恶心、呕吐等相似症状。胃病是常见病、多发病。慢性胃病一般病程较为漫长，严重影响人们的工作和健康。在胃病的治疗过程中，不仅要重视病因治疗、对症治疗，还要注重心理、精神方面的调整。

一、问病

1. 病因

胃病的病因主要有以下几种。

（1）**消化不良**　消化不良是一组表现为上腹部疼痛或有烧灼感、餐后上腹饱胀和有早饱感的综合征，可伴有食欲不振、嗳气、恶心或呕吐等。从病因上消化不良可分为功能性消化不良和器质性消化不良。功能性消化不良经内镜等检查没有结构上的明显异常，其病因与遗传、饮食、生活方式、社会心理因素、胃肠道感染等有关。器质性消化不良经有关检查能显示相关病因，如消化性溃疡、糜烂性胃炎、食管炎及恶性疾病等，也包括其他疾病引起的消化功能异常，如糖尿病性消化不良，胰、胆、肝脏疾病等引起的消化不良。

（2）**慢性胃炎**　慢性胃炎是因不同病因引起的各种慢性胃黏膜炎性病变，发病率在各种胃病中居首位。主要分为慢性浅表性胃炎、慢性糜烂性胃炎和慢性萎缩性胃炎三型，其中慢性萎缩性胃炎被列为重要的癌前病变。慢性胃炎缺乏特异性的临床表现，多数表现为消化不良症状，如上腹部饱胀、无规律的隐痛、嗳气、胃灼热感、食欲减退、进食后上腹部不适加重等，少数患者可伴有乏力及体重减轻等全身症状。伴有胃黏膜糜烂时，大便潜血可呈阳性，呕血和黑便较为少见。部分患者可无症状。

(3) **消化性溃疡** 消化性溃疡是指胃肠黏膜被自身消化而形成的溃疡，包括胃溃疡与十二指肠溃疡。胃溃疡以中老年为多，十二指肠溃疡以青壮年为多。发作可与季节、精神紧张、情绪波动、饮食不当等因素有关。慢性、周期性、节律性的上腹部疼痛、烧心、反酸等表现为典型症状，可因进食而加重或缓解。

(4) **幽门螺杆菌感染与胃病** 幽门螺杆菌（Hp）主要通过口-口途径在人与人之间传播，流行病学数据显示，我国不同地区感染率为42%～64%，农村人口感染率大大超过城市，Hp感染有明显的家庭聚集现象。Hp从口腔进入人体后定植于胃型上皮，定植后机体难以自发清除，从而造成持久或终生感染。几乎所有的Hp感染患者均有慢性活动性胃炎；Hp感染者中，15%～20%发生消化性溃疡，5%～10%发生Hp相关消化不良，约1%发生胃癌和胃黏膜相关淋巴组织淋巴瘤。目前我国Hp感染率约59%，幽门螺杆菌（Hp）阳性患者Hp根除指征见表2-13。

表2-13 幽门螺杆菌阳性患者Hp根除指征

指征	级别
消化性溃疡（无论是否活动或有无并发症史）	强烈推荐
胃黏膜相关淋巴组织淋巴瘤	强烈推荐
慢性胃炎伴消化不良症状	推荐
慢性胃炎伴胃黏膜萎缩、糜烂	推荐
早期胃肿瘤已行内镜下切除或手术胃次全切除	推荐
长期服用质子泵抑制剂	推荐
胃癌家族史	推荐
计划长期服用非甾体抗炎药（包括低剂量阿司匹林）	推荐
不明原因的缺铁性贫血	推荐
特发性血小板减少性紫癜	推荐
其他Hp相关性疾病（如淋巴细胞性胃炎、增生性胃息肉）	推荐
证实有Hp感染	推荐

2. 胃病的中医辨证

功能性消化不良、胃炎、消化性溃疡等以上腹部疼痛为主要表现的疾病，可参考以下内容辨证。

(1) **气滞寒凝证** 胃痛暴作，喜温而恶寒，得温痛减，口或不渴或吐清水。

(2) **饮食停滞证** 胃痛胀满，嗳腐吞酸，或吐不消化食物，吐后或矢气后痛减，或大便不爽。

(3) **肝胃不和证** 胃脘胀痛，连及胁肋部，嗳气后痛减，生气时加重，食欲不振，或嘈杂吞酸。

(4) **肝胃郁热证** 胃脘灼热疼痛，痛势急迫，烦躁易怒，泛酸嘈杂，口干口苦。

(5) **脾胃虚寒证** 胃痛隐隐，喜温喜按，空腹痛甚，得食则减，泛吐清水，纳差，神疲乏力，甚则手足不温，大便溏薄。

3. 胃病的问病要点

因不同胃病具有相似症状，问病应根据症状、病程、发病诱因、临床检查结果判断所患疾病类型，分析是否用药，所用何药，是否就诊。胃病的问病要点参见表 2-14。

表 2-14 胃病问病要点

问病内容	问病目的
有什么不适症状、不适部位、不适感觉、是否胃胀、胃痛、疼痛性质、发作与进食的关系、做过哪些检查	搜集主要症状，判断所患胃病种类
发病前饮食、有何诱因、曾服何种药物、是否缓解	判断发病可能的原因与可能的缓解办法
若为胃痛，应问心血管疾病史	排除心脏病发作可能
若呕吐，应询问呕吐物、呕吐症状，女性问婚育情况	以下情况建议急诊检查排除肠梗阻、肾功能衰竭、颅脑损伤、胰腺炎，排除中毒（呕吐不止伴有腹胀、矢气减少或无大便；或呕吐不止伴有尿少、浮肿等；或呕吐呈暴吐、喷射状者）。育龄期妇女呕吐者则应建议化验小便，检查妊娠

二、荐药

胃病常用化学合成药包括助消化药、抗酸药与抑酸药、胃黏膜保护药、促胃动力药、解痉药和维生素等，应根据症状表现和病因分析合理荐药。中成药则应按照上述胃病的中医辨证合理选择。胃病的常用药物参见表 2-15、表 2-16。

表 2-15 胃病的常用化学合成药

药物分类	常用药物	作用与用途	不良反应与禁忌
消化酶制剂	干酵母片 复方胰酶片 多酶片 乳酶生 胃蛋白酶	作用：促进消化，提高食欲。 用途：用于消化不良，胰腺分泌功能不足或由于胃肠、肝胆疾病引起的消化酶不足者	不可与酸类、抗菌类药物合用，过敏者禁用。过量服用可致腹泻
维生素类	维生素 B_1 维生素 B_6	作用：促进食欲。 用途：用于消化不良，食欲减退患者	按剂量服用，不可过量服用
促胃动力药	甲氧氯普胺 多潘立酮 莫沙必利	作用：增加胃肠平滑肌张力及蠕动，增加胃排空速率。 用途：用于消化不良，急性胃炎，有餐后不适综合征伴有恶心、呕吐、上腹胀闷者	不可过量用药。乳腺癌、嗜铬细胞瘤、机械性肠梗阻、胃肠出血者禁用。心律失常、正接受化疗的肿瘤患者、妊娠期妇女慎用。莫沙必利禁用于胃肠道出血、阻塞或穿孔类疾病
抑酸剂	法莫替丁 雷尼替丁 奥美拉唑 兰索拉唑 泮托拉唑	作用：抑制胃酸分泌，保护胃黏膜。 用途：用于缓解胃酸过多所致的胃痛、胃灼热感（烧心）、反酸，胃溃疡、十二指肠溃疡、应激性溃疡、反流性食管炎等	肝肾功能不全者、孕妇、哺乳期妇女、婴幼儿、过敏者禁用。避免与抗酸剂合用

续表

药物分类	常用药物	作用与用途	不良反应与禁忌
抗酸药	碳酸氢钠 复方碳酸钙 复方氢氧化铝 铝碳酸镁	作用:中和胃酸,降低胃蛋白酶活性,缓解疼痛,促进溃疡愈合。 用途:用于消化性溃疡、胃酸过多	碳酸氢钠、碳酸钙因释放二氧化碳,可出现呃逆、腹胀和嗳气;铝、钙剂可致便秘
胃黏膜保护药	米索前列醇 枸橼酸铋钾 胶体果胶铋 硫糖铝 瑞巴派特 替普瑞酮	作用:保护胃黏膜,增强胃黏膜防御功能,加速修复。 用途:消化性溃疡	米索前列醇主要不良反应为腹泻,前列腺素过敏者禁用,妊娠期妇女禁用。铋剂可引起便秘,服药期间口中可有氨味,舌苔、大便可能呈无光泽的灰黑色
解痉药	消旋山莨菪碱 溴丙胺太林	作用:对胃肠道平滑肌有松弛作用,并抑制其蠕动。 用途:解除平滑肌痉挛、胃肠绞痛	较常见口干、便秘、出汗减少、口鼻咽喉及皮肤干燥、视物模糊、排尿困难(老人);少见眼睛痛、眼压升高、过敏性皮疹及疱疹。前列腺肥大、青光眼患者禁用。哺乳期妇女禁用

表 2-16 胃病的常用中成药

胃痛证型	治法	中成药
气滞寒凝证	温中散寒,和胃止痛	良附丸、附子理中丸
饮食停滞证	导滞和胃	保和丸、六味安消丸、沉香化滞丸、开胃山楂丸
肝胃不和证	疏肝理气,和胃止痛	柴胡疏肝丸、疏肝和胃丸、沉香舒气丸、气滞胃痛颗粒
肝胃郁热证	疏肝泄热,和胃止痛	左金丸、加味逍遥丸、胃逆康颗粒
脾胃虚寒证	温中健脾,和胃止痛	温胃舒颗粒、黄芪健胃膏、小建中颗粒

三、用药注意事项

① 治疗消化不良应注意针对原发病治疗,如抗抑郁治疗。症状影响生活质量时应注意对症处理,按需服药,避免长期服用对症药物。避免服用胃黏膜损害性药物、影响胃排空(如聚乙二醇 4000)和影响消化蠕动的药物。

② 消化酶和微生态制剂可作为消化不良的辅助用药。复方消化酶和益生菌制剂可改善与进餐有关的腹胀、食欲不振等症状,但性质不稳定,服用时不可用热水,保存时应参照说明书。

③ 胃痛的中医治疗一般以理气和胃止痛为主,但不可过量、过久使用辛香理气之剂。

④《第五次全国幽门螺杆菌感染处理共识报告》推荐铋剂四联方案作为主要的经验性根除 Hp 治疗方案,各方案的剂量及用法见表 2-17。我国多数地区推荐经验性铋剂四联治疗方案疗程为 14 天。表 2-17 中含左氧氟沙星的方案不作为初次治疗方案,根除方案中抗菌药物组合的选择应参考当地人群的 Hp 耐药率和个人抗菌药物使用史。

表 2-17 幽门螺杆菌根除四联方案中抗菌药物组合及剂量、用法[①]

方案	抗菌药物 1	抗菌药物 2	疗效[②]	费用	不良反应率
1	阿莫西林 1000mg,2 次/d	克拉霉素 500mg,2 次/d	C,B	中-高	低
2	阿莫西林 1000mg,2 次/d	左氧氟沙星 500mg,1 次/d 或 200mg,2 次/d	C,B	低	中-高
3	阿莫西林 1000mg,2 次/d	呋喃唑酮 100mg,2 次/d	C,B	低	中-高
4	四环素 500mg,3~4 次/d	甲硝唑 400mg,3~4 次/d	C,B	低	中-高
5	四环素 500mg,3~4 次/d	呋喃唑酮 100mg,2 次/d	C,B	低-中	中
6	阿莫西林 1000mg,2 次/d	甲硝唑 400mg,3~4 次/d	C,B	低	中
7	阿莫西林 1000mg,2 次/d	四环素 500mg,3~4 次/d	C,B	低	中-高

① 标准剂量质子泵抑制剂+标准剂量铋剂(2 次/d,餐前半小时口服)+2 种抗菌药物(餐后口服);标准剂量质子泵抑制剂为艾司奥美拉唑 20mg、雷贝拉唑 10mg(或 20mg)、奥美拉唑 20mg、兰索拉唑 30mg、泮托拉唑 30mg、艾普拉唑 5mg,以上选一;标准剂量铋剂为枸橼酸铋钾 220mg(果胶铋标准剂量待确定)。

② 疗效按 Graham 分级:C 级为 85%~89%,B 级为 90%~94%。

四、健康指导

① 胃病患者应改善生活方式和调整饮食习惯。平常应适当运动,保持心情愉悦。少食多餐,饮食规律,不宜进食过快,不宜过饥过饱,忌暴饮暴食,饥饱无常。避免粗糙、过冷过热及刺激性大的食物摄入,避免浓茶、咖啡摄入,戒烟戒酒。

② 应帮助患者正确认识病情,去除可能的发病原因。胃痛发作时,宜食用流食或半流食,少食多餐,清淡饮食为主。

? 目标检测

一、最佳选择题

1. 西咪替丁或雷尼替丁可治疗（　　）。
   A. 皮肤黏膜过敏性疾病　　B. 晕动病　　C. 支气管哮喘
   D. 溃疡病　　E. 失眠

2. 消化不良不可使用的药物是（　　）。
   A. 山莨菪碱　　B. 促胃动力药　　C. 奥美拉唑
   D. 雷尼替丁　　E. 乳酶生

3. 患者,女,36 岁,近期经常上腹灼烧痛、反酸;疼痛多出现在上午 10 点及下午 4 点,有时夜间痛醒,进食后缓解,X 射线钡餐诊断为十二指肠溃疡,该患者宜使用的治疗药物是（　　）。
   A. 颠茄　　B. 多潘立酮　　C. 奥美拉唑
   D. 甲氧氯普胺　　E. 莫沙必利

4. 患者,男,34 岁,晨起出现上腹部剧烈疼痛,考虑为胃肠道平滑肌痉挛,推荐该患者使用的治疗药物是（　　）。

A. 溴吡斯的明　　　　　　B. 山莨菪碱　　　　　　C. 多潘立酮
D. 酚妥拉明　　　　　　　E. 莫沙必利

5. 胃痛，气滞寒凝证者可使用（　　）。
A. 良附丸　　　　　　　　B. 食母生片　　　　　　C. 保和丸
D. 左金丸　　　　　　　　E. 柴胡舒肝丸

6. 某女，5岁。母亲诉患儿饭量比同龄孩子少，但饮水较多，且常说口干，平时容易发脾气，手足心热，大便偏干，小便黄。诊察见患儿毛发皮肤失于润泽，舌红，舌苔花剥，脉细数。中医辨证是（　　）。
A. 胃阴不足　　　　　　　B. 脾失健运　　　　　　C. 脾胃气虚
D. 脾胃湿热　　　　　　　E. 肝胃不和

二、配伍选择题
A. 奥美拉唑　　　　　　　B. 胶体果胶铋　　　　　C. 替普瑞酮
D. 复方碳酸钙　　　　　　E. 法莫替丁

7. 老年患者长期大剂量使用可引起骨折的药物是（　　）。
8. 服用后易出现呃逆、腹胀和嗳气，甚至引起反跳性胃酸分泌增加的药物是（　　）。
9. 长期用药易发生低镁血症的药物是（　　）。

三、多项选择题
10. 患者，女，42岁，诊断为胃溃疡，医师处方雷尼替丁 150mg, bid；胶体果胶铋 150mg, qid。关于该患者用药的注意事项，正确的有（　　）。
A. 雷尼替丁可在早晚餐时服用
B. 胶体果胶铋不能与雷尼替丁同时服用，两药联用时需间隔1h以上
C. 胶体果胶铋须餐前1h及睡前给药
D. 服用胶体果胶铋期间，舌苔或大便可能呈无光泽的灰黑色，停药后可恢复正常
E. 雷尼替丁可能引起幻觉、定向力障碍，司机、高空作业者、精密仪器操作者慎用

11. 治疗幽门螺杆菌感染的四联疗法组方包括（　　）。
A. 质子泵抑制剂　　　　　B. 克拉霉素　　　　　　C. 甲硝唑
D. H_2受体阻断剂　　　　E. 铋剂

四、胃病的问病荐药技能训练
分析下列案例，完成附录二"问病荐药技能训练作业单"。同时两人一组，分别扮演顾客和药师，进行问病荐药模拟训练。

（1）患者，男，36岁，平时工作压力较大，情绪紧张易怒，饮食或饥或饱不定时。近一年胃痛频繁发作，上腹部疼痛，常有进食后缓解，食后3h复发，常因情绪激动而加重，口臭，食欲不振，舌红。

（2）患者，女，46岁，近3个月常有胃痛发作，遇冷加重，得温则缓，不欲饮食，食量明显减少，逐渐消瘦。

（3）患者，男，40岁。出现上腹痛、嗳气、反酸，胃镜诊断为胃溃疡，幽门螺杆菌阳性。

（4）患者，平时常发生胃部不适，隐痛，现因饮食不当，胃部剧烈疼痛，呻吟，出汗。

第六节 腹泻的用药指导

知识目标

掌握腹泻的病因、临床症状,腹泻的中医辨证;掌握腹泻常用化学合成药和中成药;熟悉腹泻用药注意事项和健康指导。

技能目标

会进行病情询问并能初步分析腹泻原因;能为腹泻患者准确推荐药品,介绍药品的特点;能合理联合用药;能提供服药的注意事项和健康指导。

素质目标

培养严谨细致、乐于服务的工作态度;树立安全、合理用药意识。

案例导入

男,24岁,自行前往药房购买止泻药,称昨日暴饮暴食,今日出现腹泻、便稀、臭秽,有不消化食物残渣,病来无发热。如何判断腹泻类型?如何推荐用药?

腹泻是一种常见症状,导致腹泻的病因较多,日常生活中由于饮食不当、气温变化、感染等导致的急性腹泻常发生,因长期饮食和作息不规律、失眠、工作压力大、焦虑抑郁、肠道菌群失调等发生慢性腹泻的现象也比较多见,严重影响患者的生活质量。同时腹泻也是导致儿童营养不良、生长迟缓和认知发育障碍的主要原因之一。对腹泻的治疗应遵循对因与对症治疗相结合以及中西医结合的原则,使用中药应辨证施治,不能盲目用药。服药同时应改变生活方式,注重日常饮食结构,以提高腹泻的治疗效果。

一、问病

1. 腹泻的定义

排便在一日内超过3次,或粪便中脂肪成分增多,或带有未消化的食物、脓血称为腹泻。

2. 腹泻的分类和临床表现

按病程长短,分为急性腹泻和慢性腹泻,急性腹泻发病急剧,病程为2~3周,大多由感染引起。慢性腹泻指病程在两个月以上或间歇期为2~4周的复发性腹泻。根据发病原因不同分为感染性腹泻和非感染性腹泻,非感染性腹泻又包括炎症性腹泻、消化性腹泻、激惹性或旅行者腹泻、菌群失调性腹泻、功能性腹泻。

(1) 感染性腹泻 由细菌、病毒、真菌、寄生虫感染或集体食物中毒而引起。细菌性腹泻与病毒性腹泻两者都是会导致脱水、电解质紊乱和酸碱失衡,二者的区别见表2-18。

表 2-18　细菌性腹泻和病毒性腹泻的区别

区别	细菌性腹泻	病毒性腹泻
易感人群	儿童、老年人、旅游者	婴幼儿、免疫力低下者
好发季节	夏季	春季、秋季、冬季
粪便性状和气味	多为黏液便、脓血便,也有水样便,有腥臭味	多呈水样便,一般无脓血;次数较多,量较大,无腥臭味
伴发症状	多为高热,腹痛,里急后重,恶心、呕吐	多为低热,腹痛,不伴有里急后重,恶心、呕吐
血常规	白细胞总数可能升高或不升高	白细胞总数一般不升高
粪常规	大便中可见大量白细胞	大便中没有或仅有少量白细胞

(2) 非感染性腹泻

① 炎症性腹泻。由直肠或结肠溃疡、肿瘤或炎症引起。病原学检查为阴性。

② 消化性腹泻。由消化不良、吸收不良或暴饮暴食而起。黄绿色混有奶瓣便多见于儿童消化不良;脂肪泻和白陶土色便见于肠道梗阻、吸收不良综合征。

③ 激惹性或旅行者腹泻。常由外界的各种刺激所致,如受寒,水土不服,过食海鲜、油腻或辛辣食物等。多为水便、伴有粪便的颗粒,下泻急促,同时腹部有肠鸣音、腹部剧痛。

④ 菌群失调性腹泻。由于肠道正常细菌的生长和比例失去平衡所致,一般多因长期口服广谱抗生素、肾上腺皮质激素而诱发。

⑤ 功能性腹泻。器质性病变除外的持续性或反复性排稀便、水样便的胃肠道功能紊乱综合征,不伴腹痛且实验室检查不伴随细菌、病毒、寄生虫的感染。与肠道菌群失调、饮食作息不规律、失眠、工作压力大、焦虑抑郁等因素存在密切的关系。

3. 腹泻的中医辨证（见表 2-19）

表 2-19　腹泻的中医辨证

腹泻证型		主要症状
实证	寒湿内盛证	泄泻清稀,甚则如水样,伴有脘闷食少,腹痛肠鸣;若兼外感风寒,则恶寒发热头痛,肢体酸痛
	湿热伤脾证	泄泻腹痛,泻下急迫,或泻而不爽,粪色黄褐,气味臭秽,伴有肛门灼热,烦热口渴,小便短黄
	食滞肠胃证	腹痛肠鸣,泻下粪便,臭如败卵,泻后痛减,伴有脘腹胀满,嗳腐酸臭,不思饮食
虚证	脾胃虚弱证	大便时溏时泻,迁延反复,食少,食后脘闷不舒,稍进油腻食物,则大便次数明显增加,面色萎黄,神疲倦怠
	脾肾阳虚证	黎明之前脐腹作痛,肠鸣即泻,泻下完谷,泻后则舒,腹部喜暖伴有形寒肢冷,腰膝酸软
	肝旺乘脾证	素有胸胁胀闷,嗳气食少,每因抑郁恼怒,或情绪紧张之时,发生腹痛泄泻,常伴有腹中雷鸣,攻窜作痛,矢气频作

4. 腹泻的问病要点（见表 2-20）

表 2-20 腹泻的问病要点

问病内容	问病目的
询问发病情况、发病年龄、发病人群、起病缓急	初步分析引起腹泻的原因，判断是否需要就医
是否有受凉、水土不服、饮食不洁、过食海鲜、过食辛辣刺激性食物、暴饮暴食等现象，近期是否用过广谱抗菌药，是否有其他消化道疾病	分析是否属于非感染性腹泻
询问粪便的质、量、色、味，是否伴有腹痛、发热、脱水等症状	判断腹泻类型，判断腹泻所属寒、热、虚、实

二、荐药

用于腹泻的药物种类比较多，不同种类的药物作用机制或功效不同，所以适应证也不完全相同，腹泻不能盲目用药，应根据问病结果，推断可能的病因结合伴发的症状，进行对因和对症荐药。腹泻常用药见表 2-21、表 2-22。

表 2-21 腹泻的常用化学合成药

药物分类	常用药物	作用和用途	主要不良反应
吸附药 收敛药	蒙脱石散 药用炭 鞣酸蛋白	覆盖在消化道黏膜，提高黏膜屏障对攻击因子的防御功能；吸附消化道内的气体和各种攻击因子，使其失去致病作用。多用于腹泻水样便，可减少腹泻次数和腹泻时间	可能产生轻度便秘。与其他药物合用时，应在服用本品之前 1h，先服用其他药物
微生态制剂	双歧杆菌活菌制剂 复方嗜酸乳杆菌片 双歧三联活菌胶囊	抑制肠内有害菌，维持菌群平衡。用于肠道菌群失调引起的急、慢性腹泻，或由寒冷和各种刺激所致的激惹性腹泻。感染性腹泻早期应用无效；应用抗感染药后期辅助给予，可帮助恢复菌群平衡	过敏反应，偶见大便干燥、腹胀。与抗酸药、抗菌药分开服用；不可与鞣酸、药用炭等合用。如需合用，间隔至少 2~3h
助消化药	胰酶肠溶胶囊 胃蛋白酶口服液	消化酶，促进蛋白质、脂肪、淀粉的消化。胰酶用于胰腺功能不全的消化不良性腹泻，摄入脂肪过多的腹泻；胃蛋白酶用于摄入蛋白质过多的腹泻	急性胰腺炎早期患者禁用胰酶；对蛋白制剂过敏者禁用
抗菌药	诺氟沙星 环丙沙星 复方新诺明 硫酸庆大霉素碳酸铋胶囊 呋喃唑酮 盐酸小檗碱	抗感染及抑制细菌生长。 用于细菌感染性腹泻	喹诺酮类药物过敏者、孕妇及哺乳期妇女、18 岁以下患者禁用。硫酸庆大霉素具有潜在的耳毒性和肾毒性，小儿、老年患者慎用。呋喃唑酮用药期间和停药后 5 天内，禁止饮酒
解痉药	山莨菪碱片 颠茄片 匹维溴铵	对胃肠道平滑肌有松弛作用，并抑制其蠕动。解除平滑肌痉挛、胃肠绞痛、胆道痉挛以及有机磷中毒等。可用于反复呕吐、腹泻腹痛剧烈者	较常见口干、便秘、出汗减少、口鼻咽喉及皮肤干燥、视物模糊、排尿困难（老人）；少见眼睛痛、眼压升高、过敏性皮疹及疱疹。前列腺肥大、青光眼患者禁用。哺乳期妇女禁用

续表

药物分类	常用药物	作用和用途	主要不良反应
肠动力抑制剂	洛哌丁胺片	抑制肠蠕动,延长肠内容物停留时间。用于控制急、慢性腹泻的症状	禁用于2岁以下儿童、肠梗阻患者、应用广谱抗菌药引起的假膜性小肠结肠炎患者、细菌性腹泻及溃疡性结肠炎患者
脑啡肽酶抑制剂	消旋卡多曲	减少肠道水和电解质的过度分泌。作为口服补液或静脉补液的辅助治疗,用于1月以上婴儿和儿童的急性腹泻	偶见嗜睡、皮疹、便秘、恶心和腹痛等
补液盐	口服补液盐	纠正水、电解质、酸碱平衡紊乱和营养失衡。预防脱水,治疗腹泻引起的轻、中度脱水	恶心呕吐,多为轻度。可间断、少量、多次饮用,不宜短时间内大量饮用
消泡剂	二甲硅油	消除胃肠道中的泡沫,使被泡沫贮留的气体得以排除,从而缓解胀气。用于胃肠道胀气	不良反应尚不明确。避光保存

表 2-22 腹泻的常用中成药

腹泻证型	治法	常用中成药
寒湿内盛证	散寒化湿	藿香正气滴丸
湿热伤脾证	清热利湿	香连丸、葛根芩连片、复方黄连素片
食滞肠胃证	消食导滞	保和丸、枳实导滞丸
脾胃虚弱证	健脾益气,化湿止泻	参苓白术散、六君子丸、人参健脾丸、开胃健丸
脾肾阳虚证	温肾健脾,固涩止泻	四神丸、固本益肠片
肝旺乘脾证	抑肝扶脾	痛泻宁颗粒

三、用药注意事项

① 病毒性腹泻具有自限性,除非特别严重,一般采用对症治疗,无须使用抗病毒药和抗菌药物,使用抗菌药物可延长病程。

② 细菌性腹泻不首先推荐使用抗菌药物,但中、重度的旅行者腹泻,发热伴有黏液脓血便的急性腹泻,早产儿、老年人、免疫功能低下者、败血症患者等考虑使用抗菌药物。

③ 非感染性腹泻不需要抗感染治疗,长期滥用抗菌药会抑制或杀灭肠道内的有益菌,导致肠道菌群失调,使腹泻症状进一步加重,同时会导致胃肠道菌群产生耐药性,影响临床抗菌治疗效果。

④ 长期或剧烈腹泻时,机体水、盐代谢紊乱,常见脱水症与钠、钾代谢紊乱,重者危及生命。针对病因治疗的同时,应及时补充水、电解质。

⑤ 小儿腹泻的家庭治疗原则:a.补充足量液体防止脱水。母乳喂养儿增加母乳喂养次数及时间,可添加口服补液盐或清洁水。非母乳喂养儿可增加口服补液盐、食物类液体或清洁水。b.继续喂养,防止营养不良。母乳喂养儿应继续母乳喂养,非母乳喂养儿可每日加餐,至腹泻停止后2周。c.补锌。有营养不良征象的患儿中,口服锌制剂可减少6个月~5岁患儿腹泻的持续时间。d.密切观察病情,若出现腹泻次数、量增加,不能正常饮食、频

繁呕吐、发热、明显口渴、粪便异常时应及时就诊。

四、健康指导

① 建议患者保证正常作息规律，注意调畅情志，谨防风、寒、湿。

② 避免腹泻期间禁食禁水，建议患者食用流质或半流质食物，饮食宜清淡、易消化且富含营养，避免生冷辛辣食物、隔夜食物、润肠通便食物的摄入。避免选择纤维素多的蔬菜和水果，如芹菜、萝卜、菠萝等，可以选择山药、土豆等蔬菜。

③ 腹泻患者应注意保护胃气，建议食用淡盐汤、饭汤、米粥等食物养胃。

④ 若有脾胃虚寒者，可调服姜汤。

⑤ 腹泻的预防：尽量饮用经煮沸过的可饮用水，饭前便后要洗手。少食用或不食用路边摊、烧烤、腌制食物。在日常家庭做饭等过程中，要注意食材是否新鲜，如遇食物发霉等情况不可食用。瓜果蔬菜在食用前应注意洗净，减少表面药物残留。

? 目标检测

一、最佳选择题

1. 成人急性感染性腹泻，使用抗菌药物，首先选择（　　）抗感染治疗。
   A. 环丙沙星　　　　　　B. 阿莫西林　　　　　　C. 头孢他啶
   D. 头孢呋辛　　　　　　E. 山莨菪碱片

2. 过量服用可导致便秘的药物是（　　）。
   A. 药用炭　　　　　　　B. 碳酸氢钠片　　　　　C. 鞣酸蛋白
   D. 山莨菪碱片　　　　　E. 环丙沙星

3. （　　）属于止泻药。
   A. 酚酞片　　　　　　　B. 蒙脱石散　　　　　　C. 西咪替丁
   D. 奥美拉唑　　　　　　E. 二甲硅油

4. 微生态制剂与鞣酸、药用炭合用时，应间隔（　　）。
   A. 1h　　　　B. 0.5h　　　　C. 0.5~1h　　　　D. 1~2h　　　　E. 2~3h

5. 细菌感染引起的腹泻可使用（　　）。
   A. 枸橼酸铋钾胶囊　　　B. 左氧氟沙星　　　　　C. 乳酶生片
   D. 泛昔洛韦　　　　　　E. 蒙脱石散

6. 患者2天前出现腹痛腹泻，判断为（　　）。
   A. 急性腹泻　　　　　　B. 慢性腹泻　　　　　　C. 细菌性腹泻
   D. 非感染性腹泻　　　　E. 感染性腹泻

7. 患者自述腹泻多日，有腰膝酸软、畏寒肢冷、得温则缓的表现，应为（　　）。
   A. 脾胃虚弱证　　　　　B. 寒湿内蕴证　　　　　C. 脾肾阳虚证
   D. 肝脾失和证　　　　　E. 食滞肠胃证

8. 患者腹泻7日，食后腹痛，泻后痛减，宜选用（　　）。
   A. 痛泻宁颗粒　　　　　B. 黄连素　　　　　　　C. 保和丸

D. 人参健脾丸　　　　　　　E. 四神丸

9. 腹泻患者属脾肾阳虚者，不可使用（　　）。
A. 固本益肠丸　　　B. 固肠止泻丸　　　C. 保和丸
D. 四神丸　　　　　E. 附子理中丸

二、配伍选择题
A. 脾胃气虚　　B. 食伤肠胃　　C. 脾肾阳虚　　D. 肝气乘脾　　E. 湿热内蕴

10. 患者，男，46岁，常年泄泻，大便时溏时泄，水谷不化，迁延反复，食少，食后脘闷不适，稍进油腻之物，则便次明显增多，面色萎黄，肢倦乏力，舌淡，苔薄白，脉细弱，中医辨证是（　　）。

11. 患者，男，32岁。泄泻腹痛，泻下急迫，粪色黄褐，气味臭秽，肛门灼热，小便短黄，烦热口渴，舌红，苔黄腻，脉滑数，中医辨证是（　　）。

12. 患者，男，29岁。3天前饱食后出现腹痛肠鸣，泻下粪便臭如败卵，夹有不消化食物，泻后痛减，脘腹胀满，嗳腐吞酸，舌苔厚腻，脉滑。中医辨证是（　　）。

三、多项选择题
13. 蒙脱石散是腹泻对症治疗的常用药物，正确的说法是（　　）。
A. 口服不被肠道吸收　　　　　　　B. 吸附肠道内的病原体和毒素
C. 急性腹泻首剂加倍　　　　　　　D. 治疗腹泻应于两餐间服用
E. 其他药物与之合用时，在服用此药1h之后服用

14. 小儿腹泻应注意（　　）。
A. 及时补锌　　B. 母乳喂养　　C. 非母乳喂养　　D. 及时补液　　E. 减少喂养

四、腹泻的问病荐药技能训练
分析下列案例，完成附录二"问病荐药技能训练作业单"。同时两人一组，分别扮演顾客和药师，进行问病荐药模拟训练。

（1）患者，男，23岁，2天前因天气炎热，吃了3根棒冰，洗了冷水澡，当晚出现腹痛腹泻症状，腹泻清稀粪便，腹部冷痛，得温则缓，泻后痛不减。

（2）患者，女，59岁，腹泻4个月，每每于黎明前腹痛、腹泻，泻后痛减，伴有腰膝酸软，头晕眼花，气短乏力。

（3）患者，男，38岁，轻度腹泻5天，医院检查血常规中性粒细胞高于正常值，诊断为细菌感染。

第七节　便秘的用药指导

知识目标
掌握便秘的常见病因；掌握常见便秘的常规用药；熟悉便秘患者预防、康复的健康指导。

技能目标
会进行病情询问并能初步分析便秘的病因；能为便秘患者准确推荐药品，介绍药品的特点；能合理联合用药；能提供用药的注意事项指导和健康指导。

素质目标

培养善于比较分析、勤于思考的学习能力；树立对患者负责、全心全意服务患者的职业道德。

案例导入

女，44岁，常年便秘，大便干结，不易排出，一周1~2次，常口舌生疮，易上火。如何判断便秘类型？如何推荐用药？

便秘在临床上很常见，随着饮食结构改变、生活节奏加快和社会心理因素影响，我国慢性便秘的患病率呈上升趋势。慢性便秘患病率随年龄增长而升高，女性患病率高于男性，老年人中尤其是体弱多病、长期卧床者患病率较高，慢性便秘严重影响患者的生活质量。便秘与肛门直肠疾病，如痔、肛裂和直肠脱垂等关系密切。慢性便秘在结直肠癌、肝性脑病、乳腺疾病、阿尔茨海默病等疾病的发生中可能起重要作用。在急性心肌梗死、脑血管意外等疾病中，过度用力排便会导致血压急剧升高，诱发脑出血、心绞痛等，甚至导致猝死。便秘患者在生理机能、精神状态、健康状况等方面明显下降，部分患者反复就医或滥用泻药，增加了医疗费用。

一、问病

1. 便秘的定义

便秘表现为排便困难和（或）排便次数减少、粪便干硬。排便困难包括排便费力、排出困难、排便不尽感、肛门直肠堵塞感、排便费时和需辅助排便。排便次数减少指每周排便少于3次。慢性便秘的病程至少为6个月。

2. 便秘的病因

慢性便秘可由多种疾病引起，包括功能性疾病、器质性疾病和药物引起。在慢性便秘的病因中，大部分为功能性疾病引起，主要由于结肠、直肠肛门的神经平滑肌功能失调所致。引起便秘的器质性疾病主要包括代谢性疾病（如甲状腺功能减退症、糖尿病、高钙血症、低钾血症）、神经源性疾病（如帕金森、脊髓损伤、脑血管疾病、截瘫）、机械性梗阻（如结肠癌、肠内或肠外包块、狭窄）、妊娠等。药物性便秘主要由阿片类药（吗啡）、钙拮抗剂、抗抑郁药、抗组胺药、解痉药、抗惊厥药等诱发。

3. 便秘的中医辨证

（1）**肠胃积热证** 大便干结，腹胀腹痛，伴口干口臭，面红心烦或有身热，小便短赤，舌红苔黄。

（2）**气机郁滞证** 大便干结，或不甚干结，欲便不得出，或便而不爽，肠鸣矢气，腹中胀痛，伴见嗳气频作，纳食减少，胸胁痞满，舌苔薄腻。

（3）**津亏肠燥证** 大便秘结，面色无华，头晕目眩，心悸，口干，舌淡，苔少，脉细涩。

（4）**阳虚寒凝证** 大便干或不干，排出困难，伴见小便清长，面色㿠白，四肢不温，腹中冷痛,或腰膝酸冷,舌淡苔白。

4. 便秘的问病

① 询问排便周期、病程长短、粪便特点(粪便的质、量、色)、肠鸣音情况,是否伴有腹痛及疼痛性质,其他伴随症状。

② 询问慢性基础病史和用药史,排除器质性和药物性因素相关的便秘。伴有警报征象如年龄大于40岁、便血、贫血、乏力、消瘦、发热、明显腹痛、腹部包块、有结直肠息肉史和结直肠肿瘤家族史等,建议做相关检查。

③ 询问饮食结构、生活习惯,对疾病的认知程度和精神心理状态。

二、荐药

治疗便秘的药物因作用机制不同,泻下的强弱程度也不同,应根据便秘的不同群体合理选择用药,同时注意缓泻药的禁忌证。推荐中成药应问病辨证,对症荐药。服药同时还应注意调整饮食习惯和生活方式。便秘的常用药见表2-23、表2-24。

表2-23 便秘的常用化学合成药

药物种类	常用药物	作用机制	主要不良反应与禁忌
渗透性泻药	乳果糖 硫酸镁 硫酸钠	可在肠内形成高渗状态,吸收水分到肠内,增加粪便体积,刺激肠道蠕动	乳果糖糖尿病患者慎用,高乳酸血症患者禁用;硫酸镁导泻能力强,过量可引起电解质紊乱,慎用于老年人和肾功能减退者
容积性泻药 (膨胀性泻药)	聚乙二醇 欧车前亲水胶 聚卡波非钙 羧甲纤维素钠	在肠内吸收水分后膨胀,增加粪便含水量和粪便体积,反射性增加肠蠕动	可能导致腹胀、腹泻
润滑性泻药	甘油栓 开塞露	刺激肠壁,软化粪便。用于老年、儿童、高血压、痔疮患者术后,出现排便困难者。	甘油禁用于糖尿病患者
刺激性泻药	比沙可啶	作用于肠神经系统,增强肠道动力和刺激肠道分泌	长期应用可能导致不可逆的肠神经损害,影响肠胃水电解质平衡和维生素吸收,甚至导致大肠肌无力、药物依赖和大便失禁
促动力药	普芦卡必利 伊托必利	刺激结肠产生高幅收缩波,促进胃排空与小肠、结肠传导速度加快	不建议儿童及小于18岁青少年使用,肝肾功能障碍患者应酌情调整剂量
微生态制剂	益生菌 益生元 合生元	调节肠道菌群失衡,促进肠道蠕动,促进胃肠动力恢复。可用于痉挛性、功能性便秘	避免与抗菌药合用

表2-24 便秘的常用中成药

证型	治法	常用中成药
肠胃积热证	清热润肠通便	清宁丸、一清胶囊、通便宁胶囊、清肠通便胶囊
气机郁滞证	顺气行滞	槟榔四消丸、四磨汤口服液
津亏肠燥证	养血润燥	麻仁润肠丸、麻仁滋脾丸、通乐颗粒、滋阴润肠口服液
阳虚寒凝证	温通开秘	桂附地黄丸与麻仁滋脾丸合用

三、用药注意事项

1. 结肠低张力与结肠痉挛

结肠低张力导致的便秘应在睡前服用刺激性泻药，以达到次日清晨排便；结肠痉挛导致的便秘，可用膨胀性泻药或润滑性泻药，同时增加食物中的纤维摄入。

2. 特殊人群便秘治疗原则

（1）**老年人** 缺乏运动、因慢性疾病服用多种药物是老年人发生便秘的重要原因，应尽量停用导致便秘的药物，注意改变生活方式。对年老体弱多病的慢性便秘者，需长期规律应用泻药，最好不要间断，以维持正常排便，预防粪便嵌塞。对粪便嵌塞者，应首先清除嵌塞的粪便。通便药可首选容积性泻药和渗透性泻药，老年人慎用硫酸镁，对严重便秘患者，可短期适量应用刺激性泻药。

（2）**妊娠妇女** 增加膳食纤维、多饮水和适当运动是这类患者的主要治疗措施，乳果糖、聚乙二醇安全性好，可选用。比沙可啶尚少见致畸的报道，但会引起肠痉挛。应避免使用蒽醌类泻药和蓖麻油。

（3）**儿童** 基础治疗包括家庭教育、合理饮食和排便习惯训练。乳果糖、聚乙二醇已证实有效。对于粪便嵌塞者，可选用开塞露。

（4）**糖尿病患者** 便秘是糖尿病患者最常见的消化道症状，虽然控制血糖可能对糖尿病患者的便秘治疗有益，但糖尿病便秘仍少有特异性治疗措施。可尝试使用容积性泻药、渗透性泻药和刺激性泻药。

四、健康指导

① 增加膳食纤维和水的摄入、增加运动等生活方式调整是慢性便秘的基础治疗措施。膳食纤维的摄入推荐量为 20~35g/d，推荐使用可溶性膳食纤维。每天摄入 2L 水会增强膳食纤维的通便作用。便秘患者一般推荐运动量为 30~60min/d，至少 2 次/周。

② 由于结肠的活动在晨起后和进餐后比较活跃，建议便秘患者在晨起和餐后 2h 内尝试排便。如厕排便时需集中注意力，避免受到与排便无关的因素干扰，养成良好的排便习惯。

③ 久病卧床、运动受限的老年便秘患者建议按摩腹部，通过外力促进肠蠕动。

④ 伴有心理障碍的功能性便秘患者，使患者充分认识良好心理状态和睡眠对缓解便秘的重要性，心理障碍明显的患者应用抗焦虑抑郁药物或接受精神专科治疗。

? 目标检测

一、最佳选择题

1.便秘超过（　　）个月时，为慢性便秘。
A. 3　　　　　B. 2　　　　　C. 1　　　　　D. 6　　　　　E. 4

2.中医问便秘的要点不包括（　　）。
A.病程长短　　　　　　B.伴随症状　　　　　　C.是否有器质性病变

D. 粪便色、质、量　　　　　　E. 既往病史

3. 用温开水或温牛奶冲服的是（　　）。
A. 甘油栓　　　　　　　　B. 莫沙必利　　　　　　　C. 乳果糖
D. 双歧杆菌四联活菌制剂　　E. 开塞露

4. 患者一周内排便2次，便少，无便意，大便不干，可使用（　　）。
A. 羧甲纤维素钠颗粒　　　　B. 乳果糖　　　　　　　　C. 酚酞
D. 莫沙必利　　　　　　　　E. 开塞露

5. 患者12岁，7岁开始出现便秘症状，服用多种泻药均无明显效果，现4天未排便，左下腹胀痛不适，无发热，可用（　　）。
A. 普芦卡必利　　　　　　　B. 莫沙必利　　　　　　　C. 甘油栓
D. 开塞露　　　　　　　　　E. 乳果糖

6. 四磨汤口服液可用于（　　）。
A. 便秘-气机郁滞证　　　　　B. 腹泻-肝旺乘脾证　　　　C. 便秘-脾胃虚弱证
D. 腹泻-脾肾阳虚证　　　　　E. 便秘-肠胃积热证

7. 产妇便秘可用（　　）。
A. 木香槟榔丸　　　　　　　B. 清宁丸　　　　　　　　C. 苁蓉通便口服液
D. 四磨汤口服液　　　　　　E. 厚朴排气合剂

二、配伍选择题

A. 比沙可啶　　B. 乳果糖　　C. 开塞露　　D. 硫酸镁　　E. 甘油栓

8. 妊娠妇女除了增加膳食纤维、多饮水和适当运动外还可选择的安全药物是（　　）。

9. 老年人便秘可首选（　　）。

10. 糖尿病患者肛肠术后便秘可选用（　　）。

三、多项选择题

11. 可以直肠给药的有（　　）。
A. 甘油栓　　B. 聚乙二醇　　C. 乳果糖　　D. 开塞露　　E. 硫酸镁

12. 缓泻药包括（　　）。
A. 容积性泻药　　　　　　　B. 刺激性泻药　　　　　　C. 渗透性泻药
D. 促动力药　　　　　　　　E. 微生物制剂

13. 患者，38岁，常年便秘，曾检查无器质性病变，诊断为习惯性便秘，可用（　　）。
A. 黄连素　　　　　　　　　B. 羧甲纤维素钠颗粒　　　C. 酚酞
D. 乳果糖　　　　　　　　　E. 比沙可啶

14. 患者，30岁，2周内排便3次，大便干结，腹胀腹痛，伴见口干口臭，面红心烦或有身热，小便短赤，可选用（　　）。
A. 清宁丸　　　　　　　　　B. 厚朴排气合剂　　　　　C. 润肠通便胶囊
D. 洛哌丁胺片　　　　　　　E. 桂附地黄丸

15. 患者，69岁，常年便秘，大便不干，排出困难，伴见四肢不温，偶腰膝酸冷，可用（　　）。
A. 桂附地黄丸　　　　　　　B. 苁蓉通便口服液　　　　C. 木香槟榔丸

D. 麻仁滋脾丸　　　　　　　E. 清气润肠丸

四、便秘的问病荐药技能训练

分析下列案例,完成附录二"问病荐药技能训练作业单"。同时两人一组,分别扮演顾客和药师,进行问病荐药模拟训练。

(1) 患者,男,10岁,每周排便2~3次,便量少,大便干结,常有口舌生疮。

(2) 患者,女,89岁,常年便秘,排便次数少,大便量多而干结,常有腰酸。

第八节　高血压的用药指导

知识目标

掌握高血压的病因、临床症状;掌握高血压常用化学合成药和中成药的作用特点;熟悉高血压用药注意事项和健康指导。

技能目标

会进行血压测量;能判断血压值是否正常,是否需要药物治疗;能根据患者的血压情况、并发症和药物特点合理推荐降压药,会判断患者的联合用药是否合理;能对高血压患者进行健康指导。

素质目标

培养善于与人沟通的能力;关爱患者,乐于服务,做健康的传播者和捍卫者。

案例导入

> 男,35岁,身高180cm,体重93kg,近日感觉头痛,来药店测血压,测得血压140/85mmHg。患者称最近工作忙、熬夜多,问是否因此引起的高血压? 如何处理?

高血压是我国中老年人的常见慢性病之一,给高血压患者提供的药学服务主要包括测量血压,帮助患者确定血压值是否正常、是否需要药物治疗、药物治疗是否达标、服用药物是否合理、药物服用方法是否正确以及对高血压患者的健康教育。

一、血压的测量要点

测量前安静休息至少5min。测量前30 min内无剧烈运动、吸烟、情绪变化等影响血压的因素,袖口不宜过紧。

推荐使用经过验证的上臂式医用电子血压计。

使用标准规格的袖带(气囊长22~26m、宽12cm),肥胖者或臂围大者(>32cm)应使用大规格气囊袖带。

测量坐位上臂血压,上臂置于心脏水平。以血压读数较高的一侧作为测量的上臂。测量血压时,应相隔1~2min重复测量,取2次读数的平均值记录。如果SBP(收缩压)

或 DBP（舒张压）的 2 次读数相差 5mmHg 以上，应再次测量，取 3 次读数的平均值记录。

二、血压值的判断

人的血压在 24h 中是不断变化的，并且有一定的规律，早晨 6：00～10：00 是全天最高的时段，之后会有所下降；下午 16：00～18：00 又会出现第二个高峰，不过不会高过上午的血压。到了晚上尤其是半夜血压处于全天的最低谷。

正常成人安静状态下的血压范围：收缩压（SBP）90～139mmHg，舒张压（DBP）60～89mmHg，脉压 30～40mmHg。

高血压的诊断标准：在未使用降压药物的情况下，非同日 3 次测量诊室血压 SBP≥140mmHg 或 DBP≥90mmHg。动态血压监测 SBP/DBP 24h≥130/80mmHg；白天≥135/85mmHg；夜间≥120/70mmHg。家庭血压监测 SBP/DBP≥135/85mmHg。

紧张、运动、饱餐、寒冷刺激等情况下测得血压都会偏高。单次测量的血压值升高不能判断是高血压。

根据血压升高水平，又进一步将高血压分为 1 级、2 级和 3 级，血压水平分类和定义见表 2-25。

表 2-25　血压水平分类和定义

分类	SBP/mmHg	DBP/mmHg
正常血压	＜120 和	＜80
正常高值	120～139 和（或）	80～89
高血压	≥140 和（或）	≥90
1 级高血压（轻度）	140～159 和（或）	90～99
2 级高血压（中度）	160～179 和（或）	100～109
3 级高血压（重度）	≥180 和（或）	≥110
单纯收缩期高血压	≥140 和	＜90

注：当 SBP 和 DBP 分属于不同级别时，以较高的分级为准。

三、病情询问

药店测得的血压值偏高，首先建议患者进行非同日 3 次测量或到医院确诊。同时应详细了解患者病情、疾病史、用药史、生活习惯、心理社会因素等，初步判断高血压的患病风险，必要时建议患者到医院就医。询问内容如下：

（1）**病情**　病症持续的时间、伴随的症状。如有无阵发性头痛、头晕、心悸、多汗等。

（2）**疾病史**　目前及既往有无脑卒中或一过性脑缺血、冠心病、心力衰竭、心房颤动、外周血管病、糖尿病、痛风、血脂异常、性功能异常和肾脏疾病等症状及治疗情况。

（3）**用药史**　是否长期应用升高血压的药物。询问是否在使用降压药物，降压药物的种类、剂量、疗效及有无不良反应。

（4）**生活习惯**　盐、酒及脂肪的摄入量、吸烟状况、体力活动量、体重变化、睡眠习惯

（5）心理社会因素　包括家庭情况、工作环境、文化程度以及有无精神创伤史。

以下因素聚集的数目和严重程度增加，血压水平呈现升高的趋势，高血压患病风险会增大：①高钠、低钾膳食；②超重和肥胖；③过量饮酒；④长期精神紧张；⑤其他危险因素还包括年龄、高血压家族史、缺乏体力活动，以及糖尿病、血脂异常等。

四、降压药物治疗的时机

在改善生活方式的基础上，血压仍≥140/90mmHg 和（或）高于目标血压的患者应启动药物治疗。

65～79 岁的普通老年人，血压≥150/90mmHg 时推荐开始药物治疗；≥140/90mmHg 时可考虑药物治疗。≥80 岁的老年人，SBP≥160mmHg 时开始药物治疗。

妊娠高血压患者，推荐血压≥150/100mmHg 时启动药物治疗，治疗目标为 150/100mmHg 以下。如无蛋白尿及其他靶器官损伤存在，也可考虑≥160/110mmHg 时启动药物治疗。

五、高血压的治疗目标

高血压治疗的根本目标是降低发生心脑肾及血管并发症和死亡的总危险。一般患者血压目标需控制到 140/90mmHg 以下，在可耐受和可持续的条件下，其中部分有糖尿病、蛋白尿等的高危患者的血压可控制在 130/80mmHg 以下。65～79 岁的老年人，首先应降至＜150/90mmHg，如能耐受，可进一步降至＜140/90mmHg；≥80 岁的老年人应降至＜150/90mmHg。

六、可供选择的降压药

常用降压药物包括钙通道阻滞剂（CCB）、血管紧张素转化酶抑制剂（ACEI）、血管紧张素受体阻滞药（ARB）、利尿剂和 β 受体阻滞剂五类，以及由上述药物组成的固定配比复方制剂，常用降压药见表 2-26。五大类降压药物均可作为初始和维持用药的选择，应根据患者的危险因素、亚临床靶器官损害以及合并临床疾病情况合理使用药物。α 受体阻滞剂或其他种类降压药有时亦可应用于某些高血压人群。

表 2-26　常用降压药

口服降压药物	降压机制和特点	适应证	禁忌证	不良反应
二氢吡啶类（CCB） 硝苯地平 尼群地平 氨氯地平 非洛地平	通过阻断血管平滑肌细胞上的钙离子通道扩张血管降低血压。可显著降低高血压患者脑卒中风险	老年高血压；周围血管病；单纯收缩期高血压；稳定性心绞痛；颈动脉粥样硬化；冠状动脉粥样硬化	心动过速；心力衰竭	常见踝部水肿、头痛、面部潮红、牙龈增生、反射性心跳加快
非二氢吡啶类（CCB） 维拉帕米 地尔硫䓬	同上	心绞痛；颈动脉粥样硬化；室上性快速心律失常	二度至三度房室传导阻滞；心力衰竭	房室传导阻滞；心功能抑制

续表

口服降压药物	降压机制和特点	适应证	禁忌证	不良反应
血管紧张素转化酶抑制剂 卡托普利 依那普利 贝那普利 雷米普利	抑制血管紧张素转换酶，阻断肾素血管紧张素Ⅱ的生成而降压。具有良好的靶器官保护和心血管终点事件预防作用，对糖脂代谢无不良影响	心力衰竭；冠心病；左室肥厚；左心室功能不全；心房颤动预防；颈动脉粥样硬化；非糖尿病肾病；糖尿病肾病；蛋白尿；代谢综合征	妊娠；高血钾；双侧肾动脉狭窄	常见干咳，偶见血管性水肿、味觉障碍；长期使用血钾升高
血管紧张素受体阻滞药 氯沙坦 缬沙坦 厄贝沙坦 替米沙坦 坎地沙坦	阻断血管紧张素Ⅱ受体降压。可降低心血管并发症的发生率，降低糖尿病或肾病患者的蛋白尿及微量白蛋白尿	糖尿病肾病；蛋白尿；冠心病；心力衰竭；左心室肥厚；心房颤动预防；ACEI引起的咳嗽；代谢综合征	妊娠；高血钾；双侧肾动脉狭窄	偶见腹泻、血管性神经水肿（罕见）；长期使用血钾升高
噻嗪类利尿剂 氢氯噻嗪 吲达帕胺	通过利钠排尿、降低容量负荷降压。吲达帕胺可明显减少脑卒中再发风险。小剂量对代谢影响很小。起效较平稳、缓慢，持续时间相对长	心力衰竭；老年高血压；高龄老年高血压；单纯收缩期高血压	痛风；妊娠	血钾降低；血钠降低；血尿酸升高；血糖升高
β受体阻滞剂 普萘洛尔 阿替洛尔 美托洛尔	通过抑制过度激活的交感神经活性、抑制心肌收缩力、减慢心率降压。高选择性β_1受体阻滞剂不良反应较少，降压同时可保护靶器官、降低心血管事件风险	心绞痛；心肌梗死后快速性心律失常；慢性心力衰竭	二度至三度心脏传导阻滞；哮喘；慢性阻塞性肺疾病；周围血管病；糖耐量降低；运动员	常见疲乏、肢体冷感、激动不安、胃肠不适等，可能影响糖、脂代谢。停药反跳，支气管痉挛，心功能抑制
α_1受体阻滞剂 哌唑嗪 特拉唑嗪	舒张小动脉、小静脉，降低外周阻力而降压。能改善前列腺肥大患者的排尿困难，调节血脂	前列腺增生；高脂血症	体位性低血压；心力衰竭	直立性低血压
中枢作用药物 利血平 可乐定 甲基多巴	利血平为交感神经末梢抑制剂，使交感神经冲动传导受阻，降压缓慢，单独使用疗效不佳。 可乐定、甲基多巴作用于血管运动中枢α_2受体，减少交感神经冲动传出	甲基多巴用于肾功能不良、妊娠高血压	活动性溃疡、抑郁症禁用利血平；活动性肝病禁用甲基多巴	利血平：停药反跳；鼻充血，抑郁，心动过缓，消化性溃疡 可乐定：低血压，口干，嗜睡 甲基多巴：肝功能损害，免疫失调
血管扩张药 米诺地尔 肼屈嗪	扩张血管	高血压的第二、三线用药	主动脉瘤、脑卒中、严重肾功能障碍	多毛，狼疮综合征
肾素抑制剂 阿利吉仑	抑制肾素，减少血管紧张素Ⅱ的产生	治疗原发性高血压	有阿利吉仑引起血管性水肿病史者禁用	皮疹，腹泻

七、药物治疗方案

1. 降压药的联合使用

联合用药的适应证：对血压≥160/100mmHg、高于目标血压 20/10mmHg 的高危患者，或单药治疗未达标的高血压患者应进行联合降压治疗，包括自由联合或单片复方制剂。对血压≥140/90mmHg 的患者，也可起始小剂量联合治疗。

两药联合时，降压作用机制应具有互补性，同时具有相加的降压作用，并可互相抵消或减轻不良反应。

我国临床主要推荐应用的优化联合治疗方案是：二氢吡啶类 CCB＋ARB；二氢吡啶类 CCB＋ACEI；ARB＋噻嗪类利尿剂；ACEI＋噻嗪类利尿剂；二氢吡啶类 CCB＋噻嗪类利尿剂；二氢吡啶类 CCB＋β受体阻滞剂。

2. 高血压合并症治疗方案

(1) 高血压伴血脂异常　高血压伴有血脂异常会显著增加心血管病事件发生的风险。对动脉粥样硬化性心血管病（ASCVD）风险低中危患者，应当严格实施生活方式干预 6 个月后，血脂水平不能达到目标值者，则考虑药物降脂治疗。对 ASCVD 风险中危以上的高血压患者，应立即启动他汀治疗。采用中等强度他汀类治疗，必要时采用联合降胆固醇药物治疗。

(2) 高血压伴有缺血性心脑血管病　高血压伴有缺血性心脑血管病的患者，推荐进行抗血小板治疗。①高血压合并 ASCVD 患者，需应用小剂量阿司匹林（100mg/d）进行长期二级预防；②合并血栓症急性发作时，如急性冠状动脉综合征、缺血性脑卒中或短暂性脑缺血、闭塞性周围动脉粥样硬化症，应按相关指南的推荐使用阿司匹林和氯吡格雷或替格瑞洛。阿司匹林（100mg/d）和氯吡格雷（75mg/d）或替格瑞洛（180mg/d）联合应用 3～12 个月，而后应用小剂量阿司匹林（100mg/d）作为长期二级预防。

(3) 高血压的其他合并症　常用降压药的强适应证见表 2-27。

表 2-27　常用降压药的强适应证

适应证	CCB	ACEI	ARB	利尿剂	β受体阻滞剂
稳定型冠心病	＋	＋①	＋①	－	＋
心肌梗死后	－②	＋	＋	＋③	＋
心力衰竭	－⑤	＋	＋	＋	＋
心房颤动预防	－	＋	＋	－	－
脑血管病	＋	＋	＋	＋	±
颈动脉内中膜增厚	＋	±	±	－	－
蛋白尿/微量白蛋白尿	－	＋	＋	－	－
肾功能不全	±	＋	＋	＋④	－
老年	＋	＋	＋	＋	±
糖尿病	±	＋	＋	±	－
血脂异常	±	＋	＋	－	－

①冠心病二级预防；②对伴心肌梗死病史者可用长效 CCB 控制高血压；③螺内酯；④eGFR＜30mL/min 时应选用袢利尿剂；⑤氨氯地平和非洛地平可用。

注：1. CCB——二氢吡啶类钙通道阻滞剂；ACEI——血管紧张素转化酶抑制剂；ARB——血管紧张素Ⅱ受体拮抗剂。

2. ＋——适用；－——证据不足或不适用；±——可能适用。

3. 老年高血压用药

年龄≥65岁，可定义为老年高血压。老年单纯收缩期高血压是老年高血压最常见的类型，占老年高血压的60%~80%。利尿剂、CCB、ACEI或ARB均可作为初始或联合药物治疗。应从小剂量开始，逐渐增加至最大剂量。无并存疾病的老年高血压不宜首选β受体阻滞剂。利尿剂可能降低糖耐量，诱发低血钾、高尿酸和血脂异常，需小剂量使用。

4. 妊娠期高血压用药

妊娠合并轻度高血压时，强调非药物治疗，并积极监测血压、定期复查尿常规等相关检查。妊娠合并重度高血压建议到医院就诊。最常用的口服药物有拉贝洛尔、甲基多巴和硝苯地平，必要时可考虑小剂量噻嗪类利尿剂。妊娠期间禁用ACEI和ARB，有妊娠计划的慢性高血压患者，也应停用上述药物。

5. 高血压的中医辨证用药

(1) 肝火上炎证

① 证候：以头晕胀痛、面红目赤、烦躁易怒为主症，兼见耳鸣如潮、胁痛口苦、便秘溲黄等症，舌红苔黄。

② 治法：清肝泻火。

③ 中成药：泻青丸、当归龙荟丸。

(2) 痰湿内阻证

① 证候：以头重如裹为主症，兼见胸脘痞闷、纳呆恶心、呕吐痰涎、身重困倦、少食多寐等症，苔腻。

② 治法：化痰祛湿，和胃降浊。

③ 中成药：眩晕宁片、清眩降压片。

(3) 瘀血内阻证

① 证候：以头痛如刺、痛有定处为主症，兼见胸闷心悸、手足麻木、夜间尤甚等症，舌质暗。

② 治法：活血化瘀。

③ 中成药：心脉通片、心安宁片、心血宁片。

(4) 阴虚阳亢证

① 证候：以眩晕、耳鸣、腰酸膝软、五心烦热为主症，兼见头重脚轻、口燥咽干、两目干涩等症，舌红，少苔。

② 治法：平肝潜阳，清火熄风。

③ 中成药：清脑降压片、脑立清胶囊。

(5) 肾精不足证

① 证候：以心烦不寐、耳鸣腰酸为主症，兼见心悸健忘、失眠梦遗、口干口渴等症，舌红。

② 治法：滋养肝肾，益精填髓。

③ 中成药：健脑补肾丸、益龄精。

（6）气血两虚证

① 证候：以眩晕时作、气短乏力、口干心烦为主症，兼见面白、自汗或盗汗、心悸失眠、纳呆、腹胀便溏等症，舌淡。

② 治法：补益气血，调养心脾。

③ 中成药：养血清脑颗粒。

（7）冲任失调证

① 证候：妇女月经来潮或更年期前后出现头痛、头晕为主症，兼见心烦、失眠、胁痛、全身不适等症，血压波动，舌淡，脉弦。

② 治法：调摄冲任。

③ 中成药：龟鹿补肾胶囊。

八、用药注意事项

除高血压急症和亚急症外，对大多数高血压患者而言，应根据病情，在4周内或12周内将血压逐渐降至目标水平。

高血压患者应终身治疗，切忌中途随意停药，以达到长期有效控制血压，减少并发症发生的目的。如果降压药选择正确，血压控制得很好，而且没有出现副作用，应继续服用，不建议定期换药。

服用降压药的目的不仅要把血压降下来，还要确保全天血压在正常范围内。高血压患者可以通过24h动态血压监测来准确了解自己全天血压变化情况，根据自己的血压变化情况和药物代谢动力学特点确定最佳给药时间。降压药一般在服用后30min才起效，2~3h血药浓度达到最高峰。如果早晨起来血压很高，即常说的晨峰血压高，就应在早晨一起床服用降压药，不需要等到早餐后再服；如果患者下午的次高峰时血压明显升高，则应在下午14:00加服一次降压药；如果患者晚上，特别是半夜血压升高，则应在晚上睡前服用降压药，不应服用过早。为确保降压效果及服用方便，通常优先采用每天服用一次长效降压药，应在晨起服用。如使用中、短效制剂，则需每天2~3次给药，以达到平稳控制血压的目的。

降压药的起始剂量一般患者采用常规剂量；老年人及高龄老年人初始治疗时通常应采用较小的有效治疗剂量。根据需要，可考虑逐渐增加至足剂量。

九、健康指导

高血压对身体的危害：高血压早期可能无症状或症状不明显，不易被发现，如全身细小动脉痉挛，随着病情的发展，细小动脉渐渐发生硬化，中等及大动脉出现内膜脂质沉积，形成粥样硬化斑块和血栓。这种变化多发于冠状动脉、脑动脉、肾动脉，持续高血压会损害心、脑、肾等器官，最终导致脑出血、心力衰竭、肾功能衰竭等严重并发症，严重影响健康甚至生命。

高血压患者应首先改善生活方式。

① 减少钠盐摄入，每人每日食盐摄入量逐步降至<6g，增加富钾食物（如新鲜蔬菜、水果和豆类）的摄入量。

② 合理膳食。饮食以水果、蔬菜、低脂奶制品、富含食用纤维的全谷物、植物来源的蛋白质为主，减少饱和脂肪和胆固醇摄入。

③ 控制体重，BMI（身体质量指数）$<24\ kg/m^2$；腰围：男性$<90\ cm$；女性$<85\ cm$。

④ 不吸烟，彻底戒烟，避免被动吸烟。

⑤ 不饮或限制饮酒。

⑥ 增加运动，如中等强度有氧运动；每周 4～7 次，每次持续 30～60 min。

⑦ 减轻精神压力，保持心理平衡和良好睡眠。

目标检测

一、最佳选择题

1. 患者，女，58 岁，有 2 型糖尿病史，因头疼、头晕就诊，检查结果为：餐前血糖 7.8mmoL/L，餐后血糖 11.2mmoL/L，糖化血红蛋白 8.8%，血压 166/96mmHg，蛋白尿＞1g/24h。推荐在降糖的基础上，合并选用（　　）。
   A. 特拉唑嗪　　B. 氢氯噻嗪　　C. 二甲双胍　　D. 赖诺普利　　E. 氯吡格雷

2. 某高血压患者伴有Ⅲ度房室传导阻滞，则该患者禁用的降压药物是（　　）。
   A. 氢氯噻嗪　　B. 氯沙坦　　C. 普萘洛尔　　D. 卡托普利　　E. 多沙唑嗪

3. 糖尿病患者的降压目标值是（　　）mmHg。
   A. 130/80　　B. 135/80　　C. 140/90　　D. 140/80　　E. 150/90

4. 肾性高血压宜选用（　　）。
   A. 可乐定　　B. 硝苯地平　　C. 美托洛尔　　D. 哌唑嗪　　E. 卡托普利

5. 高血压伴心绞痛患者宜选用（　　）。
   A. 硝苯地平　　B. 普萘洛尔　　C. 肼屈嗪　　D. 氢氯噻嗪　　E. 卡托普利

6. 在长期用药的过程中，突然停药易引起严重高血压，这种药物最可能是（　　）。
   A. 哌唑嗪　　B. 肼屈嗪　　C. 普萘洛尔　　D. 甲基多巴　　E. 利血平

7. 降压不引起重要器官血流量减少，不影响脂和糖代谢的药物是（　　）。
   A. 拉贝洛尔　　B. 可乐定　　C. 依那普利　　D. 普萘洛尔　　E. 吲达帕胺

二、配伍选择题

A. 水肿　　B. 多毛症　　C. 低钾血症　　D. 高钾血症　　E. 狼疮综合征

8. 利尿剂吲达帕胺引起的主要不良反应是（　　）。
9. 醛固酮受体阻断剂螺内酯久用引起的主要不良反应是（　　）。
10. 二氢吡啶类钙通道阻滞剂硝苯地平引起的主要不良反应是（　　）。

A. 硝苯地平　　B. 普萘洛尔　　C. 氢氯噻嗪　　D. 呋塞米　　E. 利血平

11. 伴有支气管哮喘的高血压患者不宜用（　　）。
12. 伴有外周血管病的高血压患者不宜选用（　　）。

A. 卡托普利　　B. 美加明　　C. 利血平　　D. 普萘洛尔　　E. 胍乙啶

13. 高血压伴有肾功能不全者宜选用（　　）。

14. 高血压合并消化性溃疡者不宜选用（　　）。

15. 高血压合并心力衰竭、心脏扩大者不宜选用（　　）。

三、多项选择题

16. 高血压患者的用药指导，正确的是（　　）。

A. 服药后血压降至正常时方可停药

B. 应经常测量血压，以利医生根据血压变化调节用药

C. 要防止直立性低血压

D. 一般从小剂量开始用药

E. 联合用药方案有利于血压在相对较短时间内达到目标值

17. 原发性高血压与（　　）有关。

A. 病毒感染　　　B. 肥胖　　　C. 摄盐过多　　　D. 精神应激　　　E. 遗传

四、高血压问病荐药技能训练

请对下列案例进行分析讨论，两人一组，分别扮演顾客和药师，进行问病荐药模拟训练。

（1）男，35岁，身高180cm，体重93kg，近日感觉头痛，来药店测血压，测得血压140/85mmHg。患者称最近工作忙、熬夜多，问是否需要服药。应给患者哪些建议？

（2）女，65岁，患高血压10余年，来药店买降压药替米沙坦和尼群地平，并要求测血压，经测量，血压值为165/95mmHg。患者目前早晨服用两种药各一片，晚上服尼群地平。患者问：能否停用晚上的药？替米沙坦和尼群地平是否可以联合使用？

（3）男，50岁，经常值夜班，一年前到医院确诊为高血压，医生给开的珍菊降压片，但没有坚持服用，想起来就服一片。近期查出患2型糖尿病。近日觉得头痛、头晕加重，来药店要求测血压，测得血压值为190/110mmHg。应给患者哪些建议？

第九节　糖尿病的用药指导

知识目标

掌握糖尿病的病因、诊断标准和临床表现，掌握糖尿病常用化学合成药和中成药；熟悉糖尿病用药注意事项和健康指导。

技能目标

能说出常用降糖药物的分类；掌握糖尿病的治疗方案；能指导糖尿病患者合理应用降糖药物；能指导糖尿病患者正确进行血糖监测。

素质目标

培养医者仁心的职业道德；培养善于与人沟通的能力；积极宣传糖尿病知识，提高公众预防保健意识。

📁 案例导入

> 王先生45岁，在最近两年的健康体检中测得的空腹血糖均在6.6~7.0mmol/L，王先生很担心，来药店要求重新测血糖，询问自己是否得了糖尿病，应该给王先生哪些合理建议？

糖尿病是我国中老年人的常见慢性病之一，是一组由胰岛素分泌缺陷和其生物学作用障碍引起的、以高血糖为特征的代谢性疾病。慢性高血糖导致多种脏器、多系统损害，尤其是眼、肾、神经及心血管的长期损害、功能不全，甚至衰竭。糖尿病分为1型糖尿病、2型糖尿病、特殊类型糖尿病和妊娠期糖尿病，其中2型糖尿病占糖尿病的85%~90%。给糖尿病患者提供的药学服务主要包括测量血糖，帮助患者确定血糖值是否正常、是否需要药物治疗、药物治疗是否达标、使用药物是否合理、药物服用方法和胰岛素注射方法是否正确以及糖尿病患者的健康教育。

一、问病

给糖尿病患者推荐药品时需要全面掌握患者的用药史、血糖控制情况，及是否存在并发症或合并其他疾病的情况。根据患者病情描述，分析是否需要更换治疗方案，如何更换，应该给予患者哪些方面的健康指导。对糖尿病患者的问诊内容见表2-28，可按实际情况调整顺序。

表2-28 糖尿病的问诊要点

需要获取的信息	问病的内容
基本信息	年龄,体重,身高,肥胖还是消瘦,身体质量指数,糖尿病史几年
目前治疗方案	现在服用什么降糖药物、哪种规格、服用次数、方法、疗程。若使用胰岛素者,需详细询问胰岛素的使用细节,如胰岛素的种类、保存环境、摇匀方法、注射方式、注射时间、注射部位、注射针持续使用时间等
血糖监测情况	多长时间查一次血糖,最近两次血糖是什么时间检测的,血糖是多少,是空腹血糖还是餐后血糖、睡前血糖
低血糖	是否出现过低血糖,频次,什么情况下出现低血糖,怎么处理
并发症及合并疾病	是否有皮肤瘙痒、溃烂、手足麻木、刺痛、发凉,单侧还是双侧,是否视物模糊,是否做过眼部检查,血压、血脂是否正常,有没有心脏疾病,有没有脑血管疾病,肝功能、肾功能好不好,有没有检查过,转氨酶高不高,有没有尿蛋白,肌酐、尿素氮高不高,有没有药物过敏
饮食疗法	平常饮食控制怎么样,每餐主食量大概多少,进餐时间是否规律,是否喝粥,是否吃零食、水果,是否抽烟、饮酒
运动疗法	平常是否坚持运动,每周几次,每次多长时间,有哪些运动形式
生活方式	睡眠时间是否规律,有无熬夜、失眠、焦虑,工作压力,情绪变化如何

1. 糖尿病的诊断

使用便携式血糖仪测得的血糖是毛细血管血糖，为临床诊断及治疗提供参考，并用于监测糖尿病患者的血糖管理状态，但不能用于诊断。

目前国际通用的糖尿病诊断标准和分类是1999年世界卫生组织标准，以静脉血浆葡萄糖为依据进行诊断。糖尿病的诊断标准包括：①具有典型糖尿病症状（烦渴、多饮、多尿、多食、不明原因的体重下降)且随机静脉血糖≥11.1mmol/L；②空腹静脉血糖（FPG）≥7.0mmol/L；③口服葡萄糖耐量试验（OGTT）2h血浆葡萄糖≥11.1mmol/L。

注：①空腹状态指至少8h没有进食热量；随机血糖指不考虑上次用餐时间，一天中任意时间的血糖，不能用来诊断空腹血糖异常或糖耐量异常。②无典型糖尿病症状，需改日复查空腹静脉血浆葡萄糖或葡萄糖负荷后2h血浆葡萄糖以确认。③急性感染、创伤或其他应激情况下可出现暂时性血糖增高，若没有明确的高血糖病史，须在应激消除后复查，重新评定糖代谢状态。④同时检查空腹血糖和OGTT 2h血浆葡萄糖确诊率更高。

正常空腹血糖3.9～6.1mmol/L，OGTT 2h血浆葡萄糖<7.8mmol/L。如果空腹血糖为6.1～7.0mmol/L，同时OGTT 2h血浆葡萄糖<7.8mmol/L称空腹血糖受损；空腹血糖<7.0mmol/L，同时OGTT 2h血浆葡萄糖7.8～11.1mmol/L称为糖调节异常，二者统称为糖尿病前期。对于糖尿病前期人群，应采取措施积极干预，以延缓或预防2型糖尿病的发生。空腹血糖≥6.1mmol/L或任意点血糖≥7.8mmol/L时，建议检查OGTT2h血浆葡萄糖。

2. 糖尿病的临床症状和并发症

"三多一少"的典型症状，即多尿、多饮、多食和不明原因的体重下降、伴乏力。许多患者缺乏特异表现，仅于健康体检或因各种疾病就诊化验时发现高血糖。持续的高血糖会引起多器官的损害、功能异常或衰竭，如糖尿病脑血管病（脑溢血或脑血栓）、糖尿病心脏病（冠心病、心力衰竭等）、糖尿病肾病、糖尿病视网膜病变、糖尿病周围神经病变、糖尿病足等。糖尿病肾病导致肾功能不全或大量蛋白尿、浮肿，糖尿病视网膜病变导致严重视力下降，糖尿病周围血管病导致间歇性跛行和缺血性疼痛，糖尿病神经病变导致对称性的手指、足趾感觉减退、疼痛、麻木或异样感，外阴瘙痒，皮肤瘙痒和易感染。严重高血糖导致急性并发症，如高渗性昏迷、酮症酸中毒。

3. 糖尿病的治疗原则

糖尿病的治疗应遵循综合管理的原则，包括控制高血糖、高血压、血脂异常、超重肥胖、高凝状态等心血管多重危险因素，在生活方式干预的基础上进行必要的药物治疗，以提高糖尿病患者的生存质量和延长预期寿命。根据患者的年龄、病程、预期寿命、并发症或合并症病情严重程度等确定个体化的控制目标。

二、荐药

1. 降糖药物的选择

如果单纯生活方式干预3个月不能使血糖控制达标，应开始药物治疗。降糖药物分口服类和注射类，常用口服降糖药主要为双胍类、磺酰脲类、格列奈类、噻唑烷二酮类、α-糖苷酶抑制剂、二肽基肽酶4（DPP-4）抑制剂等。注射类降糖药包括胰岛素和胰高糖素样肽-1（GLP-1）受体激动剂。降糖药物的选择需要结合用药史、血糖情况、药物特点综合考虑，还应考虑患者经济能力，确保治疗的持续性。

（1）二甲双胍　二甲双胍是2型糖尿病患者的基础用药。如无禁忌证且能耐受药物者，二甲双胍应贯穿药物治疗的全程。

【药理作用】减少肝脏葡萄糖的输出，改善外周胰岛素抵抗。

【主要不良反应】胃肠道反应。

【禁忌证】双胍类药物禁用于肾功能不全、肝功能不全、严重感染、缺氧、接受大手术、酗酒者等。造影检查如使用碘化对比剂时，应暂时停用二甲双胍。

(2) α-糖苷酶抑制剂 包括阿卡波糖、伏格列波糖。

【药理作用】抑制碳水化合物在小肠上部的吸收。

【主要不良反应】胃肠道反应如腹胀、排气等。

【禁忌证】有明显消化和吸收障碍的慢性胃肠功能紊乱患者、患有由于肠胀气可能恶化的疾患（如严重疝气、肠梗阻和肠溃疡）者、对该类药物过敏者等。

(3) 胰岛素促泌剂 包括磺酰脲类和格列奈类药物。磺酰脲类药物有格列苯脲、格列吡嗪、格列齐特、格列喹酮、格列美脲等。格列奈类药物有瑞格列奈、那格列奈等。

【药理作用】促进胰岛β细胞分泌胰岛素，增加体内胰岛素水平。

【主要不良反应】低血糖和体重增加。

【禁忌证】已明确诊断的1型糖尿病患者、2型糖尿病伴酮症酸中毒、感染、外伤、重大手术等应激情况，严重肝肾功能不全、对该类药物过敏或有严重不良反应者等。

(4) 噻唑烷二酮类（TZDs）药物 包括罗格列酮、吡格列酮等。

【药理作用】增加机体对胰岛素作用的敏感性。

【主要不良反应】体重增加和水肿；增加骨折和心力衰竭发生的风险。

【禁忌证】有心力衰竭（纽约心脏协会心功能分级Ⅱ级以上）、活动性肝病或转氨酶升高超过正常上限2.5倍及严重骨质疏松和有骨折病史的患者。

(5) 二肽基肽酶Ⅳ（DPP-4）抑制剂 包括西格列汀、维格列汀、阿格列汀等。

【药理作用】通过减少胰高糖素样肽-1（GLP-1）的降解，延长其活性，促进胰岛素分泌。胰高糖素样肽-1是人体进食后血糖升高时由胃肠分泌细胞产生，能促进胰岛素分泌、抑制胰高血糖素分泌。

【主要不良反应】咽炎、鼻炎、上呼吸道感染、泌尿道感染、腹泻、肌痛、关节痛、高血压。

【禁忌证】1型糖尿病患者、糖尿病伴酮症酸中毒者。

(6) 胰岛素 根据来源和化学结构的不同，胰岛素可分为动物胰岛素、人胰岛素和胰岛素类似物。根据胰岛素的起效时间、达峰时间以及作用时间，又可分为超短效胰岛素类似物、常规（短效）胰岛素、中效胰岛素、长效胰岛素、长效胰岛素类似物、预混胰岛素和预混胰岛素类似物。临床常用胰岛素见表2-29。

【药理作用】促进葡萄糖转运、加速葡萄糖氧化和酵解、促进糖原合成和贮存、抑制糖原分解和异生。同时能促进脂肪、蛋白质合成，抑制脂肪、蛋白质分解。

【主要不良反应】低血糖，过敏反应，注射部位疼痛、皮肤感染、皮下淤血、脂肪增生，体重增加，胰岛素抵抗，水肿，屈光不正等，当出现急性副作用时需立即停用或换用其他种类胰岛素。

胰岛素启用原则：

① 1型糖尿病发病时即需要胰岛素治疗，且需终身应用。

② 新诊断糖尿病患者与 1 型糖尿病鉴别困难时。

③ 2 型糖尿病患者经过生活方式和口服降糖药联合治疗 3 个月，若血糖仍未达到控制目标。启动胰岛素相关治疗后高血糖毒性的缓解可以减轻胰岛素抵抗并部分改善 β 细胞功能。

④ 对于 HbAlc≥9.0%或空腹血糖≥11.1mmol/L，同时伴明显高血糖症状的新诊断 2 型糖尿病患者可考虑实施短期（2 周至 3 个月）胰岛素强化治疗。

⑤ 合并有酮症、酮症酸中毒、高渗高血糖综合征等糖尿病急性并发症或严重慢性并发症，应立即启用胰岛素治疗，待并发症纠正、血糖控制平稳后可进一步选用其他降糖治疗方案。

⑥ 一般经较大剂量多种口服降糖药物联合治疗后仍 HbAlc＞7.0%。

⑦ 糖尿病过程中，出现无明显诱因的体重显著下降。

表 2-29　临床常用胰岛素

类别	制剂列举	临床应用
速效胰岛素	优泌乐-赖脯胰岛素 诺和锐-门冬胰岛素	控制餐后血糖。每日注射 3 次；用药后即刻进餐，快速起效
短效胰岛素	普通胰岛素 诺和灵 R 优泌林 R 优思灵 R 甘舒霖 R	控制餐后血糖。每日注射 3 次；早、中、晚餐前 30min 注射
中效胰岛素	诺和灵 N 优泌林 N 优思灵 N 甘舒霖 N 万苏林	补充基础胰岛素的分泌不足。每日注射 1 次或 2 次，每日 2 次注射应间隔 12h
长效胰岛素	来得时-甘精胰岛素 长秀霖-甘精胰岛素 诺和平-地特胰岛素	补充基础胰岛素的分泌不足。每日注射 1 次，间隔 24h，在同一时间注射，使用时须联合短效降糖药
预混胰岛素	诺和灵 30R 甘舒霖 30R 优思灵 30R 优泌林 70/30	短效胰岛素和中效胰岛素按一定比例混合而成，可同时调控空腹和餐后血糖。 餐前 30min 注射，每日注射 1 次或 2 次
预混胰岛素	优泌乐 50R 诺和锐 30R 诺和锐 50R 优泌林 25R	速效胰岛素和中效胰岛素按一定比例混合而成，可同时调控空腹和餐后血糖。 餐前即时注射，每日注射 1 次或 2 次

(7) 胰高糖素样肽-1（GLP-1）受体激动剂　常用的有艾塞那肽、利拉鲁肽、利司那肽和贝那鲁肽，均需皮下注射。

【药理作用】以葡萄糖浓度依赖的方式增强胰岛素的分泌、抑制胰高血糖素分泌，并能延缓胃排空，通过中枢性的食欲抑制来减少食量。能显著降低体重和改善甘油三酯、血压。

【不良反应】低血糖反应、胃肠道反应、体重减轻。

【禁忌证】1 型糖尿病患者、糖尿病伴酮症酸中毒者，胰腺炎患者，有个人或家族甲状腺髓样癌病史患者，多发性内分泌腺肿瘤综合征 2 型的患者。

2. 降糖药的给药方案

生活方式干预是2型糖尿病的基础治疗措施,应贯穿于糖尿病治疗的始终。如果单纯生活方式不能使血糖控制达标,应开始单药治疗,2型糖尿病药物治疗的首选是二甲双胍。若无禁忌证,二甲双胍应一直保留在糖尿病的治疗方案中。不适合二甲双胍治疗者可选择α-糖苷酶抑制剂或胰岛素促泌剂。如单独使用二甲双胍治疗血糖仍未达标,则可进行二联治疗,加用胰岛素促泌剂、α-糖苷酶抑制剂、TZDs、胰岛素等。三联治疗:上述不同机制的降糖药物可以3种药物联合使用。如三联治疗控制血糖仍不达标,则应将治疗方案调整为多次胰岛素治疗。采用多次胰岛素治疗时应停用胰岛素促泌剂。基层糖尿病患者治疗路径见图2-1。

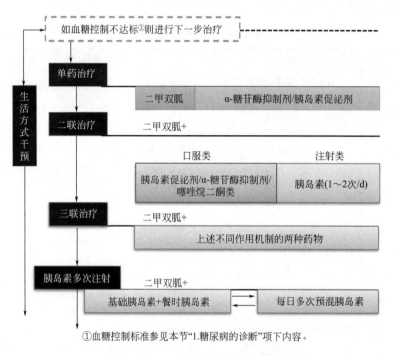

①血糖控制标准参见本节"1.糖尿病的诊断"项下内容。

图2-1 基层糖尿病患者治疗路径

3. 糖尿病合并其他疾病的用药

糖尿病患者除降糖治疗外,还应综合控制血压、血脂和抗血小板治疗。综合控制目标见表2-30。

(1) 降压治疗

① 降压目标:一般糖尿病合并高血压者降压目标应低于130/80mmHg;糖尿病伴严重冠心病或年龄在65~80岁的老年患者,可采取相对宽松的降压目标值,控制在140/90mmHg以下;80岁以上患者或有严重慢性疾病(如需要长期护理,慢性疾病终末期)者,血压可控制在150/90mmHg以下。

② 启动药物治疗时机:糖尿病患者的血压≥140/90mmHg者可考虑开始药物降压治疗。血压≥160/100mmHg或高于目标值20/10mmHg时应立即开始降压药物治疗,并可以采取联合治疗方案。

表 2-30　中国 2 型糖尿病综合控制目标

指标	目标值
血糖[①]/(mmol/L)	
空腹	4.4~7.0
非空腹	<10.0
糖化血红蛋白/%	<7.0
血压/mmHg	<130/80
总胆固醇/(mmol/L)	<4.5
高密度脂蛋白胆固醇/(mmol/L)	
男性	>1.0
女性	>1.3
甘油三酯/(mmol/L)	<1.7
低密度脂蛋白胆固醇/(mmol/L)	
未合并动脉粥样硬化性心血管疾病	<2.6
合并动脉粥样硬化性心血管疾病	<1.8
身体质量指数[②]/(kg/m^2)	<24.0

①为毛细血管血糖;②身体质量指数(BMI)=体重(kg)/身高的平方(m^2)。

③ 药物选择：5 类降压药物血管紧张素转化酶抑制剂（ACEI）、血管紧张素Ⅱ受体阻滞剂（ARB）、利尿剂、钙通道阻滞剂、β受体阻滞剂均可用于糖尿病患者，其中 ACEI 或 ARB 为首选药物。

（2）调脂治疗

① 调脂目标：推荐降低 LDL-C 作为首要目标，非 HDL-C 作为次要目标。

② LDL-C 目标值：有明确动脉粥样硬化性心血管疾病（ASCVD）病史患者 LDL-C<1.8mmol/L，无 ASCVD 病史的糖尿病患者 LDL-C<2.6mmol/L。

③ 药物选择：临床首选他汀类药物。起始宜应用中等强度他汀类药物，根据个体调脂疗效和耐受情况，适当调整剂量，若 TC 水平不能达标，可与其他调脂药物联合使用。为了预防急性胰腺炎，空腹 TG≥5.7mmol/L 者首先使用降低 TG 的药物。

（3）抗血小板治疗　阿司匹林（75~100mg/d）作为一级预防药物用于糖尿病的心血管高危患者，包括：年龄≥50 岁，而且合并至少 1 项主要危险因素（早发 ASCVD 家族史、高血压、血脂异常、吸烟或蛋白尿）。糖尿病合并 ASCVD 者需要应用阿司匹林（75~150mg/d）作为二级预防；阿司匹林过敏的 ASCVD 患者，需要应用氯吡格雷（75mg/d）作为二级预防。

（4）其他用药

① 羟苯磺酸钙：毛细血管保护剂，可调节微血管壁的生理功能，降低血小板聚集，抑制血管活性物质对微血管的高通透作用。用于糖尿病微血管病变引起的视网膜病变、肾小球病变。

② 贝前列素钠片：抗血小板和扩张血管。改善慢性动脉闭塞性疾病引起的溃疡、间歇性跛行、疼痛和冷感等症状。

③ 胰激肽原酶肠溶片：改善微循环。主要用于微循环障碍性疾病，如糖尿病引起的肾病、周围神经病、视网膜病、眼底病。

④ 卵磷脂络合碘：改善视网膜代谢，用于视网膜病变。

⑤ 甲钴胺：促进神经细胞代谢，促进神经发育，抑制神经病理性改变。适用于周围神经性疾病。

⑥ 硫辛酸：抗氧化药，降低神经组织的脂质氧化，用于糖尿病多发性周围神经病变。

4. 中成药的选择

中医将多饮、多食、多尿、形体消瘦为特征的病症称为消渴。一般按照阴虚燥热、脾胃气虚、肾阴亏虚、阴阳两虚进行辨证论治。中成药的选用必须适合该品种的证型，切忌盲目使用。中成药建议选用无糖颗粒剂、胶囊剂、浓缩丸或片剂。

(1) 阴虚燥热

【症状】烦渴引饮，消谷善饥，小便频数而多，尿浑而黄，形体消瘦，舌红苔薄黄。

【治法】养阴润燥。

【中成药】玉泉丸、消渴丸（含格列苯脲）、金芪降糖片。

(2) 脾胃气虚

【症状】口渴引饮，能食与便溏并见，或饮食减少，精神不振，四肢乏力。舌淡，苔薄白而干。

【治法】健脾益气。

【中成药】七味白术散、参芪降糖片、渴乐宁胶囊。

(3) 肾阴亏虚

【症状】尿频量多，浊如膏脂，腰酸膝软，头晕耳鸣，多梦遗精，乏力肤燥，舌红少苔。

【治法】滋养肾阴。

【中成药】杞菊地黄丸、石斛明目丸、左归丸。

(4) 阴阳两虚

【症状】小便频数，手足心热，咽干舌燥，腰膝酸软，畏冷肢寒。

【治法】温阳滋肾。

【中成药】金匮肾气丸、右归丸。

三、用药注意事项

1. 血糖监测的注意事项

血糖监测指标主要是空腹和餐后血糖及糖化血红蛋白。糖化血红蛋白反映过去 2～3 个月血糖平均水平，可用于评价血糖控制方案调整后短期的疗效。

糖尿病的血糖控制目标：空腹毛细血管血糖 4.4～7.0mmol/L，非空腹毛细血管血糖＜10.0mmol/L，糖化血红蛋白＜7.0%。

血糖控制差的患者和病情危重者，应每天按照治疗需要监测血糖，直到病情稳定，血糖得到控制。使用胰岛素治疗者应按照胰岛素治疗方案对血糖监测的要求检测血糖，当病情稳定或已达到血糖控制目标时，可适当减少监测的次数。仅使用口服降糖药和生活方式干预的患者,可每月2次(1次空腹,1次餐后)进行血糖监测。糖化血红蛋白在治疗之初至少每3个月检测1次,达到控糖目标后每3~6个月检测1次。不同的血糖监测模式见表2-31。

表2-31 不同的血糖监测模式

模式	监测模式分类	血糖监测时间点的选择	检测意义
1	基点血糖的监测	早餐、晚餐前	观察一天血糖的两个基点,为平常血糖监测模式,尤其是每天2次注射胰岛素的患者
2	常用血糖监测点	三餐前+晚睡前	观察全天血糖极限水平,有无低血糖风险
3	全天血糖监测点	三餐前+三餐后2h+晚睡前	了解不同治疗状态下全天血糖变化情况
4	可选择的监测点	非同日轮换进行不同餐前和餐后2h的配对血糖监测	了解不同餐次的饮食与降糖药物的因果关系
5	必要时增加的点	凌晨2~3点,或特殊需要时	了解凌晨有无低血糖,特殊情况时的血糖变化
6	特殊情况时选用	24h动态血糖监测	详细了解血糖变化情况,用于血糖波动大、急症救治时常规血糖检测对调整治疗有难度的患者

2. 低血糖的识别与应对措施

低血糖反应是患者使用降糖药物的主要风险,可导致患者不适甚至出现生命危险,也是血糖达标的主要障碍。主要表现为交感神经兴奋(如心悸、焦虑、出汗等)或中枢神经系统症状(如神志改变、认知障碍、抽搐和昏迷),此时应考虑低血糖的可能,及时监测血糖。胰岛素、磺酰脲类和格列奈类促胰岛素分泌药均可引起低血糖,应从小剂量开始,逐渐增加剂量,谨慎调整剂量。二甲双胍、α-糖苷酶抑制剂、DPP-4抑制剂、GLP-1受体激动剂等单用一般不导致低血糖,但联合其他降糖药物可能出现低血糖。调整降糖药给药剂量、给药次数或者增加另一种降糖药,都要监测血糖,根据血糖水平调整。

对于老年2型糖尿病患者,或者糖尿病合并有严重心脑血管疾病的患者,低血糖耐受性差,应采取较为宽松的血糖控制目标,较正常胰岛素用量应减少。根据血糖水平调整胰岛素的用量,每3~5天调整1次,每次调整1~4U,直至血糖达标。

糖尿病患者只要血糖水平≤3.9mmol/L就属低血糖范畴。血糖≤3.9mmol/L即需要补充葡萄糖或含糖食物。意识清楚者给予口服15~20g糖类食品(葡萄糖为佳);每15min监测血糖1次,如血糖仍≤3.9mmol/L,再给予15~20g葡萄糖口服;如血糖在3.9mmol/L以上,但距离下一次就餐时间在1h以上,给予含淀粉或蛋白质食物。患者未进食或进食量偏少、运动量增加、饮酒等可能诱导低血糖的发生。患者应常规随身备用碳水化合物类食品,发生低血糖时立即食用。出现低血糖应积极寻找原因,严重低血糖或反复发生低血糖,应调整治疗方案。注意低血糖诱发的心脑血管疾病,建议患者经常进行自我血糖监测。意识障碍者需送医院静脉注射50%葡萄糖治疗。

3. 注射胰岛素的注意事项

部分患者使用胰岛素可能出现脂肪增生、脂肪萎缩、过敏反应、胰岛素抵抗等,由于胰岛素的增重效应,对于肥胖患者(身体质量指数>28kg/m^2)应尽量在口服2种以上降糖药物治疗,血糖控制不达标的情况下开始起始胰岛素治疗。

正确进行胰岛素注射有助于减少注射部位不适。胰岛素的注射部位要经常轮换,避免1

个月内重复使用同一注射点。速效、短效胰岛素是无色澄清液体，中效、长效、预混胰岛素是白色混悬液。呈混悬液的胰岛素使用前需充分混匀。每打开一瓶新的胰岛素或者每次注射前，均要检查胰岛素有无变色、浑浊、结晶、结冰、絮状物等情况，发现异常，不能使用。

没有开封的胰岛素和胰岛素笔芯，在2~8℃保存，不能冷冻。启封的胰岛素，即安装在胰岛素笔装置中正在使用的胰岛素，在室温下放置，不超过25℃，最多保存4周。室温超过25℃，胰岛素的活性降低，药效降低，应放到冰箱冷藏。在注射前，最好先放到室内让胰岛素回温。家里要备温度计。出差或旅游时温度超过25℃，要放到胰岛素冷藏包中。胰岛素不能放在冰箱门上，随身携带时不能震荡，要轻拿轻放。

4. 胃肠道反应

胃肠道反应是口服降血糖药的常见不良反应，主要有恶心、呕吐、食欲减退、腹泻，一般症状较轻，患者多能耐受，常在用药早期出现。随治疗时间延长可能逐渐减轻，从小剂量开始逐渐加量，是减少类似不良反应的有效方法。一些药物与食物同服或使用肠溶制剂，可减轻胃肠道反应。不良反应频繁出现或较严重，应调整用药方案。

低血糖案例：张老师是一位资深糖尿病患者，多年来血糖控制得一直不错。可是最近夜里老是做噩梦，醒来后感觉头晕脑胀、身上汗津津的。由于夜里睡眠不好，白天无精打采，于是前来就诊。医生建议她凌晨时测一下血糖，看看是否有夜间低血糖发作，检测结果证实了医生的判断。原来，张老师今年送毕业班，工作强度较大，为了增强体质，张老师最近每天在学生下晚自习以后，都要在校园再慢跑半个多小时，但食量和药量维持不变，结果导致夜间低血糖。通过睡前加餐，张老师没再出现夜间低血糖，睡眠也好了。

四、健康指导

1. 血糖平稳控制的重要性

对于初诊初治的早期患者，需要提醒患者予以足够的重视。对于饮食控制不佳，运动量不足和对疾病重视程度不够的患者，应告知糖尿病的危害，可能会出现高血糖高渗状态、糖尿病酮症酸中毒等急性并发症，导致昏迷等严重后果。长期血糖控制不佳，出现糖尿病肾病、糖尿病性视网膜病变、动脉粥样硬化、神经病变、糖尿病足等慢性并发症，将面临沉重医疗负担，且严重影响生活质量。

一些糖尿病患者由于长期用药，在血糖控制平稳或自我感觉良好时，容易忽视用药，或考虑经济因素，擅自停药，药师应告知患者，突然停药将使病情加重，会造成更大的经济损失。且糖尿病造成的慢性并发症一旦出现，往往不可逆转。坚持科学的治疗方案，良好的血糖控制有助于避免或延缓糖尿病并发症的发生，在保障生活质量的同时，也能够极大地减少医疗支出。

临床上糖尿病患者如出现原因不明的恶心、呕吐、腹痛、酸中毒、脱水、休克、神志改变、昏迷，尤其是呼吸有酮味（烂苹果味）、血压低而尿量多者，且血糖≥16.7mmol/L，应考虑高血糖危象，应尽快到医院治疗。

2. 非药物治疗的重要性

非药物治疗是糖尿病治疗的基础，应终身进行。对已确诊的糖尿病患者，应立即启动并坚持生活方式干预，坚持服药的同时应控制饮食、加强运动、保持良好的心理状态，提高对糖尿病的认识，正视自己的病情，树立起战胜疾病的信心，积极配合治疗，达到最佳效果。老年糖尿病患者中95%以上为2型糖尿病，以餐后血糖升高多见。每日三餐后进行适量的室内活动，有利于缓解餐后高血糖。各类生活方式干预的内容和目标见表2-32。

表2-32 生活方式干预的内容及目标

内容	目标
控制体重	超重[①]/肥胖[②]患者减重的目标是3~6个月减轻体重5%~10%。消瘦[③]者应通过合理的营养计划达到并长期维持理想体重
合理膳食	以谷类食物为主,高膳食纤维、低盐、低糖、低脂肪摄入的多样化膳食。建议主食定量,粗细搭配,减少精制碳水化合物、酒精和含糖饮料的摄入。定时定量进餐,控制进餐速度,养成先吃蔬菜、最后吃主食进餐顺序的习惯。(1)谷薯类粗细搭配,成人每日摄入250~400g为宜,其中全谷物和杂豆类50~150g,薯类50~100g。(2)餐餐有蔬菜,保证每天摄入300~500g,深色蔬菜占1/2以上。(3)肉蛋鱼禽类每日120~200g,优先选择鲜活的鱼和禽,吃鸡蛋不弃蛋黄,少吃肥肉、烟熏和腌制肉等加工肉类制品。(4)烹调油每日25~30 g(约3小汤勺)。(5)食盐<6g/d(约一啤酒瓶盖),限制含盐量高的酱油、咸菜、酱豆腐等
适量运动	成人2型糖尿病患者每周至少150 min(如每周运动5 d,每次30 min)中等强度(50%~70%最大心率,运动时有点用力,心跳和呼吸加快但不急促)有氧运动(如快走、骑车、打太极拳等);应增加日常身体活动,减少坐姿时间。血糖控制极差且伴有急性并发症或严重慢性并发症时,不应采取运动治疗
戒烟、限酒	科学戒烟,避免被动吸烟。不推荐糖尿病患者饮酒。若饮酒应计算酒精中所含的总能量。女性一天饮酒的酒精量不超过15g[④],男性不超过25 g,每周不超过2次
心理平衡	减轻精神压力,保持心情愉悦

[①]为身体质量指数(BMI)24.0~28.0kg/m^2；[②]为BMI≥28.0kg/m^2；[③]为BMI<18.5kg/m^2；[④]15g酒精相当于350mL啤酒、150mL葡萄酒、50g 38%白酒、30g 52%白酒。

3. 重视并发症及合并疾病的检查

糖尿病患者应定期检查，尽早预防并发症出现。每月进行一次体重、腰围、血压检查，每年至少要进行一次血脂检查以及全面的心、肾、肝、神经、眼底等相关检查，每年4次足背动脉搏动检查。

❓ 目标检测

一、最佳选择题

1.（　　）能够确诊为糖尿病。
A. FPG 6.7mmol/L
B. 毛细血管血糖 7.4mmol/L
C. 具有烦渴、多饮、多尿、多食及不明原因的体重下降等症状，随机静脉血浆葡萄糖12.0mmol/L
D. OGTT 2h血浆葡萄糖 10.5mmol/L
E. 随机静脉血浆葡萄糖 12.0mmol/L

2. 患者王某空腹静脉血浆葡萄糖5.6mmol/L，OGTT 2h血浆葡萄糖8.1mmol/L，该患者糖代谢状态属于（　　）。
  A. 正常血糖   B. 空腹血糖受损   C. 糖耐量异常可能
  D. 糖尿病   E. 糖尿病前期

3.（　　）情况下应立即启用胰岛素治疗。
  A. 空腹血糖 7mmol/L   B. 餐后 2h 血糖 8mmol/L
  C. 血浆 β-羟丁酸 6mmol/L   D. HbA1c 7.8%   E. 空腹血糖 10mmol/L

4. 胰岛素治疗过程中最常见的副作用是（　　）。
  A. 低血糖反应   B. 轻度水肿   C. 局部脂肪增生
  D. 过敏反应   E. 脂肪萎缩

5. 甘精胰岛素属于（　　）。
  A. 速效胰岛素   B. 短效胰岛素   C. 中效胰岛素
  D. 长效胰岛素   E. 预混胰岛素

6. 糖尿病患者的血糖监测行为正确的是（　　）。
A. 服药同时，每个月去医院测一次空腹血糖，以此判断血糖控制情况，自己调整药物剂量
B. 服药同时，自我感觉良好，没有任何症状，很少测血糖
C. 只测空腹血糖和餐后血糖，糖化血红蛋白不需要测
D. 经常只靠测餐前血糖来判断血糖的控制情况，很少测餐后血糖
E. 定期监测餐前血糖、餐后 2h 血糖和睡前血糖，每 3 个月测一次糖化血红蛋白

二、配伍选择题
  A. 胰岛素   B. 格列喹酮   C. 二甲双胍   D. 普伐他汀   E. 阿卡波糖

7. 治疗 1 型糖尿病首选的药物是（　　）。
8. 治疗儿童 2 型糖尿病可以使用的口服降糖药是（　　）。
9. 单纯的餐后血糖高，而空腹和餐前血糖不高者宜首选（　　）。

三、多项选择题
10. 符合糖尿病的诊断标准的是（　　）。
  A. 具有典型的糖尿病症状（多饮、多尿、多食、不明原因的体重显著下降）、随机静脉血浆葡萄糖≥11.1mmol/L
  B. 不具有典型的糖尿病症状、不同日两次空腹静脉血浆葡萄糖≥7mmol/L
  C. OGTT2h 血浆葡萄糖≥11.1mmol/L、不同日的空腹静脉血浆葡萄糖≥7mmol/L
  D. 不同日两次 OGTT2h 血浆葡萄糖≥11.1mmol/L
  E. 毛细血管血糖≥11.1mmol/L

四、糖尿病的问病荐药技能训练
请对下列案例进行分析讨论，确定用药指导和健康指导。两人一组，分别扮演顾客和药师，进行问病荐药模拟训练。
（1）患者，男，52 岁，身高 165cm，体重 72kg。空腹血糖 12mmol/L，一直服用二甲双胍片，目前视力下降得厉害，血糖一直降不下来。给他的建议是什么？
（2）患者，男，50 岁，诊断为 2 型糖尿病，按照医嘱口服二甲双胍片，一日 3 次，近

期空腹血糖在 10.0mmol/L 左右，血压 149/90mmHg，总胆固醇 6.13mmol/L，低密度脂蛋白胆固醇 4.61mmol/L。请给出合理的治疗建议。

（3）患者，60 岁，2 个月前诊断为 2 型糖尿病，医生给开的格列美脲片，一日 1 次，一次 1 片，血糖控制良好。患者觉得这个药太贵了，想换一个价格较低的同类药物。应给患者哪些合理建议？如果换药，换药后如何服用？

第十节　血脂异常的用药指导

知识目标

掌握血脂异常的定义和分类；熟悉血脂异常的原因和危害；掌握血脂异常的用药方案。

技能目标

会进行血脂异常的判定；能说出常用降脂药物的种类和用药注意事项；熟悉血脂异常的治疗方案和治疗目标；能对血脂异常患者进行健康指导。

素质目标

树立对患者负责、全心全意服务患者的职业道德，提高安全、合理用药意识，加强对公众的健康宣传教育。

案例导入

> 女，42 岁，血脂检查结果 TG 1.28mmol/L，TC 5.40mmol/L，LDL-C 3.18mmol/L，HDL-C 0.87mmol/L。血脂是否正常？是否需要服药？

动脉粥样硬化性心血管疾病（ASCVD）是造成我国居民死亡的首位原因，患病率随着年龄的增加而增加，血脂异常是该病最主要的致病性危险因素。有效控制血脂异常，对我国 ASCVD 防控具有重要意义。

一、问病

1. 血脂异常的相关知识

（1）血脂异常的定义和分类　血清中总胆固醇（TC）升高、甘油三酯（TG）升高、低密度脂蛋白胆固醇（LDL-C）升高、高密度脂蛋白胆固醇（HDL-C）降低，称之为血脂异常。血脂异常分为四类。①高 TC 血症：单纯胆固醇升高。②高 TG 血症：单纯 TG 升高。③混合型高脂血症：胆固醇和 TG 均有升高。④低 HDL-C 血症：HDL-C 偏低。

（2）血脂异常的临床表现和危害　血脂异常的主要危害是增加动脉粥样硬化性心血管疾病（ASCVD）的发病危险。血脂异常的临床表现少见，包括脂质在真皮内沉积所引起的黄色瘤、脂质在血管内皮沉积所引起的动脉粥样硬化，以及角膜弓和脂血症眼底改变。严重的高 TG 血症还可引起急性胰腺炎。

ASCVD 包括急性冠脉综合征（ACS）、稳定性冠心病、血运重建术后、缺血性心肌病、缺血性脑卒中、短暂性脑缺血发作、外周动脉粥样硬化病等。

(3) 血脂异常的判定 以预防 ASCVD 新发生为目标，血脂的合适水平和血脂异常的判定标准见表 2-33。

表 2-33 我国 ASCVD 一级预防血脂合适水平和异常分层标准

mmol/L（mg/dL）

分层	TC	LDL-C	HDL-C	TG
理想水平	—	<2.6(100)	—	—
合适水平	<5.2(200)	<3.4(130)	—	<1.7(150)
边缘水平	≥5.2(200)且<6.2(240)	≥3.4(130)且<4.1(160)	—	≥1.7(150)且<2.3(200)
升高	≥6.2(240)	≥4.1(160)	—	≥2.3(200)
降低	—	—	<1.0(40)	—

(4) 降脂治疗目标 国内外血脂异常防治指南均强调，LDL-C 在 ASCVD 发病中起着核心作用，推荐以 LDL-C 为首要干预靶点。根据疾病或危险因素分为极高危、高危、中危、低危人群，不同危险分层人群的 LDL-C 目标值不同，详见表 2-34。

表 2-34 血脂异常危险分层以及目标值

危险分层	疾病或危险因素	LDL-C 目标值
极高危	ASCVD 患者①	<1.8mmol/L
高危	LDL-C≥4.9mmol/L 或 TC≥7.2mmol/L； 糖尿病患者 1.8mmol/L≤LDL-C<4.9mmol/L 或 3.1mol/L≤TC<7.2mmol/L 且年龄≥40 岁； 高血压+2 项及以上危险因素②	<2.6mmol/L
中危	无高血压，有 2 项及以上危险因素②； 有高血压和 1 项危险因素②	<3.4mmol/L
低危	无高血压，0～1 项危险因素②； 高血压，无危险因素②	<3.4mmol/L

① 动脉粥样硬化性心血管疾病，包括急性冠脉综合征（ACS）、稳定性冠心病、血运重建术后、缺血性心肌病、缺血性脑卒中、短暂性脑缺血发作、外周动脉粥样硬化病等；
② 危险因素有吸烟，年龄（男性＞45 岁，女性＞55 岁），HDL-C＜1.0mmol/L。

2. 问病要点

① 询问患者有无头晕目眩、头痛、胸闷、气短、心慌、胸痛、乏力、肢体麻木等症状。

② 询问患者既往体检血脂有无异常及具体数值、发病年龄。如有异常，有无服用过调节血脂药物。

③ 询问患者平时的饮食习惯及生活方式、吸烟史、是否长时间静坐。过多摄取胆固醇、饱和脂肪，以及反式脂肪酸的饮食结构可致血脂异常。每天吸烟 2 包以上的患者 HDL-C 有轻微减低，吸烟可以导致胰岛素抵抗。

④ 询问患者有无合并高血压、冠心病等心血管疾病史，许多高脂血症患者在早发心血

管疾病有症状发生时才能被诊断。当患者表现心绞痛、心肌梗死及外周动脉疾病时评估血脂情况是很重要的。

⑤ 询问患者有无长期服用糖皮质激素类药物、噻嗪类药物、β-受体阻滞药等，有无合并糖尿病、肥胖、肝脏疾病、甲状腺功能减退症、垂体功能减退症、肾病综合征、慢性肾脏疾病等，提示继发性高血脂。

⑥ 询问有无早发冠心病家族史（男性一级亲属<55岁，女性一级亲属<65岁）。

⑦ 注意观察患者体型，计算身体质量指数、腰臀比。

二、荐药

1. 血脂异常的治疗方案

对极高危和高危者生活方式干预同时立即启动中等强度他汀类药物治疗。对低、中危者生活方式干预6个月LDL-C未达标者，启动低、中等强度他汀类药物治疗。中等强度的他汀类药物，包括（每日的剂量）：阿托伐他汀10~20 mg、瑞舒伐他汀5~10 mg、氟伐他汀80 mg、洛伐他汀40 mg、匹伐他汀2~4 mg、普伐他汀40 mg、辛伐他汀20~40mg、血脂康1.2g。对他汀不耐受或LDL-C水平不达标者应考虑与非他汀类降脂药物的联合应用，如依折麦布等。在LDL-C达标的情况下，对于高TG血症的ASCVD高危和极高危患者应积极控制TG水平。建议对高TG血症的心血管病高危患者在他汀基础上加用贝特类药物。以下情况需启动贝特类药物治疗：

① TG>5.6mmol/L时，需立即启动贝特类药物治疗，预防急性胰腺炎。

② LDL-C已达标但TG>2.3mmol/L的心血管疾病高风险患者（如糖尿病患者）的一级预防。

③ LDL-C已达标但TG>2.3mmol/L的ASCVD患者的二级预防。

对于HDL-C<1.0mmol/L者，主张控制饮食和改善生活方式，目前尚无药物干预的足够证据。

2. 降脂药物的选择

各类降脂药物见表2-35、表2-36。

表2-35 常用降脂化学合成药

类别	作用与用途	不良反应
他汀类 辛伐他汀 洛伐他汀 阿托伐他汀 瑞舒伐他汀	能显著降低血清TC、LDL-C，也能降低血清TG水平和轻度升高HDL-C水平	不良反应常见于大剂量、长期服用发生：肝功能异常；肌肉不适、肌无力、肌痛、触痛、横纹肌溶解；增加糖尿病发病率；胃肠道反应
胆固醇吸收抑制剂 依折麦布	与他汀类有协同作用，中等强度他汀治疗胆固醇水平不达标或不耐受者，用中等强度他汀与依折麦布联合治疗	不良反应轻微且多为一过性，主要表现为头痛和消化道症状，禁用于妊娠期和哺乳期
贝特类 非诺贝特 苯扎贝特	可降低血清TG水平和升高HDL-C水平	常见不良反应与他汀类似

续表

类别	作用与用途	不良反应
高纯度鱼油制剂	单用或与贝特类、他汀类联合使用,治疗高TG血症	轻微消化道反应
烟酸类 烟酸 阿昔莫司	降低TG,降低LDL的作用较慢且弱,也能降低TC、升高HDL	胃肠道反应;皮肤潮红、瘙痒;升高空腹血糖和糖化血红蛋白,并可能增加非糖尿病患者初发糖尿病的风险
抗氧化剂 普罗布考	主要适用于高胆固醇血症,尤其是纯合子型家族性高胆固醇血症(HoFH)①及黄色瘤患者,有减轻皮肤黄色瘤的作用	极为少见的严重不良反应为QT间期延长
胆酸螯合剂 考来烯胺 考来替泊	可降低TC,与他汀类联用,可明显提高调脂疗效	由于本类药有异味,用量大,不易为患者所接受,目前在临床上较少使用

①纯合子型家族性高胆固醇血症,临床特征主要为血清LDL-C水平明显升高和早发冠心病(心肌梗死或心绞痛),多于幼童时期就发生严重心血管疾病,其青年时期心血管疾病死亡率是非家族性高胆固醇血症患者的100倍以上。

表2-36 常用降脂中成药

中成药	适应证
脂必妥 血脂康	成分为红曲。健脾消食,除湿祛痰,活血化瘀。用于脾瘀阻滞,症见气短、乏力、头晕、头痛、胸闷、腹胀、食少纳呆等;高脂血症;也可用于高脂血症及动脉粥样硬化引起的其他心脑血管疾病的辅助治疗
脂必泰	消痰化瘀、健脾和胃。主治痰瘀互结、气血不利所致的高脂血症。症见头昏、胸闷、腹胀、食欲减退、神疲乏力等
降脂宁	补肝益肾,养血明目。用于肝肾阴虚型高血脂
脂脉康 (降脂灵)	消食,降脂,通血脉,益气血。用于瘀浊内阻、气血不足所致的动脉硬化症、高血脂症
丹田降脂丸	活血化瘀,健脾补肾。能降低血清脂质,改善微循环。用于高脂血症

三、用药注意事项

在降脂治疗开始应该每6周监测血脂水平直到LDL-C达标,在坚持生活方式改变且患者血脂水平稳定时这种监测的间隔间期可以延长至6~12个月。应用他汀取得预期疗效后应继续长期应用,才能稳定调脂效果,防治心脑血管疾病,如能耐受应避免停用。

建议他汀治疗开始后每4~8周复查肝功能,如无异常,则逐步调整为每6~12个月复查1次。连续检测肌酸激酶呈进行性升高时,应减少他汀剂量或停药。

晚上服用他汀类可增加LDL-C降低幅度,效果更好。而阿托伐他汀和瑞舒伐他汀等长效类药物可在每天任何固定时间服用。

他汀与贝特类药物同时服用,应以中等剂量他汀类和贝特类联用,肌病的发生率较低,不宜在同一时间服用,可于晨起服用贝特类,晚上服用他汀类;或隔日分别交替服用。

他汀类药对胆汁淤积和活动性肝病、不明原因转氨酶持续升高和任何原因肝酶升高超过3倍正常上限、失代偿性肝硬化及急性肝功能衰竭患者禁用。非酒精性脂肪肝病或非酒精性脂肪性肝炎患者,可安全应用他汀类药物。

四、健康指导

血脂异常受饮食及生活方式的影响明显,无论是否进行药物治疗,都必须坚持控制饮食和改善生活方式。在满足每日必需营养需要的基础上控制总能量,建议每日摄入胆固醇<300 mg,尤其是ASCVD等高危患者,摄入脂肪不应超过总能量的20%~30%。脂肪摄入应优先选择富含 n-3 多不饱和脂肪酸的食物(如深海鱼、植物油);合理选择各营养要素的构成比例,建议每日摄入碳水化合物占总能量的50%~65%,碳水化合物摄入以谷类、薯类和全谷物为主;控制体重,维持健康体重(BMI 20.0~23.9kg/m^2);戒烟,限酒;坚持规律的中等强度代谢运动,建议每周5~7次、每次30 min。

? 目标检测

一、最佳选择题

1. 需要考虑原发性脂质异常血症的临床情况是( )。
   A. 血清低密度脂蛋白胆固醇≥5mmol/L   B. 血 T4、T3 水平增高
   C. 血肌酐 200 μmol/L   D. 糖化血红蛋白7.6%
   E. 血清甘油三酯≥2.0mmol/L

2. 调脂最主要目的是预防、治疗( )及其等危症。
   A. 冠心病   B. 糖尿病   C. 肥胖   D. 头痛   E. 脂肪肝

3. ASCVD高危患者LDL-C目标值切点是低于( )。
   A. 1.8   B. 2.6   C. 3.4   D. 4.1   E. 5.2

4. 属于ASCVD的临床情况是( )。
   A. 糖尿病+LDL-C 2.2mmol/L   B. HDL-C 0.8mmol/L
   C. LDL-C 5.6mmol/L   D. 心肌梗死   E. 高血压

5. 高胆固醇血症首选( )。
   A. 鱼油   B. 贝特类   C. 他汀类
   D. 烟酸   E. 胆酸螯合剂

6. 高三酰甘油血症首选( )。
   A. 胆固醇吸收抑制剂   B. 贝特类   C. 他汀类
   D. 烟酸   E. 胆酸螯合剂

7. 对混合型血脂异常,必须联合应用他汀类和贝特类,最佳的给药方法是( )。
   A. 早晨用贝特类,晚上用他汀类   B. 早晨用他汀类,晚上用贝特类
   C. 早晚联合服用他汀类和贝特类   D. 晚上联合服用他汀类和贝特类
   E. 每隔2周交替服用贝特类和他汀类

8. 他汀类药物主要不良反应包括( )。
   A. 肝酶升高   B. 肌病   C. 横纹肌溶解,肾衰竭致死
   D. 胃肠道反应   E. 以上都是

二、配伍选择题

A. 药物治疗开始时，TC≥6.2mmol/L（240mg/dL）

B. 药物治疗开始时，LDL-C≥4.1mmol/L（160mg/dL）

C. 药物治疗开始时，TG≥2.3mmol/L（200mg/dL）

D. 治疗目标值，LDL-C＜3.4mmol/L

E. 治疗目标值，LDL-C＜2.6mmol/L

9. 对血脂异常的中危患者，TC 开始调脂治疗的值是（   ）。

10. 对血脂异常的中危患者，LDL-C 开始调脂治疗的值是（   ）。

11. 对血脂异常的中危患者，LDL-C 调脂治疗的目标值是（   ）。

12. 对血脂异常的高危患者，LDL-C 调脂治疗的目标值是（   ）。

三、多项选择题

13. 中国成人血脂异常防治指南中，用于评价血脂异常危险分层除血脂异常外，还有（   ）等危险因素。

A. 高血压　　　B. 吸烟　　　C. 年龄　　　D. 糖尿病　　　E. ASCVD

14. 临床上血脂检测的基本项目有（   ）。

A. 总胆固醇（TC）　　　　　　　B. 甘油三酯（TG）

C. 高密度脂蛋白胆固醇（HDL-C）　D. 低密度脂蛋白胆固醇（LDL-C）

E. 极低密度脂蛋白胆固醇（VLDL-C）

四、血脂异常的问病荐药技能训练

分析下列案例，完成附录二"问病荐药技能训练作业单"。同时两人一组，分别扮演顾客和药师，进行问病荐药模拟训练。

（1）患者，男，44 岁，血脂检查结果 TG 3.37mmol/L，TC 6.55mmol/L，LDL-C 4.21mmol/L，HDL-C 1.16mmol/L。无高血压，无其他疾病，不吸烟。

（2）患者，女，60 岁，胸闷、心前区阵发性疼痛，头晕，经医院检查诊断为冠心病、脑动脉硬化、颈动脉斑块，曾用过脂必泰，血脂检查结果 TG 1.43mmol/L，TC 5.40mmol/L，LDL-C 3.12mmol/L，HDL-C 1.34mmol/L。

第十一节　高尿酸血症与痛风用药指导

知识目标

掌握痛风的病因、临床症状、常用化学合成药和中成药；掌握痛风的用药注意事项和健康指导。

技能目标

会进行高尿酸血症和痛风的初步判断；能说出高尿酸血症和痛风的常用药物及其特点和用法；能对高尿酸血症和痛风患者进行健康指导。

素质目标

树立对患者负责、全心全意服务患者的职业道德,提高安全、合理用药意识,加强健康宣传教育,提高公众的预防保健意识。

案例导入

孙先生左侧脚踝近日突然红肿疼痛起来,行走时疼痛加重。他路过药店,便走进去询问。孙先生说自己体检时尿酸值正常,他打算买一些抗菌的消炎药。作为店员,你应该给孙先生哪些建议?

第二天,孙先生去医院,确诊为痛风。对于痛风患者生活方面的注意事项,医生说得并不详细,为此孙先生又到药店请教。店员应该给孙先生哪些建议?

高尿酸血症和痛风是一种常见的慢性、代谢性疾病,其发病率近年来呈现明显上升和年轻化趋势,且男性发病率高于女性。高尿酸血症是痛风发作的重要基础,痛风不仅导致关节的剧烈疼痛,严重影响人们生活和心理健康,还会损伤肾脏,严重者可并发肾功能衰竭、心脑血管疾病,最终可能危及生命。高尿酸血症和痛风患者的用药主要包括抗炎镇痛药和降尿酸药,服药同时应定期进行尿酸、肾功能等监测,并应进行合理的生活方式管控,以控制症状、减少并发症发生。

一、问病

1. 高尿酸血症与痛风的定义

无论男性还是女性,非同日 2 次血尿酸水平超过 $420\mu mol/L$,称之为高尿酸血症。高尿酸血症常由嘌呤代谢紊乱和(或)尿酸排泄减少导致。

痛风是指因血尿酸含量过高而沉积在关节、组织中造成多种损害的一组疾病,异质性较强,严重者可并发心脑血管疾病、肾功能衰竭,最终可能危及生命。

高尿酸血症是痛风发作的重要基础,痛风患者在其发病过程中必在某一阶段有高尿酸血症表现,但部分患者急性发作时血尿酸水平不高。

2. 高尿酸血症与痛风的病因

痛风及高尿酸血症根据病因主要分为原发和继发两大类。继发性的病因有以下几方面:①血液系统疾病:如急慢性白血病、红细胞增多症、多发性骨髓瘤、溶血性贫血、淋巴瘤及多种实体肿瘤化疗时,由于细胞内核酸大量分解而致尿酸产生过多。②各类肾脏疾病:由于肾功能不全、肾小管疾病造成尿酸排泄减少而使血尿酸增高。③服用某些药物:常见为利尿剂(如氢氯噻嗪、呋塞米等)、复方降压片、吡嗪酰胺等抗结核药、抗帕金森病药物、小剂量阿司匹林(75~300 mg/d)、维生素 B_{12}、烟酸、细胞毒性化疗药物、免疫抑制剂(他克莫司、环孢素 A、硫唑嘌呤)等。④有机酸产生过多,抑制尿酸排泄:乳酸酸中毒,糖尿病酮症酸中毒,过度运动、饥饿、摄入酒精等。

男女发病诱因有很大差异,男性患者最主要为饮酒诱发,其次为高嘌呤饮食和剧烈运动;女性患者最主要为高嘌呤饮食诱发,其次为突然受冷和剧烈运动。此外,女性体内雌激素水平高，雌激素有利于尿酸的排泄，故女性血尿酸正常范围值比男性低，痛风的发生概率也低。但绝经后女性因雌激素水平下降，此时男女发病率接近。

3. 高尿酸血症与痛风的病程分期

高尿酸血症与痛风的病程常分为以下四个阶段：①无症状的高尿酸血症；②急性痛风性关节炎；③间歇期；④慢性痛风石及慢性痛风性关节炎。此外，长期高尿酸血症患者还可出现肾脏损害，包括慢性尿酸盐肾病、肾结石等。

4. 高尿酸血症与痛风的初步诊断

痛风的诊断目前推荐采用2015年美国风湿病学会（ACR）/欧洲抗风湿病联盟（EULAR）的分类标准。对于有或曾有急性关节炎，同时存在心血管疾病和高尿酸血症的男性成人患者，若具有经典"痛风足"组征，应考虑痛风的临床诊断。传统的"痛风足"典型临床征象包括：足或踝关节的单关节炎（尤其是第一跖趾关节）；既往曾有类似急性关节炎发作；关节肿痛症状出现急剧；关节局部红斑。

5. 高尿酸血症与痛风的问病

（1）询问发病部位 尤以足部第一跖趾关节为重，其次累及指、趾关节和腕、踝、膝、肘关节。初期多为单个关节发炎，继而累及多个关节，但肩、髋、脊椎等关节则较少发病。

（2）询问发病情况 是否夜间或清晨突发关节剧痛，有关节肿大、肥厚、畸形、僵硬；出现大痛风石时，关节常溃烂，由伤口排出尿酸盐结晶；耳垂、耳轮、手指、肘部等处也常有痛风石。

（3）询问是否有诱因 酗酒、过饱、进食动物内脏或海鲜、疲劳、寒冷、走路过多、局部创伤等。

（4）询问血尿酸水平 是否检测过血尿酸，是否就医诊断过。

（5）询问有无家族史 注意询问既往情况、用药情况。

（6）询问病史 痛风患者如病程较长，则可能因尿酸盐结晶而引起尿路结石、肾绞痛，表现为夜尿多、血尿、肾功能不全等。

二、荐药

1. 高尿酸血症与痛风用药（见表2-37）

表2-37 高尿酸血症与痛风用药

类别	作用与用途	不良反应
秋水仙碱	抑制粒细胞浸润和白细胞趋化（向炎症部位移动），抑制前列腺素、白三烯、IL-6等炎性因子的释放，从而控制疼痛、肿胀及炎症反应。用于痛风的急性期、急性发作和预防	不良反应与剂量大小有明显相关性。胃肠道症状：腹痛、腹泻、呕吐及食欲不振；肾损伤；血尿、少尿、肾衰竭；长期使用致骨髓造血功能抑制
非甾体抗炎药 吲哚美辛、双氯芬酸、萘普生、布洛芬、美洛昔康、萘丁美酮	抑制环氧合酶COX-1和COX-2的活性，减少前列腺素的合成从而抑制炎性反应、缓解疼痛。其中昔康类药对COX-2的抑制作用比对COX-1的抑制作用强。萘丁美酮是非酸性非甾体抗炎药，对胃黏膜刺激性小。用于痛风的急性期和急性发作	致胃溃疡、十二指肠溃疡及出血等胃肠道反应，肝肾功能损伤。痛风合并肾功能不全患者建议慎用或禁用

续表

类别	作用与用途	不良反应
非甾体抗炎药 塞来昔布 依托考昔	选择性抑制环氧合酶 COX-2 的活性,可避免胃肠道损害。正在服用阿司匹林、抗凝药物、高龄或既往有胃肠损害等情况使用本类药物。用于痛风的急性期和急性发作	促进血栓形成,存在心血管不良反应风险。有心肌梗死、脑梗死病史患者避免使用
糖皮质激素 地塞米松片 泼尼松龙(强的松) 甲泼尼龙	快速抑制炎性反应过程,控制急性症状	短期单用糖皮质激素,安全性良好。较大剂量易引起糖尿病、消化道溃疡和库欣综合征,并发感染等
抑制尿酸生成药 非布司他 别嘌醇	抑制尿酸生成。非布司他的抑酸作用更强大持久,更安全	非布司他:可能出现贫血、血小板减少性紫癜、白细胞增多等、心绞痛、心房颤动、心悸、心律不齐等心血管不良反应。别嘌醇:可能出现皮疹、超敏反应、剥脱性皮炎或紫癜性病变等,严重者可发生致死性剥脱性皮炎
促进尿酸排泄药 苯溴马隆 丙磺舒	减少肾小管对尿酸盐的重吸收,使尿酸排出增加,以促进尿酸结晶的重新溶解	少见尿频、肾结石、肾绞痛、皮疹、瘙痒、脓疱等
碱化尿液药 碳酸氢钠 枸橼酸氢钾钠	增加尿液 pH,预防和溶解尿酸性肾结石。与其他药物相隔 1~2h 服用	碳酸氢钠可致胀气、胃肠道不适,长期应用需警惕血钠升高及高血压

2. 痛风的中医辨证用药

痛风属中医的"痹症"范畴,病位主要在脾、肾两脏,病因多为先天禀赋不足,引起脾失健运,从而脾肾功能发生失调,久之形成气滞血瘀,伤及肝脏,可谓"本虚标实"。分四型辨治。

(1) 湿热蕴结

【症状】下肢小关节红肿热痛、拒按,触之局部灼热,得凉则舒,伴发热口渴,心烦不安,小便黄,舌红,苔黄腻,脉滑数。

【治疗原则】清热利湿,通络止痛。

【中成药】四妙丸和痛风定胶囊、痛风舒片。

(2) 瘀热阻滞

【症状】关节红肿刺痛,局部肿胀变形,屈伸不利,肌肤色紫暗,按之稍硬,病灶周围或有硬结,肌肤干燥,皮色暗黑,舌质紫暗或有瘀斑,苔薄黄。

【治疗原则】清热利湿,化瘀通络。

【中成药】复方伸筋胶囊和新癀片。

(3) 痰浊阻滞

【症状】关节肿胀,甚则关节周围漫肿,局部酸麻疼痛,伴有目眩,面浮足肿,胸脘痞闷,舌胖质暗,苔白腻。

【治疗原则】健脾化痰,祛湿通络。

【中成药】香砂六君丸和舒筋活血片。

(4) 肝肾阴虚

【症状】病久屡发，关节痛，局部关节变形，昼轻夜重，肌肤麻木不仁，步履艰难，筋脉拘急，屈伸不利，头晕耳鸣，颧红口干，舌红少苔。

【治疗原则】补益肝肾，通络止痛。

【中成药】杞菊地黄丸和益肾祛痛丸。

三、用药注意事项

1. 抗炎镇痛治疗

痛风急性发作期，及早（一般在24h以内）使用非甾体抗炎药（NSAIDs）、秋水仙碱和糖皮质激素进行抗炎止痛治疗。推荐首先使用NSAIDs缓解症状。其中选择性环氧合酶2（COX-2）抑制剂能减少胃肠道损伤等副作用，可用于有消化道高危因素的患者。对NSAIDs有禁忌的患者，建议单独使用低剂量秋水仙碱。对NSAIDs和秋水仙碱不耐受的急性发作期痛风患者，短期单用糖皮质激素。痛风急性发作累及多关节、大关节或合并全身症状的患者需使用糖皮质激素。对一种药物疗效差的患者，建议两种抗炎镇痛药物联合治疗，如小剂量秋水仙碱与NSAIDs或小剂量秋水仙碱与全身糖皮质激素联用。

2. 起始降尿酸药物治疗的时机和控制目标

① 《中国高尿酸血症与痛风诊疗指南（2019）》建议无症状高尿酸血症患者出现下列情况时进行起始降尿酸药物治疗：血尿酸水平$\geq$540μmol/L或血尿酸水平$\geq$480μmol/L且有下列合并症之一，高血压、脂代谢异常、糖尿病、肥胖、脑卒中、冠心病、心功能不全、尿酸性肾石病、肾功能损害（$\geq$CKD2期）。无合并症者，建议血尿酸控制在<420μmol/L；伴合并症时，建议血尿酸控制在<360μmol/L。

② 《中国高尿酸血症与痛风诊疗指南（2019）》建议痛风患者血尿酸$\geq$480μmol/L时，开始降尿酸药物治疗。血尿酸$\geq$420μmol/L且合并下列任何情况之一时起始降尿酸药物治疗：痛风发作次数$\geq$2次/年、痛风石、慢性痛风性关节炎、肾结石、慢性肾脏疾病、高血压、糖尿病、血脂异常、脑卒中、缺血性心脏病、心力衰竭和发病年龄<40岁；建议痛风患者控制血尿酸<360μmol/L；合并上述情况之一时控制血尿酸水平<300μmol/L。建议痛风急性发作完全缓解后2～4周开始降尿酸药物治疗，正在服用降尿酸药物的痛风急性发作患者不建议停用降尿酸药物。抑制尿酸生成药和促进尿酸排泄药在痛风急性发作期禁用。

③ 高尿酸血症与痛风患者晨尿pH<6.0，尤其是正在服用促尿酸排泄药物时需给予碳酸氢钠或柉檬酸合剂，使尿液的pH调节在6.2～6.9，以增加尿中尿酸溶解度。切忌过度碱化，尿pH过高增加磷酸钙和碳酸钙等结石形成风险。使用促尿酸排泄的药物治疗期间需大量饮水以增加尿量，促进尿酸排泄，避免排泄尿酸过多而在泌尿系统形成结石。

④ 所有降尿酸药物应从小剂量起始，每4周左右检测血尿酸，并酌情缓慢递增剂量直到血尿酸达标。

3. 高尿酸血症与痛风患者合并症的药物选择

① 高尿酸血症与痛风患者合并高血压，降压药物首选氯沙坦、氨氯地平，在降压的同时兼有降尿酸作用，并可降低痛风发作风险。排钾利尿剂、β受体阻滞剂、血管紧张素转化

酶抑制剂和非氯沙坦血管紧张素Ⅱ受体阻滞剂均明显增加痛风发生风险。

② 高尿酸血症与痛风患者合并高三酰甘油血症时，调脂药物首选非诺贝特；合并高胆固醇血症患者，调脂药物首选阿托伐他汀钙。二者能促进尿酸排泄，降低尿酸水平。

③ 高尿酸血症与痛风患者合并糖尿病时，目前已明确具有降尿酸作用的降糖药物主要有α-糖苷酶抑制剂、胰岛素增敏剂、二肽基肽酶4（DPP-4）抑制剂、钠-葡萄糖协同转运蛋白2（SGL-2）抑制剂和二甲双胍等。胰岛素可促进肾近端小管尿酸重吸收，使血尿酸水平升高。

四、健康指导

应告知高尿酸血症和痛风患者以下健康常识和健康行为：

① 避免发作诱因并保持生活规律，如应避免高嘌呤饮食、酒精、外伤、劳累、寒冷、应激、手术、腹泻、脱水等；尽量避免使用升高尿酸的药物。

② 定期监测血尿酸水平；监控血压、血糖、血脂等危险因素。

③ 坚持服药，注意药物不良反应。

④ 树立正确的饮食观念，饮食管理不能代替药物治疗，但可能减少药物剂量。需明确告知患者避免、限制和鼓励的食物种类。高尿酸血症和痛风患者的饮食建议见表2-38。

表2-38 高尿酸血症和痛风患者的饮食建议

饮食建议	内容
避免摄入	动物内脏 甲壳类 浓肉汤和肉汁 酒（急性发作期和慢性痛风石者）
限制摄入	红肉 鱼 含果糖和蔗糖的食品 酒（尤其是啤酒和烈性酒），酒精总量男性<28 g/d，女性<14 g/d（14g纯酒精约合1个酒精单位）
鼓励摄入	脱脂或低脂奶制品（300mL/d） 鸡蛋（1个/d） 新鲜蔬菜（500g/d） 低升糖指数谷物（粗粮、豆类） 饮水>2000mL/d（包括茶和咖啡）

⑤ 建议每日饮水量维持在2L以上，应避免饮用含果糖饮料或含糖软饮料、果汁和浓汤，可以饮用水、茶或不加糖的咖啡。

⑥ 合理控制体重。

⑦ 指导痛风性关节炎急性发作期患者合理休息与进行长收缩锻炼关节周围肌肉等；非急性发作期应进行运动锻炼及关节功能康复训练；关节功能受限严重的患者，建议到康复科就诊，进行关节周围肌肉训练和关节活动度训练。

目标检测

一、最佳选择题

1. 下列关于原发性痛风不正确的是（   ）。
   A. 多见于中老年男性   B. 女性多在更年期后发病
   C. 多有家族史   D. 急性发作时，血尿酸一定高于正常
   E. 常与肥胖、高血压、高血脂伴发

2. 男性，62岁，饮酒后夜间突发左足背、第一跖趾关节剧烈疼痛1天，无发热，检查发现关节局部红肿、皮温高，化验血尿酸570μmol/L。该患者最可能诊断是（   ）。
   A. 痛风   B. 化脓性关节炎
   C. 类风湿性关节炎   D. 银屑病关节炎
   E. Reiter综合征

3. 痛风患者的自然病程及临床表现大致可分为下列哪几期（   ）。
   A. 无症状的高尿酸血症期   B. 急性痛风性关节炎发作期
   C. 痛风发作间歇期   D. 慢性痛风性关节炎
   E. 以上都是

4. 血中尿酸水平的正常值为（   ）。
   A. 男性<380mmol/L，女性<340mmol/L
   B. 男性<400mmol/L，女性<350mmol/L
   C. 男性<420mmol/L，女性<360mmol/L
   D. 男性<440mmol/L，女性<370mmol/L
   E. 男性<460mmol/L，女性<380mmol/L

5. 男，49岁，饮酒后6h出现左足关节剧烈疼痛，伴红肿。既往发作过2次，每次发作4~6天可自行缓解，曾用过抗生素治疗效果不明显。最可能的诊断是（   ）。
   A. 风湿性关节炎   B. 急性痛风性关节炎
   C. 类风湿性关节炎   D. 强直性脊柱炎
   E. 骨关节炎

6. 男，67岁，平素体健，饮酒多年，体检发现血尿酸520μmol/L，进一步处理不恰当的是（   ）。
   A. 复查血尿酸   B. 建议多饮水，戒酒
   C. 低嘌呤饮食   D. 进一步寻找高尿酸血症病因及相关因素
   E. 立即给予别嘌醇降尿酸

7. 男，58岁，近1年内发作了2次急性痛风性关节炎，目前无症状，化验血肌酐271mmol/L，血尿酸615μmol/L，最恰当的药物治疗是（   ）。
   A. 别嘌醇   B. 苯溴马隆
   C. 碳酸氢钠+苯溴马隆   D. 别嘌醇+苯溴马隆
   E. 丙磺舒

8. 痛风急性发作期禁用（   ）。
A. 碳酸氢钠　　　B. 别嘌醇　　　C. 布洛芬　　　D. 萘普生　　　E. 泼尼松

二、配伍选择题
A. 可致肝损害　　　　　　　　B. 可诱发高热
C. 以防发生转移性痛风　　　　D. 加重骨髓抑制作用
E. 可引起血尿酸水平升高

9. 痛风急性期不宜用阿司匹林镇痛的原因是（   ）。
10. 痛风急性发作者不宜服用苯溴马隆的原因是（   ）。

三、多项选择题
11. 关于痛风的预防说法正确的是（   ）。
A. 控制饮食总热量　　　　　　B. 限制饮酒
C. 限制海鲜、动物内脏等摄入　D. 每天饮水至少 2000mL
E. 应用噻嗪类利尿剂增加尿量来促进尿酸排出

12. 痛风的临床表现有（   ）。
A. 尿酸性尿路结石　　　B. 痛风石及慢性关节炎　　　C. 痛风肾病
D. 第一跖趾关节疼痛　　E. 踝关节疼痛

四、高尿酸血症与痛风的问病荐药技能训练
分析下列案例，完成附录二"问病荐药技能训练作业单"。同时两人一组，分别扮演顾客和药师，进行问病荐药模拟训练。

（1）患者，男，45 岁，痛风 2 年，现右侧足大趾关节疼痛发作，用双氯芬酸钠效果一般，应如何荐药？如何进行用药指导？

（2）患者，男，40 岁，平素喜肉、海鲜、啤酒，爱打篮球。足大趾肿痛反复发作，查血尿酸 506μmol/L，诊断为痛风。

（3）患者，62 岁，左侧足大趾及踝关节疼痛，局部发热红肿，查肌酐 101μmol/L，尿酸 575μmol/L，并有糖尿病、高血压病史。

第十二节　常见皮肤病的用药指导

知识目标
掌握湿疹、荨麻疹、痤疮、足癣、疱疹的临床表现和常用化学合成药和中成药；掌握湿疹、荨麻疹、痤疮、足癣、疱疹的用药注意事项和健康指导。

技能目标
会进行湿疹、荨麻疹、痤疮、足癣、疱疹的基本判定；能准确荐药并能进行用药交代和健康指导。

素质目标
培养善于比较分析的学习能力，培养严谨细致的工作作风；树立安全用药意识和责任意识。

案例导入

患者，女，45岁，春季起病，全身红色风团3天。3天前晚饭时曾饮酒，1h后出现全身皮肤瘙痒，随后出现红色风团，散在分布于躯干、四肢、颜面部，瘙痒剧烈，半小时后自行消退。消退后不留痕迹，颜面部有抓痕，出现皮肤划痕征。问患者所患何病？如何荐药？

皮肤病是指发生在皮肤和皮肤附属器官的疾病，皮肤病种类繁多，且通常可体现出多种内脏发生的疾病。而引起皮肤病的原因也很多，如感染因素可引起麻风、疥疮、真菌病、皮肤细菌感染等，此类疾病常具有传染性。皮肤病不但影响身体健康，还会引起恐慌与社会歧视。本章重点学习常见皮肤病如湿疹、荨麻疹、痤疮、足癣、疱疹的问病荐药与用药指导。

一、问病

1. 湿疹

湿疹是由多种内外因素引起的一种具有明显渗出倾向的炎症性皮肤病，伴有明显瘙痒，易复发。其特点为多形性、对称性。根据皮损表现，湿疹有急性、亚急性、慢性之分，湿疹的类型及临床表现见表2-39。

表2-39　湿疹类型及临床表现

湿疹类型	主要症状	伴随症状
急性湿疹 （图2-2）	呈多形性，为红斑基础上针头至粟粒大小的丘疹、丘疱疹或小水疱，搔抓后可出现糜烂、渗出，皮疹常可融合成片，病变中心较重，逐渐向周围蔓延，界限不清晰	当合并感染时可形成脓疱、脓液渗出、结脓痂，局部淋巴结可有肿大。感染严重时多伴有发热等全身症状，瘙痒剧烈时，搔抓、热水烫洗可加重皮损
亚急性湿疹 （图2-3）	多由急性湿疹的炎症减轻或适当处理后，经较长时间发展而成，皮损以小丘疹、结痂和鳞屑为主	可伴有轻度浸润，自觉瘙痒程度剧烈
慢性湿疹 （图2-4）	以患处皮肤增厚、浸润、色素沉着、表面粗糙、覆鳞屑为主，患者自觉明显瘙痒，呈阵发性	可有不同程度的苔藓样变，或因搔抓而结痂，病情时轻时重，迁延难愈，易复发

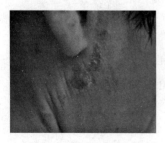
图2-2　耳后急性湿疹

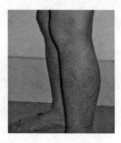
图2-3　亚急性湿疹

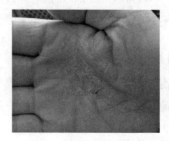
图2-4　手掌部慢性湿疹

2. 荨麻疹

荨麻疹，俗称风疹块、风团、风疙瘩，是一种常见的过敏性皮肤病。荨麻疹临床表现为风团和（或）血管性水肿，发作形式多样，风团的大小和形态不一，多伴有瘙痒。病情严重的急性荨麻疹还可伴有发热、恶心、呕吐、腹痛、腹泻、胸闷及喉梗阻等全身症状。见图2-5～图2-10。

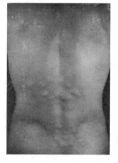
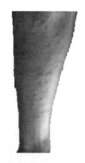
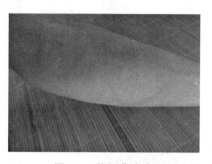

图2-5　急性荨麻疹　　　图2-6　慢性荨麻疹　　　图2-7　热性荨麻疹

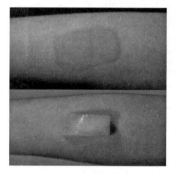
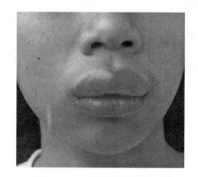
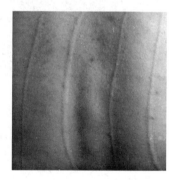

图2-8　冷性荨麻疹　　　图2-9　口唇部巨大荨麻疹　　　图2-10　人工荨麻疹

荨麻疹的病因依据来源不同通常分为外源性和内源性。外源性原因多为一过性，如物理因素（摩擦、压力、冷、热、日光照射等）、食物（动物蛋白如鱼虾类、蛋类等，蔬菜或水果类如柠檬、芒果、番茄等，以及酒、饮料等）、腐败食物、食品添加剂、药物（磺胺类、血清制剂、各种疫苗等）、植入物（心脏瓣膜、骨科用钢板或钢钉、节育器等）等；内源性原因多为持续性，包括慢性隐匿性感染、劳累、维生素D缺乏或精神紧张、自身免疫反应以及慢性疾病如风湿热、系统性红斑狼疮、甲状腺疾病、淋巴瘤、白血病、炎症性肠病等。

3. 痤疮

痤疮是一种发生在皮肤毛囊皮脂腺的自限性疾病，俗称粉刺、壮疙瘩，通常是指寻常型痤疮，可发生于各个年龄阶段，但以青春期发病为多，直至20多岁才缓慢停止，少数人延迟至30多岁，又称青春痘。

痤疮好发于前额、颜面、胸背上部和肩胛部等皮脂腺发达的部位。痤疮的损害可以是非炎症性或炎症性的。非炎症性损害为闭合性粉刺（白头）或开放性粉刺（黑头）。开放性粉刺上的黑色素沉着是皮脂和黑色素被氧化的结果，而不是人们通常认为的污垢。炎症性损害表现为红斑、脓疱、丘疹、结节和囊肿。见图2-11～图2-14。

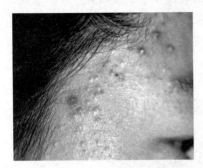
图2-11　轻度痤疮Ⅰ

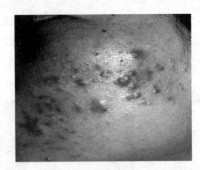
图2-12　中度痤疮Ⅱ

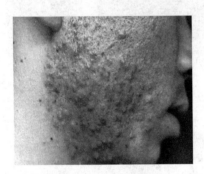
图2-13　中度痤疮Ⅲ

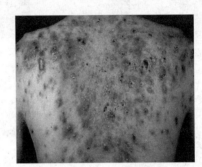
图2-14　重度痤疮Ⅳ

中医认为痤疮可分为肺经风热证、胃肠湿热证、痰湿瘀滞证三种证型。

(1) 肺经风热证　面部粟疹累累，色红，疼痛，或有脓疱，伴有口干渴，大便秘结，小便短赤。

(2) 胃肠湿热证　颜面部、胸背部皮肤油腻，皮疹红肿疼痛，伴有口臭，便秘，小便黄。

(3) 痰湿瘀滞证　皮疹颜色暗红，以结节、脓肿、囊肿、瘢痕为主，或见有窦道，经久难愈；伴有纳呆腹胀。

4. 足癣

足癣又称脚癣，是发生于脚掌、趾间皮肤的浅部真菌感染，其传播方式主要有两种：一是直接接触足癣患者；二是使用足癣者的鞋袜、日常用品。另外，公共浴池是传播足癣的主要场所，如共用澡盆、澡池、浴巾和拖鞋，如不进行彻底的消毒，极易感染足癣。诱发足癣的因素很多，如多汗者、妊娠期妇女、肥胖者、足部皮肤损伤、糖尿病患者以及长期服用抗生素、肾上腺皮质激素、免疫抑制剂使菌群失衡，易发生浅表性真菌感染。

不同类型的足癣临床表现各有差异，比较常见的症状包括：皮肤角化、鳞屑、脱皮增多，干燥开裂；局部皮肤起水疱，趾间浸渍、糜烂、渗液；伴有瘙痒，局部细菌感染患者还可伴有烧灼、疼痛感。如图2-15、图2-16。

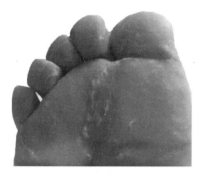 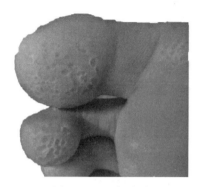

图 2-15　足癣-脱皮增多　　　　　　　图 2-16　足癣-水疱

5. 疱疹

疱疹是人疱疹病毒（HHV）感染引起皮肤、黏膜改变为主的一类疾病。临床上常见的有单纯疱疹、水痘和带状疱疹等疾病。

(1) 单纯疱疹　单纯疱疹是由单纯疱疹病毒（HSV）引起的一种常见皮肤病，以簇集性水疱为主要特征。原发感染后，病毒在神经节潜伏终身，在日晒、发热、受凉、劳累、月经期间、免疫功能低下等情况下可能复发，潜伏感染和反复发作是本病的重要特征。

单纯疱疹主要分两型，单纯疱疹病毒 1 型（HSV-1）多在幼儿期感染，主要通过接触传播，多引起腰以上皮肤疱疹、口腔疱疹及角膜结膜炎，好发于皮肤黏膜交界处，特别以口角、唇缘、鼻孔周围多见，如图 2-17。单纯疱疹病毒 2 型（HSV-2）多发生于成年人，主要通过性交传播，侵犯泌尿生殖道，多引起腰以下皮肤疱疹及外生殖器疱疹。

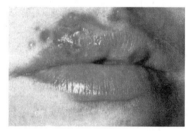

图 2-17　单纯疱疹（唇部）

(2) 带状疱疹　带状疱疹是由水痘-带状疱疹病毒引起。发疹前有轻度乏力、低热、食欲不振等全身症状，患处皮肤自觉灼热感或神经痛，触之有明显的痛觉敏感，也可无前驱症状即发疹。好发部位为肋间神经（占 53％）、颈神经（20％）、三叉神经（15％）及腰骶部神经（11％）。患处先出现潮红斑，很快出现粟粒至黄豆大小丘疹，成簇状分布而不融合，继而迅速变为水疱。水疱干涸、结痂脱落后留有暂时性淡红斑或色素沉着。皮损沿某一周围神经区域呈带状排列，多发生在身体的一侧，一般不超过正中线。病程一般 2～3 周，老年人为 3～4 周。神经痛为主要症状，可在发疹前、发疹时以及皮损痊愈后出现。疼痛可为钝痛、抽搐痛或跳痛，常伴有烧灼感，多为阵发性，也可为持续性。老年、体弱患者疼痛较为剧烈。30％～50％的带状疱疹后神经痛持续超过 1 年，部分病程可达 10 年或更长。

6. 问病要点（见表2-40）

表2-40 常见皮肤病问病要点

问病内容	问病目的
病变部位 病灶形态 病灶是否有感染 发病诱因 发病时间 病程长短	初步判断疾病类型，判断推荐的药物类型。 湿疹可以发生于全身任一部位，多形态，对称性； 荨麻疹多与食物、药物、感染等刺激有关，高出皮肤表面，呈大小和形态不一的红斑、风团，伴有水肿； 痤疮好发于颜面、前额，青春期发病较多； 足癣发生于脚掌、趾间皮肤，有脱皮、角化、鳞屑、开裂、水疱、浸渍、糜烂、渗液等症状； 单纯疱疹为簇集性水疱，好发于皮肤黏膜交界处和生殖器官；带状疱疹为沿神经走向分布的带状水疱，伴疼痛

二、荐药

皮肤科用药主要有内服、外用之分，不同药物的作用与用途不同，可根据患者病因、病损的不同情况酌情选择。外用药若使用适当，可促使症状减轻，促进痊愈，否则可能使病理过程加剧。霜剂为皮肤病治疗的主要剂型，使用方便，涂擦后容易渗入皮肤；软膏剂为挥发性剂型，多用于润滑皮肤，对肥厚痂皮、苔藓化、堆积型鳞屑效果更好，对糜烂性、开放性损伤比霜剂的刺激性更小，渗透作用更强；洗剂可使急性炎性、渗出性损害凉爽、干燥；粉剂则常用于保护间擦区，如腋窝、腹股沟等，能够使浸润皮肤干燥，并吸收水分减轻摩擦；酊剂、涂剂则可在外用时快速挥发，留下主要活性成分发挥治疗作用。皮肤病常用药物见表2-41。

表2-41 皮肤病常用药物

药物种类	常用药物	作用与用途	不良反应与禁忌
抗组胺药	异丙嗪、苯海拉明、赛庚啶、氯苯那敏、氯雷他定、咪唑斯汀、依巴斯汀、西替利嗪	抗过敏。用于湿疹、荨麻疹、药疹、接触性皮炎等	口服制剂常见镇静、嗜睡、乏力等，服药期间应避免驾驶车、船和高空作业。第二代抗组胺药中枢抑制作用弱
外用糖皮质激素药	弱效：醋酸氢化可的松；中效：醋酸地塞米松、丁酸氢化可的松、曲安奈德；强效：糠酸莫米松、二丙酸倍氯米松、氟轻松、哈西奈德；超强效：丙酸氯倍他索、卤米松	抗炎、抗过敏、免疫抑制及抗增生。用于过敏性、非感染性炎症性皮肤病，如湿疹、神经性皮炎、脂溢性皮炎等	可加重用药局部皮肤感染、皮肤萎缩、毛细血管扩张、接触性皮炎、色素沉着或减退、多毛等。不能用于皮肤溃疡或有皮肤萎缩的部位；不能用于局部有明显细菌、真菌及病毒感染的疾病；不宜长期、大面积使用
钙调磷酸酶抑制剂	他克莫司软膏、吡美莫司软膏	抑制局部的皮肤免疫反应，用于亚急性、慢性湿疹	不良反应主要为局部烧灼和刺激感，大部分患者可随用药时间延长而逐步消失。长期使用不会引起皮肤屏障破坏、皮肤萎缩等不良反应
抗角化药	维A酸乳膏、异维A酸、阿达帕林凝胶、维胺酯维E乳膏	改善毛囊皮脂腺导管角化、溶解微粉刺和粉刺、抗炎、预防和改善痤疮炎症后色素沉着和痤疮瘢痕等。用于轻、中度寻常型痤疮。异维A酸对结节状痤疮有效	常见不良反应为红斑、皮肤干燥、脱屑、瘙痒、灼伤或刺激。对相应药物过敏者、妊娠及哺乳期妇女禁用，眼部、急性或亚急性皮炎、湿疹类皮肤病禁用维A酸

续表

药物种类	常用药物	作用与用途	不良反应与禁忌
角质软化剂	水杨酸软膏、尿素软膏	具有角质溶解、软化作用,用于头癣、足癣及局部角质增生症	水杨酸软膏可有刺激感或接触性皮炎。大面积使用吸收后可出现水杨酸全身中毒症状
抗菌药	克林霉素磷酸酯凝胶、红霉素软膏、莫匹罗星软膏、过氧苯甲酰凝胶	过氧苯甲酰凝胶,可杀灭痤疮丙酸杆菌,用于寻常痤疮,其他用于感染性皮肤病。	偶见局部刺激、接触性皮炎等。外用抗生素易诱导细菌耐药,不推荐单独或长期使用。过氧苯甲酰避免接触毛发和织物,以免脱色
抑菌药	0.1%依沙吖啶溶液、夫西地酸软膏、3%硼酸	对细菌和真菌有弱的抑制作用,刺激性小,用于感染性皮肤病	偶可引起过敏反应
抗真菌药	克霉唑、联苯苄唑、特比萘芬、环吡酮胺	抗真菌,用于手癣、足癣、体癣等浅部真菌感染及皮肤念珠菌病	偶见局部刺激、接触性皮炎等,对相应药物过敏者禁用
抗病毒药	阿昔洛韦、伐昔洛韦、泛昔洛韦	抑制病毒复制。用于单纯疱疹、带状疱疹	对相应药品有过敏史者禁用。肝、肾功能异常者需慎用
神经营养类药	甲钴胺、维生素 B_1、维生素 B_{12}	缓解神经炎症与神经痛。用于带状疱疹引起的神经痛	甲钴胺偶有皮疹、食欲不振、恶心、呕吐、腹泻
镇痛药	对乙酰氨基酚、卡马西平、普瑞巴林、加巴喷丁、阿米替林	用于带状疱疹伴发的神经痛。对乙酰氨基酚用于轻中度疼痛者,卡马西平用于严重的后遗神经痛患者,普瑞巴林用于中重度疼痛者	卡马西平、普瑞巴林较常见的不良反应是中枢神经系统的反应,表现为视物模糊、复视、眼球震颤等
中成药	栀子金花丸	用于痤疮-肺经风热证	尚不明确
中成药	消风止痒颗粒、清痤丸	清热除湿解毒。用于痤疮-胃肠湿热证	尚不明确
中成药	肤痒颗粒、乌蛇止痒丸、当归苦参丸、连翘败毒丸	除湿化痰,活血散结。用于痤疮-痰湿瘀滞证	孕妇禁用
中成药	炉甘石洗剂、复方蛇床子洗剂、复方土槿皮酊、三黄洗剂、硫黄粉剂	抑菌、止痒。炉甘石洗剂还有收敛、保护作用。用于湿疹、癣、痤疮等	偶见皮肤刺激、瘙痒和灼烧感。避免眼、口、鼻等黏膜接触;用药部位出现红肿、瘙痒加重者停就医。不宜用于有渗出患者

三、用药注意事项

1. 湿疹的用药注意事项

湿疹急性期无水疱、糜烂、渗出时,建议使用炉甘石洗剂、糖皮质激素乳膏或凝胶;大量渗出时应选择水溶液湿敷,如3%硼酸溶液、0.1%依沙吖啶溶液;有糜烂但渗出不多时可用氧化锌油剂。亚急性期皮损建议外用氧化锌糊剂、糖皮质激素乳膏。慢性期皮损建议外用糖皮质激素软膏、硬膏、乳剂或酊剂等,可合用保湿剂及角质软化剂,如20%～40%尿素软膏、5%～10%水杨酸软膏等。

外用糖皮质激素制剂是治疗湿疹的主要药物。初始治疗应该根据皮损的性质选择合适强度的糖皮质激素；轻度湿疹建议选弱效糖皮质激素；重度肥厚性皮损建议选择强效糖皮质激素；中度湿疹建议选择中效糖皮质激素。儿童患者、面部及皮肤皱褶部位皮损一般用弱效或中效糖皮质激素即有效。强效糖皮质激素连续应用一般不超过2周，以减少急性耐受及不良反应。钙调磷酸酶抑制剂对湿疹有治疗作用，且无糖皮质激素的副作用，尤其适合头面部及间擦部位湿疹的治疗。

2. 荨麻疹的用药注意事项

荨麻疹治疗首选第二代抗组胺药。急性荨麻疹在明确并祛除病因以及口服抗组胺药不能有效控制症状时，在医师指导下使用糖皮质激素。慢性荨麻疹用第二代抗组胺药治疗有效后，逐渐减少剂量，以达到有效控制风团发作为标准，以最小的剂量维持治疗。治疗疗程一般不少于1个月，必要时可延长至3~6个月或更长时间。第二代抗组胺药常规剂量使用1~2周后不能有效控制症状时，可更换抗组胺药品种，或联合其他第二代抗组胺药以提高抗炎作用，或联合第一代抗组胺药睡前服用以延长患者睡眠时间，或在获得患者知情同意情况下将原抗组胺药提高到原剂量的2~4倍。

3. 痤疮的用药注意事项

维A酸治疗痤疮，用药部位避免强日光照射，宜在夜间睡前用药。使用初期可出现红斑、灼烧、脱屑等反应，继续治疗2~3周后出现效果，一般6周后达最大疗效；与过氧苯甲酰联用在同一时间、同一部位使用时有物理性配伍禁忌，应早晚交替使用，晨起洗漱后用过氧苯甲酰凝胶，晚睡前用维A酸制剂。单独使用维A酸制剂时，浓度应从低到高。

痤疮合并感染，应尽可能使用非抗生素类抗菌药，如过氧苯甲酰制剂，以减少痤疮丙酸杆菌耐药性。如应用某种抗生素有效，可重复使用数个疗程，疗程间歇期配合使用过氧苯甲酰外用制剂。外用抗生素疗程为4~8周，在此基础上一旦无用药指征则需停药。

4. 手、足癣的用药注意事项

尤其是角化型足癣，应推荐口服抗真菌药治疗；对化脓性感染者应同时应用抗生素。使用外用药症状消失后真菌依然存活于皮肤鳞屑、贴身衣物中，遇潮湿温暖环境可复发，故症状消失后依然需要用药1~2周。不可滥用激素类软膏，激素类软膏往往只能暂时缓解症状，但由于抑制免疫作用可加重病情。

5. 带状疱疹的用药注意事项

外用治疗药物以干燥、消炎为主。疱液未破时可外用炉甘石洗剂、阿昔洛韦乳膏；疱疹破溃后可酌情用3%硼酸溶液或1:5000呋喃西林溶液湿敷，或外用0.5%新霉素软膏或2%莫匹罗星软膏等。眼部可外用3%阿昔洛韦眼膏、碘苷（疱疹净）滴眼液，禁用糖皮质激素外用制剂。

四、健康指导

① 湿疹患者应寻找和避免环境中常见的变应原及刺激原，避免各种机械、化学物质刺激，如搔抓、摩擦、毛织物、酸性物质、漂白剂等刺激，及时清除汗液对皮肤的刺激；避免饮酒和辛辣食物；避免过度干燥和高温等刺激，控制环境中致敏物，如尘螨、动物皮屑、花

粉等。急性期患者暂时不要洗澡，病情缓解后不要用烫水洗澡。湿疹患者皮肤屏障功能有破坏，易继发刺激性皮炎、感染及过敏而加重皮损，因此保护屏障功能非常重要，应选用对患者皮肤无刺激的药物，预防并适当处理继发感染。对皮肤干燥的亚急性及慢性湿疹选用合适的保湿润肤剂，建议足量多次使用，沐浴后应该立即使用。

② 痤疮患者应注意皮肤卫生，每晚睡前应用热水、肥皂洗去油腻，对油脂分泌过多者应选用硫磺皂，限制高脂肪、糖类、酒精及辛辣食物的摄入。避免服用含有溴、碘的食物或药物，对伴发炎症的痤疮，不可用手挤压粉刺或丘疹，对面部危险三角区尤应注意，避免加重感染或遗留瘢痕。平时可配合饮用薏米红小豆汤。

③ 真菌性皮肤病可以治愈，但容易复发，正确的预防措施可降低复发，减少传播。家庭成员或宠物有癣病者应积极治疗。不可与患者共用日常生活用品。间擦型足癣患者应尽量保持足部干燥，注意保护创面，避免用水或肥皂洗，不要搔抓。

④ 单纯疱疹具有自限性，患者应避免过度紧张，同时可采用冷敷缓解症状和加速愈合。平时避免与患有疱疹的患者接触，不与他人共用餐具、毛巾等。唇部疱疹结痂后过于干燥者可使用润唇膏。患有带状疱疹的患者皮损疱液或糜烂面含有病毒，穿着宽松衣物，减少摩擦和导致水疱破裂的风险，保持皮损清洁，避免继发细菌感染。避免劳累，保持正常作息与运动，保证足够营养。

？ 目标检测

一、最佳选择题

1. 阿昔洛韦可用于（　　）。
   A. 单纯疱疹　　B. 湿疹　　C. 足癣　　D. 冻疮　　E. 荨麻疹
2. 外用糖皮质激素作用强度的比较，正确的是（　　）。
   A. 地塞米松＞氟轻松＞卤米松　　B. 卤米松＞地塞米松＞氟轻松
   C. 地塞米松＞卤米松＞氟轻松　　D. 卤米松＞氟轻松＞地塞米松
   E. 氟轻松＞卤米松＞地塞米松
3. 痤疮用药中，有漂白毛发作用，不宜用在有毛发部位，接触衣物后也可导致衣物脱色的是（　　）。
   A. 异维 A 酸　　　　　　　　B. 维 A 酸乳膏
   C. 2.5%～10%过氧苯甲酰凝胶　　D. 1%肌醇烟酸酯软膏
   E. 莫匹罗星软膏
4. （　　）不属于抗组胺类药物的适应证。
   A. 湿疹　　B. 冻疮　　C. 荨麻疹
   D. 疱疹　　E. 过敏性皮炎
5. （　　）不属于带状疱疹的建议用药。
   A. 氯苯那敏　　B. 泛昔洛韦　　C. 阿昔洛韦乳膏
   D. 曲马多　　E. 甲钴胺
6. 常发生在足跟、足跖、足旁部，皮肤干燥粗糙、角化过度，皮肤纹理增宽，易发生皲裂,四季皆可发生,以冬季多见或加重的是( )。

A. 疱疹　　　　B. 冻疮　　　　C. 湿疹　　　　D. 荨麻疹　　　　E. 足癣

7. 湿疹治疗原则是积极寻找病因及诱因,避免各种可疑致病因素,对症处理,可内服药物与外用药同时使用,描述是错误的( )。

A. 合并感染及时选用有效的抗菌药物

B. 建议系统性使用激素,但要注意糖皮质激素的不良反应,特别是要注意儿童和老人使用的时间

C. 有渗出液时可根据渗出液的多少选用氧化锌油或3%硼酸溶液冷湿敷

D. 全身治疗时可选用抗组胺药口服

E. 慢性湿疹患者除常规用药外,还应注意合用保湿剂及角质软化剂

8. 皮疹沿神经分布的皮肤病是( )。

A. 药疹　　　　B. 疥疮　　　　C. 接触性皮炎　　　　D. 带状疱疹　　　　E. 荨麻疹

9. 带状疱疹发病与( )有关。

A. 机体抵抗力下降　　　　B. 皮肤温暖　　　　C. 用药史

D. 食用蛋白质食物　　　　E. 遗传

二、配伍选择题

A. 阿昔洛韦　　　　B. 夫西地酸软膏

C. 氢溴酸山莨菪碱　　　　D. 水杨酸软膏

E. 醋酸氢化可的松

10. 属于抑菌药物的是( )。

11. 可用于头癣、足癣及局部角质增生症的是( )。

12. 能够抑制病毒复制的是( )。

13. 能够解除平滑肌痉挛,缓解经期疼痛的是( )。

三、多项选择题

14. 抗真菌药可用于( )。

A. 手癣　　　　B. 带状疱疹　　　　C. 足癣　　　　D. 真菌感染　　　　E. 荨麻疹

四、常见皮肤病的问病荐药技能训练

分析下列案例,完成附录二"问病荐药技能训练作业单"。同时两人一组,分别扮演顾客和药师,进行问病荐药模拟训练。

(1) 患者,男,66岁,四天前出现左侧胁肋部疼痛,2天内相继出现红斑、水疱,沿肋间分布,现左侧胁肋部有水疱,疼痛剧烈,皮损有破溃。

(2) 患者,男,40岁,足部瘙痒,趾间有水疱,腐烂流脓,瘙痒疼痛,气味腥臭,搓破腐白皱皮则显露湿鲜肉,黏水如脂。

(3) 患者,女,19岁,面部有大量丘疹和脓疱,有炎性皮损,总病灶数59个,结节2个,未破溃。

(4) 患者,女,47岁,背部瘙痒,表面有米粒样大小红色丘疹,成片出现,吃鱼虾后加重,有脱屑。

第十三节 常见眼科疾病的用药指导

知识目标

掌握结膜炎、角膜炎、白内障、青光眼、视觉疲劳、睑腺炎、干眼症等的典型症状和用药；掌握眼部健康护理方法。

技能目标

能根据患者描述初步判断细菌性、病毒性、过敏性结膜炎并能准确选药；
会指导顾客正确使用滴眼剂和眼药膏。

素质目标

培养善于分析总结的能力；树立对患者负责、全心全意服务患者的职业道德。

案例导入

一位顾客说自己最近几天眼睛不舒服，想买眼药水。作为店员，如何进行药学服务？

眼科疾病的类型比较多，常见的有以下几种：发生在眼睑的疾病有睑腺炎、睑板腺囊肿；发生在结膜的疾病有细菌性、病毒性、真菌性结膜炎和沙眼；发生在角膜的疾病有角膜溃疡；发生在巩膜的疾病有巩膜炎；发生在晶状体的疾病有白内障；发生在玻璃体的疾病主要是玻璃体混浊；发生在视网膜的疾病主要有视网膜出血、渗出，视网膜炎，老年性黄斑变性等；发生在视神经的有视神经炎、视神经萎缩；眼压升高导致青光眼等。以上眼科疾病致病原因不同，用药也不同，必要时需要到医院检查确诊，有的需要进行手术治疗。

一、问病

1. 常见的眼科疾病典型症状和特点

（1）**细菌性结膜炎** 伴有大量黄色浓稠分泌物，夜间分泌较多，晨起时眼睑粘连。结膜充血较明显，通常无瘙痒。多见于儿童，一般双眼发病，并可累及家人。病原体为葡萄球菌、肺炎链球菌、流感嗜血杆菌、卡他莫拉菌。

（2）**病毒性结膜炎** 流泪较多或伴有少量白色稀薄分泌物，晨起时无眼睑粘连。结膜充血较轻微，通常有瘙痒。多见于成年人，大多数急性病毒性结膜炎最先是单眼发病，而后另眼发病，伴有耳前淋巴结肿大。病原体为腺病毒、单纯疱疹病毒、带状疱疹病毒。

（3）**过敏性结膜炎** 花粉过敏、动物皮毛或尘螨等会引起过敏性结膜炎。表现为眼痒、流泪、分泌物增多，结膜充血、水肿，打喷嚏、流鼻涕、鼻子发痒等。反复发作，脱离过敏原后，症状可自行缓解。

（4）**角膜炎** 角膜的防御能力减弱，外界病原体和自身疾病等因素侵袭角膜组织所引起的炎症反应，典型症状为眼痛、畏光、流泪、眼睑痉挛等，可伴有不同程度的视力下降、视

111

物模糊。通过检查睫状体充血（越靠近角膜充血越明显）、角膜浸润、角膜溃疡可做初步诊断。由于角膜有丰富的神经末梢支配，角膜炎发作时通常会有眼痛，并且眨眼时加重症状，这种疼痛会一直持续到炎症消退。

(5) **睑腺炎和睑板腺囊肿** 睑腺炎俗称针眼，是睫毛毛囊附近的皮脂腺或睑板腺的急性化脓性感染（见图2-18）。致病菌常为葡萄球菌。分为外睑腺炎和内睑腺炎。具有红、肿、热、痛等典型症状，病变处有硬结，轻者自行消退或3~5日脓肿形成后多会自行破溃排脓，严重者需切开排脓。一般采用抗菌药治疗，禁止挤压。睑板腺囊肿是因睑板腺排出管道阻塞形成的慢性炎性肉芽肿，又称霰粒肿（见图2-19）。儿童和成人均可患此病。该病进展缓慢，可反复发生。可在眼睑上触及坚硬肿块，但无疼痛，表面皮肤隆起。一般可自愈，若肿块增大、影响视力时需及时就医。

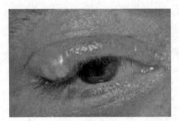

图2-18 睑腺炎

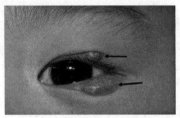

图2-19 睑板腺囊肿

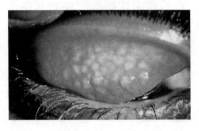

图2-20 沙眼

(6) **沙眼** 是由沙眼衣原体引起的一种慢性传染性结膜炎，因其在睑结膜表面形成粗糙不平的外观，形似沙粒，故名沙眼。有异物感、眼红、磨痛、畏光、流泪、黏性分泌物等临床表现，典型症状是上穹窿部和上睑结膜血管充血，乳头增生形成滤泡，出现瘢痕（见图2-20），病变主要在上睑。确诊需要配合裂隙灯检查或者实验室检查。一般采用眼部局部抗生素治疗，急性或严重沙眼患者需要全身抗生素治疗。

(7) **干眼症** 干眼症是多种原因引起的泪液质或量的异常，以及泪液动力学分布异常，引起泪膜不稳定。最常见的症状是眼部干涩和异物感，其他症状有烧灼感、眼部痒、畏光、眼睛红痛、视物模糊、视力下降、容易视疲劳、黏丝状分泌物等。通过临床症状和裂隙灯等检查就可以明确诊断。一般使用人工泪液或玻璃酸钠眼药水治疗。

(8) **夜盲症** 夜间或在暗处看不清东西，球结膜干燥，失去湿润的光泽。常发生于营养不良的儿童，常伴有全身营养不良表现，如消瘦、哭声低微而嘶哑、精神萎靡等。

(9) **飞蚊症** 是指眼前有飘动的小黑影，尤其看白色明亮的背景时症状更明显，还可能伴有闪光感。70%患者因年龄增长玻璃体液化、变性后脱离引起，为生理性飞蚊症，又称是玻璃体混浊或玻璃体浮物。多见于40岁以上的人群或高度近视人群。病理性飞蚊症有闪光、飞蚊突然增多或视线被遮蔽等现象，是由视网膜、视神经、睫状体等构造发生病变而导致，需要就医进行详细检查。

(10) 白内障 又称晶状体混浊，主要表现为视力逐渐下降，而无眼睛发红、疼痛、畏光等不适，多见于老年人。一些早期的白内障，用药以后病情发展减慢，视力也有所提高，对成熟期老年性白内障，目前尚无特效药，手术摘除是唯一有效的办法。

(11) 青光眼 房水排出受阻，眼压升高导致视神经损害、视野缺损的疾病。有遗传倾向。老年性青光眼是由于随着年龄增长晶状体逐渐硬化、变大，前房会变浅，可能会造成房水外引流通道的阻塞而导致眼压升高。急性发作主要表现为眼球胀痛、视力急剧下降及同侧偏头痛，甚至有恶心、呕吐，眼球充血、瞳孔变大、眼球坚硬如石。

(12) 糖尿病视网膜病变 是糖尿病最常见的微血管并发症之一，表现为视物模糊，视力下降、失明等。眼底检查可以确诊。目前有激光治疗和手术治疗两种方法。

以上眼科疾病涉及到的眼部解剖结构见图 2-21、图 2-22。

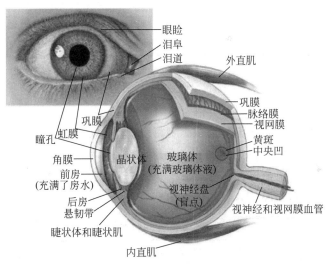

图 2-21 眼球的解剖结构

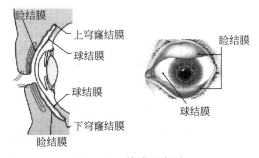

图 2-22 结膜示意图

2. 问病

通过患者症状描述，结合眼部症状观察和发病原因、发病过程询问，初步分析眼科疾病类型和严重程度，合理推荐药物，严重者建议到医院检查确诊。常见眼科疾病问病内容和问病目的见表 2-42。

表 2-42　常见眼科疾病问病内容和问病目的

问病内容	问病目的
有哪些眼部症状,如充血、异物感、瘙痒、疼痛、干涩、硬结等,有无眼部分泌物,流泪还是黏液性分泌物,双眼还是单眼发病。同时要仔细观察患者的眼部症状发生的部位在结膜还是角膜、上睑还是下睑或者是在睑缘	初步判断可能的眼科疾病,区别细菌性还是病毒性结膜炎
发病前有无眼内异物、眼部外伤,眼部有无接触病原体污染的药物、水源或过敏性物质等	根据发病原因、发病过程初步判断是感染性疾病还是非感染性疾病
有无打喷嚏、流鼻涕、鼻子发痒	初步判断是否是过敏性结膜炎
有无明显眼痛、畏光、流泪等,角膜表面有无溃疡,有无视力下降、视物模糊	初步判断是否是角膜炎
有无视野缩小、视野缺损、视力下降、头痛、恶心,眼前是否有黑影或闪光	初步判断是否有青光眼、白内障或其他眼底疾病,提醒患者要及时到医院检查
有无糖尿病、高血压	初步判断是否为糖尿病、高血压性眼底病变,提醒患者要及时到医院检查

二、荐药

眼科疾病荐药应根据发病原因、疾病类型以及药物的作用特点合理选药。常用的眼科疾病用药包括抗菌药、糖皮质激素类药、抗病毒药、非甾体抗炎药、抗过敏药、散瞳药、降低眼压药、白内障用药、干眼症用药、收缩血管药、营养类药、中成药等。糖尿病引起的视网膜病变用药见糖尿病用药指导。各类药物作用和用途、不良反应见表 2-43。

表 2-43　常用眼科疾病用药

类别	药物列举	作用和用途	不良反应
抗菌药	左氧氟沙星 红霉素 妥布霉素 氯霉素 四环素 金霉素 利福平 复方磺胺甲噁唑钠	细菌性结膜炎、角膜炎、睑缘炎、沙眼等感染性炎症	局部一过性刺激症状,如灼热、异物感、眼睑水肿、流泪、畏光等。利福平可致齿龈出血、伤口愈合延缓、泪液呈橘红色。氟喹诺酮类药禁用于18岁以下患者;氯霉素禁用于早产儿、新生儿;氨基糖苷类药禁用于8岁以下儿童
糖皮质激素类药	醋酸泼尼松龙滴眼液 地塞米松滴眼液 氟米龙滴眼液	抗炎、抗过敏、免疫抑制。适用于重度炎症反应、过敏性炎症、内因性非感染性炎症及手术后、外伤等	长期使用可使眼压升高、晶状体混浊,可致青光眼、白内障、视神经损害、诱发真菌和病毒感染、延缓伤口愈合。病毒性、真菌性感染禁用
糖皮质激素和抗菌药联合	妥布霉素地塞米松滴眼液 新霉素地塞米松滴眼液	眼部细菌性感染、眼部炎症,眼科手术后或眼部创伤的预防性治疗	参照抗菌药和糖皮质激素类药
抗病毒药	阿昔洛韦 更昔洛韦 利巴韦林 碘苷滴眼液	单纯疱疹病毒性结膜炎、角膜炎	局部刺激症状。更昔洛韦偶见白细胞下降

续表

类别	药物列举	作用和用途	不良反应
非甾体抗炎药	普拉洛芬滴眼液 双氯芬酸钠滴眼液	抗炎、镇痛,用于眼部非感染性炎症	局部一过性刺激症状
抗过敏药	氯苯那敏(萘敏维滴眼液、复方门冬维甘滴眼液成分之一) 色苷酸钠滴眼剂 盐酸氮䓬斯汀滴眼液	可减轻眼部过敏症状,用于过敏性结膜炎等过敏性眼病	偶见一过性刺激反应(如灼热、眼痒、流泪)
抗胆碱药	硫酸阿托品眼用凝胶 复方托吡卡胺滴眼液	视力检查和眼底检查	偶见眼局部刺激症状
降低眼压药	β受体阻滞剂(如噻吗洛尔、卡替洛尔)、前列腺素类似物(如拉坦前列素)、肾上腺素受体激动剂(如溴莫尼定、地匹福林)、拟胆碱药(如毛果芸香碱)	降低眼压,用于青光眼、高眼压症	局部一过性刺激症状。拟胆碱药常见头痛、偏头痛;前列腺素类似物常见虹膜颜色加深、睑缘炎、睫毛变黑增粗增长;心动过缓、房室传导阻滞、心力衰竭、哮喘患者禁用β受体阻滞剂
白内障用药	吡诺克辛钠滴眼液 苄达赖氨酸滴眼液 氨碘肽、谷胱甘肽、牛磺酸	促进晶状体代谢、抑制晶状体蛋白变性。治疗初期老年性白内障、轻度糖尿病性白内障或并发性白内障等	一过性灼烧感,流泪等,但能随着用药时间延长而适应。眼外伤严重感染时,暂不使用
缓解视疲劳药	人工泪液、玻璃酸钠滴眼液、聚乙烯醇滴眼液、羧甲基纤维素钠滴眼液、卡波姆滴眼液、复方氯化钠滴眼液	缓解视疲劳、缓解眼部干燥或因暴露于阳光或风沙所引起的眼部烧灼、刺痛等不适感,用于干眼症	局部一过性刺激症状
收缩血管药	拟肾上腺素药萘甲唑啉(萘敏维成分之一)、盐酸羟甲唑啉	缓解眼充血症状	偶见晕眩、头痛、恶心、焦躁、思睡、血压升高、心律失常及血糖升高等。闭角型青光眼患者禁用
维生素类	维生素A软胶囊	维持上皮组织如皮肤、结膜、角膜等正常功能,用于维生素A缺乏症,如夜盲症、干眼病、角膜软化症和皮肤粗糙等	长期大剂量用药导致慢性中毒
外用中成药	珍珠明目滴眼液、复方熊胆滴眼液、四味珍层冰硼滴眼液(珍视明)、熊胆黄芩滴眼液、拨云锭滴眼液	清热降火,退翳明目。用于视力疲劳症和慢性结膜炎	尚不明确
口服中成药	杞菊地黄丸 石斛夜光丸 明目地黄丸 明目蒺藜丸 明目上清丸 拨云退翳丸 黄连羊肝丸	滋肾养肝,用于肝肾阴亏的目涩畏光、视物昏花。 清热散风,明目退翳。用于上焦火盛引起的暴发火眼,云蒙障翳,羞明多眵,眼边赤烂。 泻火明目。用于肝火旺盛,目赤肿痛,视物昏暗,羞明流泪	尚不明确

三、用药注意事项

1. 滴眼剂的使用方法及注意事项

①清洁双手,头部后仰,眼向上望,用食指轻轻将下睑拉开成一袋状;②将药液从眼角侧滴入眼袋内,一次滴1~2滴,滴药时应距眼睑2~3cm,勿使滴管口触及眼睑或睫毛,以免污染;③滴后轻轻闭眼1~2min,切勿用力闭眼,以防药液外溢;④轻轻按压内眼角1~2min,避免眼药水经鼻泪管流入鼻腔,药物经鼻黏膜吸收可能出现副作用;⑤若同时使用2种药液,宜间隔10min;⑥白天宜用滴眼剂滴眼,反复多次,临睡前应用眼膏剂涂敷,这样附着眼壁时间长,利于保持夜间的局部药物浓度;⑦常规的眼药水在开封一个月之内使用有效,超过一个月容易有细菌滋生或药物变质,没开封的眼药水根据包装上的保质期使用即可,切记不要使用已变色或过期的眼药水。

2. 眼膏剂的涂抹方法及注意事项

①清洁双手,头部后仰,眼向上望,用食指轻轻将下睑拉开成一袋状;②挤压眼膏剂尾部,使眼膏呈线状溢出,将约1cm长的眼膏挤进下眼袋内(如眼膏为盒装,将药膏抹在玻璃棒上涂敷于下眼睑内),勿使管口触及眼睑或睫毛,以免污染;③轻轻按摩2~3min,眨眼数次,尽量使眼膏分布均匀,然后闭眼休息2min,让药物充分融化;④用脱脂棉擦去眼外多余药膏,盖好管帽;⑤多次开管和连续使用超过1个月的眼膏不要再用;⑥眼膏黏稠,用后看不见东西,适于睡前用。

3. 细菌性、病毒性结膜炎用药注意事项

细菌性、病毒性结膜炎要定时定量用药。常用滴眼剂一般每次1~2滴,间隔2h给药1次。病情好转后可延长给药间隔时间,痊愈后持续用药48h。结膜囊的容量有限,滴过多的眼药水会外溢。

4. 糖皮质激素类眼药使用注意事项

糖皮质激素类及含有糖皮质激素的抗菌眼药,可诱发真菌和病毒感染、延缓伤口愈合、升高眼压、导致晶状体混浊,不应随意使用,特别是不能给尚未确诊的细菌性结膜炎患者推荐使用,因为有时是难以诊断的单纯性疱疹病毒感染所致。

四、健康指导

细菌性结膜炎可造成流行性感染,多为接触传染,要勤洗手、洗脸,不用手和衣袖揉眼,在治疗时要防止一眼患病传染给另外一只眼,同时也要防止一人得病,全家都被传染上的现象发生。患者用过的盥洗用具必须采取隔离并消毒处理。避免到公共场所,避免到游泳池游泳等。

患有干眼症适宜食用富含维生素A的食物,如鸡蛋、牛奶、南瓜、菠菜等;可以多吃富含胡萝卜素的食物,如胡萝卜;还可以适量补充鱼肝油。

眼科疾病患者应减少看手机、看电脑的时间,注意眼睛的休息和眼部卫生。

老年青光眼患者应保持生活规律、睡眠充足、情绪稳定、饮食有节。注意节制饮水量,一次饮水过多,可造成血液稀释,血浆渗透压降低,使房水产生相对增多而导致眼压升高。

糖尿病和高血压眼底病变患者要严格将血糖和血压控制在正常水平,保持稳定。

? 目标检测

一、最佳选择题

1. 眼局部长期应用四环素可的松,可引起的副作用是（　　）。
   A. 结膜炎　　　　　　　　B. 点状角膜炎
   C. 视神经炎　　　　　　　D. 角膜溃疡
   E. 青光眼

2. 眼部抗感染药物的不良反应包括（　　）。
   A. 一过性刺激症状　　　　B. 眼睑水肿、流泪、畏光
   C. 皮疹、荨麻疹　　　　　D. 局部灼热和异物感
   E. 以上都是

3. 没有降低眼压作用的药物是（　　）。
   A. 阿托品　　　　　　　　B. 毛果芸香碱
   C. 噻吗洛尔　　　　　　　D. 拉坦前列素
   E. 地匹福林

4. 用于单纯疱疹性角膜炎的药物是（　　）。
   A. 利福平滴眼剂　　　　　B. 复方托吡卡胺滴眼剂
   C. 硫酸阿托品滴眼剂　　　D. 更昔洛韦滴眼剂
   E. 毛果芸香碱滴眼液

5. （　　）长期使用后可引起青光眼、白内障。
   A. 氧氟沙星滴眼液　　　　B. 氯霉素滴眼液
   C. 四环素可的松眼膏　　　D. 利福平滴眼液
   E. 阿奇霉素

6. （　　）具有散瞳作用。
   A. 拟胆碱药　　　　　　　B. 前列腺素类似物
   C. β受体阻断剂　　　　　D. 肾上腺素受体激动剂
   E. 抗胆碱药

7. （　　）可用于治疗结核性眼病。
   A. 左氧氟沙星滴眼剂　　　B. 红霉素眼膏
   C. 氯霉素眼膏　　　　　　D. 氧氟沙星滴眼液
   E. 利福平滴眼液

二、配伍选择题

A. 四环素　　B. 阿奇霉素　　C. 0.3%氧氟沙星
D. 万古霉素　　E. 更昔洛韦

8. 急性期或严重的沙眼局部治疗可选用（　　）。

9. 急性期或严重的沙眼全身治疗可选用（　　）。

10. 单纯疱疹性眼病可选用（　　）。

11. 眼科手术后引起的细菌性眼内炎可选用（　　）。

　A. 色甘酸钠滴眼液　　　　B. 七叶洋地黄双苷滴眼液

　C. 玻璃酸钠滴眼液　　　　D. 氧氟沙星滴眼液

　E. 碘苷滴眼液

12. 过敏性结膜炎和春季卡他性结膜炎可选用（　　）。

13. 干眼症可选用（　　）。

14. 流行性结膜炎可选用（　　）。

三、多项选择题

15. 下列药物中，可用于眼部抗感染的包括（　　）。

　A. 妥布霉素　　　　B. 盐酸羟甲唑啉　　　　C. 托吡卡胺

　D. 环丙沙星　　　　E. 阿托品

16. 以下关于眼部抗感染药物使用的描述中，正确的是（　　）。

　A. 用药的频次决定于眼部感染的严重程度　　B. 常用滴眼剂一次1滴

　C. 感染控制后可减少使用频次　　D. 感染痊愈后需持续用药48h

　E. 滴药后切勿用力闭眼，防止药液外溢

四、常见眼科疾病的问病荐药技能训练

分析下列案例，填写附录二"问病荐药技能训练作业单"。两人一组，分别扮演顾客和药师，进行问病荐药模拟训练。

（1）一天早晨王同学起床后发现自己的上眼睑里面长出一个"小粉刺"，睁眼时感觉磨得痛，眼结膜发红。你应该给王同学哪些建议？

（2）张老师经常用电脑工作，最近总感觉右眼痒，会不自主地用手揉揉眼睛，没有异物感，眼睛不红，也不流泪。试分析张老师眼部不适的原因，应该给张老师哪些建议？

（3）患者，7岁，女孩，眼结膜发红，眼睛痒，有黏稠分泌物，晨起后眼内分泌物增多，睁不开眼睛，她平时喜欢抱着小狗玩。请问应该如何处理？

第十四节　常见妇科疾病的用药指导

知识目标

掌握常见妇科疾病的类型和常用药；熟悉常见妇科疾病用药禁忌；熟悉妇科疾病的预防、康复的健康指导。

技能目标

能够判断常见妇科疾病类型并说出常规用药；能进行用药指导和健康指导。

素质目标

培养中医辨证思维,培养尊重患者、关爱患者、全心全意服务患者的职业道德。

案例导入

① 女,49岁,停经5个月,头晕心悸,心烦,入夜后潮热,入睡则汗出,醒时汗止,大便溏稀,口干不欲饮食。如何诊断并推荐用药?

② 女,33岁,未婚。月经周期28日,行经前3天开始小腹灼热疼痛,月经色深,有黏液,行经7日则止,食纳正常,经前便稀。问如何诊断?如何荐药?

女性生殖系统的疾病即为妇科疾病,包括外阴疾病、阴道疾病、子宫疾病、输卵管疾病、卵巢疾病等。妇科疾病是女性常见病、多发病,但有些人对妇科疾病缺乏应有的认识,缺乏对身体的保健常识,加之各种不良生活习惯,导致一些妇科疾病缠身,且久治不愈,给正常的生活、工作带来极大的不便。本章主要介绍常见妇科疾病如阴道炎、月经不调、痛经、崩漏、带下过多、绝经前后诸证的问病、荐药及用药指导。

一、问病

1. 常见妇科疾病的临床表现

(1) 阴道炎 可由各种病原体感染引起,也与外部刺激、激素水平有关。主要表现为阴道分泌物异常、阴道瘙痒或灼热感。妇女常见的阴道炎类型有真菌性阴道炎、细菌性阴道炎、滴虫性阴道炎、老年性阴道炎。常见阴道炎的临床表现和诊断方法见表2-44。

表2-44 常见阴道炎的临床表现和诊断方法

类型	临床表现	诊断方法
真菌性阴道炎	①阴道分泌物增多,白色稠厚,呈凝乳或豆渣样。②外阴、阴道瘙痒明显,持续时间长,患者坐立不安,夜间最明显。③部分患者外阴部灼痛,尿痛,排尿时尿液刺激水肿的外阴及前庭导致疼痛,性交痛	在阴道分泌物中找到白假丝酵母菌的芽生孢子或假菌丝即可确诊。pH为4.5为混合感染,尤其是细菌性阴道炎的混合感染
细菌性阴道炎	①10%~40%患者无临床症状。②有症状者主要表现为阴道分泌物增多,均匀一致,灰白色,稀薄,有鱼腥味。③伴有轻度外阴瘙痒或灼热感	①阴道分泌物为牛奶样均质,有臭味。②阴道pH>4.5。③胺试验阳性。④线索细胞阳性(>20%)。上述4条中3条阳性即临床诊断,其中第4条为诊断金标准
滴虫性阴道炎	①阴道分泌物增多,表现为稀薄、脓性、黄绿色、泡沫状、有臭味。②阴道口和外阴瘙痒、灼热、疼痛。③合并尿道感染者尿频、尿急、尿痛,有时可见血尿	在阴道分泌物中找到滴虫即可确诊
老年性阴道炎	①阴道分泌物增多、稀薄,呈淡黄色,严重者呈脓血性。②外阴灼热感、不适、瘙痒	根据绝经、卵巢手术史、盆腔放射治疗史或药物性闭经史及临床表现可初步诊断,检查血清雌二醇辅助诊断

(2) 痛经 痛经是指经期前后或行经期间出现下腹部疼痛、坠胀,伴有腰酸或其他不适的症状。痛经可分为5个证型,详见表2-45。

表 2-45 痛经的证型特点

证型	症状特点
气滞血瘀证	经期或经前,小腹胀痛拒按,经血量少,经行不畅,经色紫暗有血块,血块出则痛减,两胁及乳房胀痛
寒凝血瘀证	经期或经后小腹冷痛而拒按,得温则缓,月经或见延后,经量减少,经色暗淡而有瘀血,面色青白,畏寒肢冷
湿热瘀阻证	经期或经前小腹疼痛或胀痛不适,有灼热感,或痛连腰骶,或平时小腹疼痛,经前加剧;月经量多,经期长,颜色暗红,质稠,或夹有较多黏液;平时带下量多,色黄质稠有臭味;或伴有低热,小便黄赤
气血虚弱证	经期或经后小腹隐隐作痛,喜按或小腹及阴部空坠不适,月经量少,色淡,质清稀,面色无华,头晕心悸,神疲乏力
阳虚内寒证	经期或经后小腹冷痛而喜按,得温则缓,经量减少,经色暗淡,畏寒肢冷,腰腿酸痛,小便清长

(3) 月经不调 月经不调主要表现为月经周期或出血量的异常,可伴月经前、月经时的腹痛及其他的全身症状。主要分为月经先期、月经后期、月经先后不定期。月经不调证型特点见表 2-46。

表 2-46 月经不调的证型特点

类型	定义	证型	症状特点
月经先期	月经周期提前 7 天以上,甚至 10 余日,连续两个周期以上者	脾气亏虚证	经血量多,色淡,质清稀,神疲乏力,气短懒言,小腹空坠,纳少便溏
		肾气亏虚证	经量或多或少,色暗淡,质清稀,腰膝酸软,头晕耳鸣,面色晦暗或有斑
		肝郁血热证	量少或多,颜色深红或紫红,质稠,经行不畅,或有血块,或少腹胀,胸闷,两胁肋部胀,或乳房胀痛,或心烦易怒,口苦咽干
月经后期	月经周期延后 7 天以上者,甚至 3~5 月,连续两个周期以上者	肾精亏虚证	量少,色暗淡,质清稀,带下清稀,腰膝酸软,头晕耳鸣,面色晦暗,或有暗斑
		阴血亏虚证	量少,色淡红,质清稀,或小腹绵绵作痛,或头晕眼花,心悸少寐,面色苍白或萎黄
		阳虚寒凝证	量少,色淡红,质清稀,小腹隐痛,喜暖喜按,腰酸无力,小便清长,大便溏稀
		肝郁气滞证	月经延后,经血量少,色暗红有块,小腹胀痛,或胸胁、乳房胀痛不适,精神抑郁,时长叹息,舌暗红,苔薄白或微黄,脉弦或涩
月经先后不定期	月经周期或提前或延后 7 天以上,连续 3 个月经周期以上者	肝郁证	经量或多或少,色暗红或紫红,有血块,或经行不畅,胸胁、乳房、少腹胀痛,脘闷不舒,时时叹息,嗳气食少便溏
		肾虚证	量少,色暗淡,质清稀,或腰骶部酸痛,或头晕耳鸣

(4) 带下过多 带下量明显增多,色、质、气味发生异常,可伴有全身或局部主症者,即为带下过多,又称下白物、流秽物。常见有肾虚带下证、湿热下注证、脾虚湿盛证、阴虚夹湿证,各类型症状特点见表 2-47。

表 2-47　带下过多的证型特点

证型	症状特点
肾虚带下证	带下量多,色白稀薄,淋漓不断,腰膝酸软,头晕眼花,小便频数,大便溏稀
湿热下注证	带下量多,色黄如脓,或赤白相兼,状如米泔,臭秽难闻,小腹疼痛,腰骶部酸痛,口苦咽干,小便短赤
脾虚湿盛证	带下量多,色白或淡黄,质清稀,无臭气,绵绵不断,神倦乏力,四肢不温,纳少便溏,胕肿,面色㿠白
阴虚夹湿证	带下量多,色黄或赤白相兼,质稠,有气味,阴部有灼热感或瘙痒,腰膝酸软,头晕耳鸣,五心烦热,咽干口燥,或烘热汗出,失眠多梦

（5）崩漏　经血非时而下，或阴道突然出现大量出血或淋漓下血不断者，即为崩漏。大量出血者为崩中，后者为漏下。若经期延长达到 2 周以上者也属崩漏范畴，即为经崩或经漏。常见有气血两虚证、脾不统血证、肝肾不足证、瘀血阻络证、肾阳虚证、肾阴虚证。各类型症状特点见表 2-48。

表 2-48　崩漏的证型特点

证型	症状特点
气血两虚证	量多或淋漓不尽,色淡质稀,神疲体倦,气少懒言,面色无华
脾不统血证	量多或淋漓不尽,色淡质稀,神疲体倦,气短懒言,不思饮食,四肢不温,或面浮肢肿,面黄
肝肾不足证	量多或淋漓不尽,色淡质稀,两目干涩,腰膝酸软,面色晦暗
瘀血阻络证	量多或淋漓不尽,血色紫暗有血块,小腹部疼痛拒按
肾阳虚证	经期紊乱无期,出血量多或淋漓不尽,或停经数月后又暴下不止,血色淡红或淡暗质稀,面色晦暗,肢冷畏寒,腰膝酸软,小便清长,夜尿多,眼眶暗
肾阴虚证	经期紊乱无期,出血量多或淋漓不尽,或停经数月后又暴下不止,血色鲜红,质稍稠;头晕耳鸣,腰膝酸软,五心烦热,夜寐不宁

（6）绝经前后诸证　妇女在绝经前后出现烘热汗出，烦躁易怒，失眠健忘，精神倦怠，头晕目眩，耳鸣心悸，腰背酸软，手足心热，或伴有月经紊乱等与绝经有关的主症，常见有阴虚火旺证、脾肾阳虚证、肾阴虚证、肾阳虚证。各类型症状特点见表 2-49。

表 2-49　绝经前后诸证的证型特点

证型	症状特点
阴虚火旺证	经断前后,头晕耳鸣,腰酸腿软,烘热汗出,五心烦热,失眠多梦,口燥咽干,或皮肤瘙痒,月经周期紊乱,量少或多,经色鲜红
脾肾阳虚证	经断前后,头晕耳鸣,腰膝酸软,腹部冷而隐坠,形寒肢冷,小便频数或失禁,带下量多,月经不调,经量或多或少,色淡质稀,食少便溏,倦怠乏力,精神萎靡,面色晦暗
肾阴虚证	绝经前后,月经紊乱,量少或多,或崩或漏,经色鲜红,头晕目眩,耳鸣,头面部阵发烘热,汗出,五心烦热,腰膝酸软,足跟疼痛,或皮肤干燥、瘙痒,口干便结
肾阳虚证	绝经前后,月经紊乱,月经量多,经色暗淡,或崩或漏,精神萎靡,面色晦暗,腰背冷痛,小便清长,夜尿频数,或面浮肢肿

2. 问病要点（见表 2-50）

表 2-50　常见妇科疾病问病要点

问病内容	问病目的
主要的不适症状是什么，年龄、月经、带下等情况	初步判断所患妇科疾病类型
应询问月经病患者周期、行经天数，月经量、色、质情况，末次行经日期等	了解患者病情。若月经异常，伴有色鲜红提示有热，色暗有血块提示有瘀；量少而鲜红提示气血不足；量多而鲜红提示血热；月经提前伴血色红提示有热，月经提前伴血淡提示气血亏虚
应询问痛经患者疼痛时间，月经量、色、质情况，重点询问疼痛性质	了解患者痛经情况，考虑荐药或就医。疼痛性质为刺痛提示有瘀血；胀痛提示气机郁滞，冷痛提示有寒，伴有喜按提示阳虚，伴有拒按提示寒凝；隐隐作痛提示气血不足
应询问带下病患者带下量、质、色、气味	判断患者的感染类型及疾病证型。若白带色黄，提示有炎症或有热；若白带呈豆腐渣样，提示霉菌感染；若白带呈泡沫样，提示滴虫感染；若白带色灰伴鱼腥臭提示细菌感染

二、荐药

对于妇科疾病的用药，有化学合成药与中药之分，遵循有效性、易操作性原则。化学合成药治疗多选择阴道给药，具有作用直接、给药方便且不良反应少的优点。而中药根据症状进行辨证论治，对症下药，效果同样显著，选药时可根据患者个人情况而定。常见妇科疾病常用药物见表 2-51、表 2-52。

表 2-51　常见妇科疾病常用化学合成药

药物种类	常用药物	用途	不良反应与禁忌
抗真菌药	硝酸咪康唑栓 克霉唑栓 1%联苯苄唑乳膏 伊曲康唑 制霉菌素	真菌性阴道炎	偶见过敏反应,偶可引起一过性刺激症状,使用时避免月经期,偶见局部刺激,如瘙痒或烧灼感。未婚妇女或不宜采取局部用药者可使用伊曲康唑
抗菌药	甲硝唑栓 甲硝唑阴道泡腾片 替硝唑片 硝呋太尔 聚甲酚磺醛栓	细菌性、滴虫性阴道炎；聚甲酚磺醛栓对真菌性阴道炎也有效	甲硝唑、其他硝基咪唑类药物过敏者禁用,有活动性中枢神经系统疾病、血液病者禁用。妊娠 3 个月内、哺乳期妇女慎用。口服制剂用药后 24h 内避免饮酒
	克林霉素 盐酸环丙沙星栓	细菌性阴道炎	不良反应常见有消化道症状、过敏反应、局部反应,有过敏史者禁用
复方制剂	硝呋太尔制霉素阴道软胶囊 双唑泰阴道泡腾片	细菌性、滴虫性、真菌性阴道炎混合感染	可出现轻度外阴灼热、阴道干涩等
微生态制剂	乳酸菌阴道胶囊 阴道用乳杆菌活菌胶囊	由菌群紊乱而引起的阴道炎	治疗期间勿使用抗生素类药物,以免影响疗效
解热镇痛药	阿司匹林 对乙酰氨基酚 布洛芬	痛经,中度镇痛	最常见的不良反应为消化道反应。有出血倾向者、对本品过敏者、孕妇及哺乳期妇女、严重肝肾功能不全者或严重心力衰竭者慎用或禁用

续表

药物种类	常用药物	用途	不良反应与禁忌
解痉药	颠茄片 氢溴酸山莨菪碱	解除平滑肌痉挛，缓解疼痛	较常见口干、便秘、出汗减少、口鼻咽喉及皮肤干燥、视物模糊、排尿困难(老人)；少见眼睛痛、眼压升高、过敏性皮疹及疱疹。前列腺肥大、青光眼患者禁用。哺乳期妇女禁用
激素类药	黄体酮 避孕药	抑制排卵，缓解疼痛	偶有恶心、呕吐及头痛等不良反应。血栓栓塞性疾病、肝肾功能不全、乳腺肿瘤及流产者禁用
	普罗雌烯阴道胶丸	因雌激素不足引起的阴道萎缩	在个别患者中会出现刺激、瘙痒、过敏反应等

表 2-52 常见妇科疾病常用中成药

中成药	功能	主治
黄藤素栓	抗真菌感染	真菌性阴道炎
元胡止痛片、妇女痛经丸	理气活血，化瘀止痛	痛经-气滞血瘀证
艾附暖宫丸、痛经宝颗粒、痛经丸	助阳暖宫，温经止痛	痛经-阳虚内寒证
少腹逐瘀丸	温经散寒，化瘀止痛	痛经-寒凝血瘀证
妇科千金片、抗妇炎胶囊	清热除湿，化瘀止痛	痛经-湿热瘀阻证
女金丸、定坤丹、妇康宁片	益气养血，理气活血	痛经-气血虚弱证
补中益气丸、归脾丸、人参归脾丸	益气补血，健脾养心	月经先期-脾气亏虚证、崩漏-脾不统血证
丹栀逍遥丸	舒肝解郁，清热调经	月经先期-肝郁血热证
固经丸	温涩固脱，以暖下元	月经先期-肾气亏虚证
归芍地黄丸	滋肝补肾，补阴血，清虚热，滋阴养血，柔肝补肾	月经后期-肾精亏虚证
八珍益母丸	补气血，调月经	月经后期-阴血亏虚证
调经丸、益母丸	理气活血，化瘀止痛	月经后期-肝郁气滞证
参桂鹿茸丸	补气益肾，养血调经	月经先后不定期-肾虚证
妇科得生片、妇科调经片	调经养血，理气化瘀	月经先后不定期-肝郁证
金樱子膏、妇宝颗粒	补肾固精	带下过多-肾虚带下证
白带丸、妇科止带片、妇炎净胶囊	清热、除湿、止带	带下过多-湿热下注证
白带片、除湿白带丸	健脾燥湿	带下过多-脾虚湿盛证
知柏地黄丸	滋阴清热	带下过多-阴虚夹湿证
鹿角胶颗粒	温补肝肾，益精养血	崩漏-肝肾不足证
安坤赞育丸、乌鸡白凤丸	补气养血，调经止带	崩漏-气血两虚或肝肾不足证
妇科止血灵、左归丸	补肾敛阴，固冲止血	崩漏-肾阴虚证
右归丸	温补肾阳，填精止遗	崩漏-肾阳虚证
少腹逐瘀颗粒	活血逐瘀，祛寒止痛	崩漏-瘀血阻络证
更年安丸、坤宝丸	滋补肝肾，镇静安神，养血通络	绝经前后诸证-阴虚火旺证
龙凤宝胶囊、妇宁康片	补肾助阳，调理冲任，益气养血，安神解郁	绝经前后诸证-肾阳虚证

三、用药注意事项

① 阴道连续用药不可超过 10 天，同时应服用复方维生素 B 片。真菌性阴道炎易复发，应在每个用药疗程后去就医检查分泌物，确诊痊愈后停药。滴虫性阴道炎应在每次月经后就医检查白带，连续 3 次滴虫检查显示阴性，方为痊愈。伴有糖尿病者应积极控制血糖；育龄期妇女需长期服用避孕药者，应先就医检查。阴部、肛门周围不宜涂敷肾上腺皮质激素类膏剂。真菌性阴道炎患者可用洁尔阴或 4% 碳酸氢钠溶液清洗；滴虫性阴道炎患者可用 0.02% 高锰酸钾溶液清洗。

② 月经周期不规律或希望怀孕的妇女不宜在月经来潮前口服中成药，行经期间不宜服用利尿剂。缓解痛经的化学合成药只能缓解疼痛，连续服用时间不应超过 5 天。使用中成药时，应连续治疗 2~5 个月经周期。一般于月经前 3~5 天开始使用中成药，痛止则停药。若为经后疼痛者，则在痛前 3~5 天开始服药。活血化瘀类中成药不宜过量服用，痛止则停。

③ 经期用药中若有寒凉固涩之药，应中病即止，不可过用、久服。同时患有感冒时，不可服用补益中药。

④ 带下病用药中，除湿止带之药，孕妇慎用。

⑤ 妇科疾病使用中成药时，辨证应准确，阴虚火旺证用药如知母、黄柏等，不可用于肾阳亏虚、命门火衰、腰膝酸软患者。

四、健康指导

① 妇科病患者应注意调节情绪，起居有节，避免过度劳累。精神愉悦，减轻精神思想负担。不宜参加过重的体力劳动和剧烈运动，合理膳食，补充营养，多吃蔬菜水果。饮食宜清淡，避免辛辣、生冷、油腻食物摄入，忌酒。

② 阴道炎患者，阴部瘙痒时切勿用力搔抓，禁用热水烫洗。妊娠期妇女患病者应注意外阴清洗，保持干燥。已婚妇女患有真菌性阴道炎者必须夫妻双方同时治疗，男性包皮过长者易招致真菌寄生，应常用清水冲洗龟头，保持干燥。细菌性阴道炎易复发，应告知患者症状复发时随诊。用药期间注意个人卫生，避免房事，防止重复感染。

③ 痛经患者剧烈腹痛时应卧床休息。保持外阴清洁，每天以温水清洗 1~2 次，勤换垫纸。可以生姜红糖水煎服，或局部热敷。

目标检测

一、最佳选择题

1. 真菌性阴道炎的致病原因是（　　）。
   A. 霉菌感染　　　　　　B. 念珠菌感染　　　　　　C. 细菌感染
   D. 毛滴虫感染　　　　　E. 雌二醇激素下降

2. 月经周期延后 7 天以上，甚至 3~5 月，连续（　　）个周期以上者，为月经后期。
   A. 3　　　　B. 4　　　　C. 2　　　　D. 1　　　　E. 6

3. 带下量多，淡黄，质清稀，无臭气，绵绵不断，神倦乏力，四肢不温，纳少便溏，两足跗肿，面色㿠白者，可选药物（　　）。

　　A. 白带丸　　　　　　　　　B. 白带片　　　　　　　　　C. 妇科止带片
　　D. 妇炎净胶囊　　　　　　　E. 知柏地黄丸

4. 患者月经紊乱，量大，经色鲜红，头晕目眩，耳鸣，头面部阵发烘热，汗出，五心烦热，腰膝酸软，足跟疼痛，口干便结，舌红少苔。可诊断为（　　）。

　　A. 绝经前后诸证症　　　　　B. 崩漏　　　　　　　　　　C. 月经先后不定期
　　D. 痛经　　　　　　　　　　E. 月经后期

5. 更年安丸用于绝经前后诸证症之（　　）。

　　A. 肝郁证　　　　　　　　　B. 脾肾阳虚证　　　　　　　C. 肾阴亏虚证
　　D. 阴虚火旺证　　　　　　　E. 肝郁脾虚证

6. 阴道炎患者应注意（　　）。

　　A. 用药期间注意避房事

　　B. 用热水冲洗外阴

　　C. 阴道用药可持续 14 天

　　D. 为提高疗效，阴部、肛门周围可涂敷肾上腺皮质激素类膏剂

　　E. 月经后检查白带，滴虫检查阴性方可停药

7. 滴虫性阴道炎首选（　　）。

　　A. 甲硝唑　　B. 克林霉素　　C. 阿司匹林　　D. 硝呋太尔　　E. 白带丸

二、配伍选择题

　　A. 非特异性阴道炎　　　　　B. 真菌性阴道炎　　　　　　C. 细菌性阴道炎
　　D. 滴虫性阴道炎　　　　　　E. 霉菌性阴道炎

8. 阴道分泌物呈豆渣样，外阴、阴道瘙痒明显，是（　　）的特征表现。

9. 出现鱼腥臭味的灰白色白带，阴道有灼热感，伴瘙痒，是（　　）的特征性表现。

三、多项选择题

10. 孕妇禁用的药物有（　　）。

　　A. 肤痒颗粒　　　　　　　　B. 对乙酰氨基酚　　　　　　C. 当归苦参丸
　　D. 少腹逐瘀丸　　　　　　　E. 栀子金花丸

四、常见妇科疾病的问病荐药技能训练

分析下列案例，同时两人一组，分别扮演顾客和药师，进行问病荐药模拟训练。

（1）患者，女，14 岁。平素月经周期 21 天，色鲜红，量多，质清稀，平时易疲劳。

（2）患者，女，59 岁。今年经常出现头晕耳鸣，腰膝酸软，腹部冷，形寒肢冷，小便频，带下量多，月经不调，经量少，色淡质稀，食少便溏，倦怠乏力，精神萎靡，面色晦暗。

（3）患者，女，35 岁。上次月经结束 16 天后，突然出现阴道出血，量多，血色紫暗且有血块，小腹部疼痛拒按，舌紫暗或有瘀点，症状持续已有 4 天，目前患者面色苍白而乏力。

（4）患者，女，38岁，月经周期27～38天不等，行经3～8天不等，月经量少，色深，行经时多有小腹部刺痛症状。

第十五节　骨关节疾病的用药指导

知识目标

掌握常见骨关节疾病类型特点和临床表现；掌握常见骨关节疾病用药；掌握骨关节疾病患者预防、康复的健康指导。

技能目标

能够说出常见骨关节疾病的种类与相应的常规用药；能提供服药的注意事项指导和预防、康复的健康指导。

素质目标

培养善于分析总结的能力；树立对患者负责、全心全意服务患者的职业道德。

案例导入

> 患者，男，83岁，腰、背、下肢部酸痛不适，年轻时曾发生3次骨折，超声检查显示骨密度低于正常值。如何判断骨关节疾病类型？如何推荐用药？

骨关节由相邻的骨之间借结缔组织构成的囊相连，相对的骨面之间有腔隙，腔内含少量滑液。其活动幅度较大，每个关节都有关节面、关节囊、关节腔，某些关节有韧带、关节盘、半月板等辅助结构。骨关节发病由多种原因引起，如年龄大于60岁、肥胖、气候、环境等，而更年期妇女、久坐族、久居潮湿寒冷环境中的人群多发。骨关节疾病，包括退行性关节炎、滑囊炎、滑膜炎、颈椎病、腰椎病、肩周炎、骨质增生、风湿性关节炎、类风湿性关节炎、股骨头坏死等。本章主要介绍类风湿性关节炎、骨性关节炎、跌打损伤、腰腿痛、骨质疏松的问病、荐药及健康指导。

一、问病

1. 病变特点

（1）类风湿性关节炎（RA）　一种慢性、以炎性滑膜炎为主的系统性疾病。其特征是手足多个小关节的对称性、侵袭性关节炎症，经常伴有关节外器官受累及血清类风湿因子阳性，可以导致关节畸形及功能丧失。其病因尚未完全阐明，目前认为与遗传、感染、性激素有关。

类风湿性关节炎的临床表现：①晨僵；②多关节炎，好发于近端指间关节，特别是会累及手部关节，出现对称性肿痛、关节畸形；③皮下结节；④类风湿因子阳性，抗环状瓜氨酸抗体阳性，血沉加快；⑤手、腕关节X射线结果显示受累关节骨质侵蚀或骨质疏松；⑥可有多系统损害改变，如间质性肺炎、血管炎、肾损害等；⑦关节畸形，影响躯体功能，可因疼痛引起抑郁；⑧如不用药、不经治疗很少自行缓解。

(2) 骨性关节炎（OA） 以关节软骨退行性病变及继发骨质增生为主要改变的慢性关节疾病，可影响日常生活功能，也影响多种慢性疾病的管控。

骨性关节炎的临床表现：①好发于膝、髋、手、足、脊柱等负重或活动较多的远端指间关节；②关节疼痛、肿大、僵硬反复发作，有进行性关节活动受限，伴有韧带稳定性下降及肌肉萎缩；③负重关节的骨性关节炎可引起步态异常，增加跌倒风险，影响患者外出活动；④X射线检查早期正常，后逐渐出现关节间隙狭窄、软骨下骨质硬化及囊性变、关节边缘骨赘形成，关节内游离骨片；⑤严重者可出现关节变形和半脱位。

(3) 跌打损伤 因外力作用于人体，跌、打、碰、磕等原因导致软组织损伤，引起筋骨损伤、瘀血肿痛、气血不和、经络不通甚至脏腑受损等，以肿胀疼痛为主要表现，伤处可有出血、骨折、脱白等，也包括内脏损伤。对应西医学的刀枪、跌扑、殴打、闪挫、刺伤、运动损伤等。

跌打损伤的临床表现：①气滞血瘀证。患部剧烈疼痛，活动受限，或局部肿胀、压痛明显，舌暗红、有瘀斑。②风寒湿瘀证。有不同程度慢性外伤史，疼痛性质为隐痛，往往与劳累、天气变化有关，急性发作期疼痛加剧，伴有活动受限，舌暗淡，苔白腻。③瘀血阻络证。伤后疼痛，活动受限，运动时间过长后伤处疼痛加剧，乏力、酸软、极度痛苦，可有不规则发热、心悸、食欲不振，舌紫、苔白。

(4) 腰腿痛 腰腿痛不是一种疾病，而是以腰部和腿部疼痛为主要症状的一类病症，可由多种原因引起，常见如腰椎间盘突出、坐骨神经痛、腰肌劳损、外伤等。腰痛为多发病，常与腿痛同时存在，在体力劳动者中发生率较高。其主要症状即为腰痛或伴有腿痛。

腰腿痛的临床表现：①静息痛或运动痛。腰椎管外软组织损伤多表现为静息痛，即人长期处于某种体位时疼痛加剧；腰椎管内损伤则多表现为运动后突发，需静卧缓解。②腹压增高对疼痛的影响。椎管外软组织损伤时，一般疼痛与腹压无关；椎管内病变则用力咳嗽、排便等均可加重疼痛。③一日内疼痛变化。椎管外损伤以晨起时腰腿痛明显；椎管内损伤则以下午或晚上疼痛明显。④疼痛性质。椎管外损伤则出现下肢放射痛，疼痛很少传至下肢远端；椎管内损伤则常出现腰椎单节疼痛，下肢远端疼痛伴麻木。

(5) 骨质疏松 由于多种原因导致的骨密度和骨质量下降，骨微结构破坏，造成骨脆性增加，从而容易发生骨折的全身性骨病。骨质疏松可分为两种：与绝经或老年有关的原发性骨质疏松，以及与内分泌、结缔组织疾病有关的继发性骨质疏松。

骨质疏松的临床表现：①疼痛。患者可有腰背酸痛或周身酸痛，负荷增加时疼痛加重或活动受限，严重时翻身、起坐及行走有困难。②脊柱变形。骨质疏松严重者可有身高缩短和驼背。椎体压缩性骨折会导致胸廓畸形，腹部受压，影响心肺功能等。③骨折。非外伤或轻微外伤发生的骨折为脆性骨折，如从站高或小于站高跌倒或因其他日常活动而发生的骨折。发生脆性骨折的常见部位为胸、腰椎、髋部、桡骨与尺骨远端和肱骨近端。④双能X射线吸收法（DXA）的测定值 $T < -2.5$。

2. 问病要点（见表 2-53）

表 2-53　常见骨关节疾病问病要点

问病内容	问病目的
注意询问患者年龄、病发的时间、病程长短、发作频率、病变累及部位、运动是否受限、相关病理特点、特征性检查结果、曾经用药与否及缓解情况、相关诊断结果	区别常见骨科疾病，排除骨折、脱臼等其他骨科疾病
是否有外伤史，症状加重或减轻的诱因，疼痛性质，伴随症状	区别跌扑损伤、慢性损伤、腰腿痛等疾病类型
询问特征性表现，是否有创口等，询问职业、遗传等	鉴别疾病种类

二、荐药

骨关节病的治疗目的是控制症状，改善病情，延缓病情发展，避免病情恶化。类风湿性关节炎、骨性关节炎、跌打损伤、腰腿痛、骨质疏松的常用药物见表 2-54。

表 2-54　骨关节病常用药物

常见骨关节病类型	常用药物	药物作用特点
类风湿性关节炎	非甾体抗炎药（NSAIDs）： 吲哚美辛、阿司匹林、布洛芬、双氯芬酸、萘丁美酮、吡罗昔康、美洛昔康、尼美舒利、塞来昔布	抑制环氧合酶活性，减少前列腺素的合成，实现抗炎、止痛、退热、消肿作用。是治疗类风湿性关节炎的初始药物，但不能改变疾病的进程或关节破坏，因此，不能单独用于类风湿性关节炎治疗。选择性环氧合酶 COX-2 抑制剂的消化道不良反应较轻
	抗风湿药（DMARDs）： 甲氨蝶呤（MTX，首选）、来氟米特（LEF）、柳氮磺吡啶（SSZ）、青霉胺、金诺芬、硫唑嘌呤（AZA）、环孢素、环磷酰胺（CYC）	具有抗炎作用，能改善病情并延缓骨关节破坏。起效较慢，临床症状明显改善需 1~6 个月。此类药物的主要不良反应有胃肠道反应、皮疹、肝功能损害、白细胞减少等
	生物制剂： 肿瘤坏死因子（TNF-α）抑制剂，如英夫利西单抗、阿达木单抗、依那西普；白细胞介素-6 拮抗剂	肿瘤坏死因子（TNF-α）抑制剂具有快速抗炎和控制 RA 患者疾病活动度、阻止骨质破坏、缓解病情的作用。与抗风湿药相比，起效更快、作用更强。 白细胞介素-6 拮抗剂可迅速有效抗炎，阻止骨质破坏，用于对 TNF-α 抑制剂反应欠佳的活动性 RA 患者
	糖皮质激素： 泼尼松、甲泼尼龙	口服小剂量糖皮质激素（<10 mg/d）以及局部注射糖皮质激素，可迅速缓解关节疼痛、肿胀。用于关节炎急性发作或伴有心、肺、眼和神经系统等器官受累的重症患者。小剂量糖皮质激素可作为 DMARDs 起效前"桥梁"作用，或作为 NSAIDs 疗效不满意时的短期措施，必须纠正单用激素治疗 RA 的倾向，用激素的同时应服用 DMARDs。尽量小剂量、短期使用；使用过程中补充钙剂、维生素 D，检测血压、血糖变化。关节腔注射激素 1 年内不超过 3 次
	植物药制剂： 雷公藤多苷 青藤碱 白芍总苷	雷公藤多苷可祛风解毒，除湿消肿，舒筋通络。有抗炎及抑制细胞免疫和体液免疫等作用。用于风湿热痹、毒邪阻滞所致的类风湿性关节炎。 青藤碱具有非特异性抗炎作用，用于急性关节炎及类风湿性关节炎。 白芍总苷具有抗炎和免疫调节作用，能改善类风湿性关节炎患者的病情，减轻患者的症状和改善体征，并能调节患者的免疫功能
	麝香壮骨膏 尪痹颗粒	可用于镇痛，消炎； 补肝肾，强筋骨，祛风湿，通经络

续表

常见骨关节病类型	常用药物	药物作用特点
骨性关节炎	非甾体抗炎药(NSAIDs)	同类风湿性关节炎
	曲马多	镇痛。用于对 NSAIDs 治疗效果不佳者
	糖皮质激素	用于对 NSAIDs 药物治疗 4～6 周无效的严重 OA 患者,NASIDs 不耐受者。长期使用可加剧关节软骨损害,每年注射不超过 3～4 次
	双醋瑞因、氨基葡萄糖	改善病情,保护软骨
跌打损伤	活血止痛胶囊、舒筋活络片、跌打丸、麝香壮骨膏、狗皮膏、云南白药膏、红药气雾剂	活血化瘀,行气止痛。用于跌打损伤-气滞血瘀证
	独活寄生丸、养血荣筋丸、代温灸膏、正骨水	补益气血,温筋通络。用于跌打损伤-风寒湿瘀证
	跌打活血散、七厘散、三七片、云南白药胶囊、沈阳红药胶囊	活血止痛,舒筋活络。用于跌打损伤-瘀血阻络证
腰腿痛	维生素制剂: 维生素 B_1、维生素 B_{12}	营养神经,用于神经痛、慢性腰腿痛患者
	糖皮质激素:泼尼松龙、曲安奈德、倍他米松、地塞米松	抗感染、抗毒素、抗过敏、消肿。常与局部麻醉药合用,用于腰腿痛(腰椎间盘突出症、膝关节增生、风湿和类风湿性关节炎、软组织炎症、腰肌劳损等)
	抗抑郁药: 多塞平、阿米替林	镇痛、镇静。用于腰腿痛顽固性疼痛,伴有抑郁、恐惧、焦虑者
	血管活性物质: 烟酸、地巴唑、山莨菪碱	改善血液循环,促进新陈代谢
	利尿药:呋塞米、甘露醇	用于椎间盘突出、脊髓压迫等导致急性神经根水肿疼痛者
	腰痛宁胶囊	消肿止痛,疏散寒邪,温经通络。用于寒湿瘀阻经络所致的腰椎间盘突出症、坐骨神经痛、腰肌劳损、腰肌纤维炎、风湿性关节炎痛,症见腰腿痛、关节痛及肢体活动受限者
	壮腰健肾丸	壮腰健肾,养血,祛风湿。用于肾亏腰痛、腰膝酸软小便频数者
	金匮肾气丸	温补肾阳,化气行水。用于肾虚水肿,腰膝酸软,小便不利,畏寒肢冷者
骨质疏松	钙制剂: 氯化钙、碳酸钙、葡萄糖酸钙、乳酸钙、门冬氨酸钙	改善骨吸收和骨代谢平衡。用于骨质疏松基础治疗。 无机钙,含钙量高,作用快,对胃刺激性大;有机钙,含钙量低,吸收较好,刺激性较小。高钙血症、高钙尿症、肾结石或有肾结石病史患者禁用钙制剂
	骨吸收抑制剂: 双膦酸盐类包括阿仑膦酸钠片、利塞膦酸钠片、伊班膦酸钠注射液、氯膦酸二钠胶囊	抑制骨吸收,减少骨丢失。是目前临床上应用最为广泛的抗骨质疏松症药物。主要不良反应有胃肠道反应、肾脏毒性,首次口服或静脉输注含氮双膦酸盐可出现一过性发热、骨痛和肌痛等类流感样不良反应,多在用药 3 天内明显缓解
	骨形成促进剂: 甲状旁腺激素(PTH)类似物,如特立帕肽注射液	能刺激成骨细胞活性,促进骨形成,增加骨密度,改善骨质量,降低椎体和非椎体骨折的发生风险。适用于有骨折高发风险的绝经后妇女骨质疏松症的治疗

续表

常见骨关节病类型	常用药物	药物作用特点
骨质疏松	激素类：雌二醇、尼尔雌醇、孕激素	能抑制骨转换，减少骨丢失。用于绝经前后妇女骨质疏松者
	活性维生素D及其类似物：α-骨化醇、骨化三醇	不需要肾脏1α-羟化酶羟化就有活性，故得名为活性维生素D及其类似物。更适用于老年人、肾功能减退以及1α-羟化酶缺乏或减少的患者，具有提高骨密度，减少跌倒，降低骨折风险作用
	仙灵骨葆胶囊	滋补肝肾，接骨续筋，强身健骨。用于骨质疏松、骨折、骨关节炎、骨无菌性坏死等

三、用药注意事项

① RA治疗药物很多，单用、联用都应仔细参阅每种药物使用说明中的不良反应，要在临床医生指导下规律用药，定期随诊，切勿私自乱用药。

② NSAIDs常见不良反应包括消化道反应、肾脏反应、血液系统反应，少数患者可出现过敏反应、肝功能损害、耳鸣、听力下降、无菌性脑膜炎等。在RA治疗中，NSAIDs的用药剂量应个体化，避免同时选择两种以上NSAIDs；选择性COX-2与非选择性NSAIDs相比，能明显减少胃肠道不良反应。老年人应选择半衰期短的NSAIDs，有溃疡病史的老年人应服用选择性COX-2抑制剂。NSAIDs能减轻类风湿性关节炎症状，但不能改变病程、预防关节破坏，必须与DMARDs联用。NSAIDs用药超过1～2周后才能确认疗效。

③ DMARDs用药明显改善症状需要1～6个月。常见不良反应较多，如胃肠道症状、皮疹、舌炎、自身免疫性疾病、嗅觉丧失等。故MTX、SSZ、LEF、AZA服药期间应定期检查血常规和肝功能；氯喹片和羟氯喹服药半年左右应检查眼底；青霉胺服药期间应定期检查血常规、尿常规、肝肾功能；金诺芬服药期间应定期检查血常规与肝肾功能；环孢素服药期间应定期检查血常规、血肌酐及血压。

④ DMARDs可视病情单用或联用，常用联合方案：a. MTX＋柳氮磺吡啶；b. MTX＋羟氯喹（或氯喹）；c. MTX＋青霉胺；d. MTX＋金诺芬；e. MTX＋硫唑嘌呤；f. 柳氮磺吡啶＋羟氯喹。

⑤ 跌打损伤者应酌情配合伤处热敷或熏洗。跌打损伤药孕妇慎用。

⑥ 腰腿痛患者若为急性期发作，疼痛剧烈者建议就医，不可滥用止痛药以免掩盖病情。

⑦ 2013版《中国居民膳食营养素参考摄入量》建议，成人每日钙推荐摄入量为800mg（元素钙），50岁及以上人群每日钙推荐摄入量为1000～1200mg。尽可能通过饮食摄入充足的钙，饮食中钙摄入不足时，可给予钙剂补充。营养调查显示我国居民每日膳食约摄入元素钙400mg，故尚需补充元素钙约500～600mg/d。补充钙剂需适量，超大剂量补充钙剂可能增加肾结石和心血管疾病的风险。

⑧ 2013 版《中国居民膳食营养素参考摄入量》建议，成人推荐维生素 D 摄入量为 400IU（10μg）/d；65 岁及以上老年人因缺乏日照，以及摄入和吸收障碍常有维生素 D 缺乏，推荐摄入量为 600IU（15μg）/d；维生素 D 用于骨质疏松症防治时，剂量可为 800～1200IU/d。对于日光暴露不足和老年人等维生素 D 缺乏的高危人群，建议酌情检测血清 25-羟维生素 D 水平，以了解患者维生素 D 的营养状态，指导维生素 D 的补充。

四、健康指导

① RA 是一种慢性、全身性炎症性疾病，需早期、长期治疗，避免致残。用药期间需定期检测血常规、肝肾功能，应定期就诊，评估病情，调整治疗方案，同时预防骨质疏松。

② OA 患者属于超重者或肥胖者应建议减肥，锻炼、关节功能训练、肌力训练。局部可采用热疗、水疗、超声波、针灸、按摩、牵引、经皮神经电刺激等方式，增加血液循环、减轻炎症反应；建议有需要的患者使用手杖、拐杖、助行器或矫形器。建议患者注意关节保暖，避免关节过度劳累，避免不良姿势，减少不合理运动，避免长时间跑、跳、蹲，减少或避免爬楼梯。出现关节弹响、关节酸痛、关节僵硬时应及早就医。急性期减少运动，适当活动，慢性期应制定适宜的运动计划，改善关节功能不全和障碍。

③ 跌打损伤患者初期应减少运动，后期应注意保温，避免受寒。用药期间不宜使用辛辣刺激性食物，注意避免居住潮湿之地。

④ 腰腿痛患者急性期应注意腰腿部保暖，避免过度运动，在常规用药基础上可尝试针灸推拿治疗；缓解期应注意腰背肌锻炼。

⑤ 骨质疏松患者应注意饮食营养均衡，适当补充钙质，多食牛奶、小鱼、海带等；年轻人从 35 岁开始应该进行规律的锻炼，最好是负重运动，增加骨量储备，增加肌力训练，纠正骨骼畸形；建议要有充足日照，11：00～15：00 尽可能多地暴露皮肤于阳光下 15～30min（取决于日照时间、纬度、季节等因素），每周两次，以促进体内维生素 D 的合成，尽量不涂抹防晒霜，以免影响日照效果。但需注意避免强烈阳光照射，以防灼伤皮肤。戒烟，限酒，避免过量饮用咖啡、碳酸饮料。

? 目标检测

一、最佳选择题

1. DMARDs 类药对 RA 患者病情改善方面，首选用药为（ ）。
A. 甲氨蝶呤　　　　　　　B. 青霉胺　　　　　　　C. IL-6
D. AZA　　　　　　　　　E. 雷公藤多苷

2. 用药期间，需定期检测血肌酐的是（ ）。
A. 羟氯喹　　　　　　　　B. 氯喹　　　　　　　　C. 环孢素
D. 硫唑嘌呤　　　　　　　E. 钙片

3. 不属于 RA 临床表现的是（ ）。

A. 晨僵 B. 负重关节的炎症可引起步态异常
C. 皮下结节 D. 对称性关节肿痛
E. 类风湿因子阳性

4. 不属于跌打损伤常用药的是（　　）。
A. 甲状旁腺激素 B. 活血止痛胶囊 C. 跌打丸
D. 狗皮膏 E. 云南白药膏

5. 骨质疏松患者常用药是（　　）。
A. NSAIDs B. 骨吸收抑制剂 C. 腰痛宁颗粒
D. 曲马多 E. 跌打丸

6. 麝香壮骨膏既可用于跌打损伤，又可用于（　　）。
A. 类风湿性关节炎 B. 骨折 C. 骨质疏松
D. 腹痛 E. 心绞痛

7. 服维生素 B_{12} 可用于（　　）。
A. 脱臼 B. 类风湿性关节炎 C. 腰腿痛
D. 跌打损伤 E. 腹痛

8. 与骨质疏松患者一样需要补充钙剂的疾病种类是（　　）。
A. OA B. RA C. 跌打损伤
D. 腹泻 E. 颈椎病

9. 孕妇若有跌打损伤者，可用的药物是（　　）。
A. 仙灵骨葆胶囊 B. 沈阳红药胶囊 C. 云南白药胶囊
D. 独活寄生丸 E. 舒筋活血片

二、配伍选择题

A. 维生素 B_1 B. 腰痛宁胶囊 C. 阿米替林 D. 甘露醇 E. 金匮肾气丸

10. 具有消肿止痛，疏散寒邪，温经通络作用的是（　　）。
11. 用于肾虚水肿，腰膝酸软，小便不利，畏寒肢冷者的是（　　）。
12. 用于营养神经的是（　　）。

三、多项选择题

13. 骨质疏松常用药包括（　　）。
A. 钙制剂 B. 骨吸收抑制剂 C. 骨形成促进剂
D. 雌二醇 E. 仙灵骨葆胶囊

14. 可改善血液循环、促进新陈代谢的药物有（　　）。
A. 地塞米松 B. 烟酸 C. 地巴唑
D. 多塞平 E. 山莨菪碱

四、骨关节疾病的问病荐药技能训练

分析下列案例，填写附录二"问病荐药技能训练作业单"。两人一组，分别扮演顾客和药师，进行问病荐药模拟训练。

（1）患者，女，29岁，会计，常年工作在办公室电脑前。一周前突然出现腰部酸痛，不可负重,久坐后加重,稍加活动后减轻。

(2)患者,男,54岁,手指关节疼痛,变形3d,伴有发热、尿少,检查类风湿因子阳性。

(3)患者,女,50岁,近一个月常盗汗、潮热、腰背部酸痛,停经4个月,未妊娠。

第三章 特殊人群用药指导

第一节 小儿用药指导

知识目标

了解小儿在不同发育阶段的用药特点；知晓儿科常见疾病和用药中的常见问题。

技能目标

能根据小儿的生理特点及用药原则，选择适合的药物与剂型，并根据患儿情况计算用药量；能辨证分型荐药；能指导患儿如何服药并提示服药的注意事项；清楚常见药物可能出现的不良反应并能及时采取应对措施。

素质目标

培养爱岗敬业、认真负责的职业精神。

案例导入

> 一婴儿，10个月，感冒发热伴咳嗽。
> 药师：是否母乳喂养？
> 顾客：母乳喂养半年，现人工喂养。
> 药师：何时出现症状？
> 顾客：发热伴咳嗽已出现两天。
> 药师：是否自行使用药物？
> 顾客：用对乙酰氨基酚栓退热每 4h 一次；头孢克肟颗粒已服用一天；同时因为中药没有副作用，所以用复方甘草片止咳。
> 药师：您给孩子使用的对乙酰氨基酚栓已超量，会损害孩子肝脏，应减少用药次数；孩子是否因细菌感染所致发热咳嗽需做化验才能诊断，不应盲目使用抗生素；此外，中药也是有不良反应的，且复方甘草片中含阿片类不适合给婴幼儿使用，剂型亦不合适婴幼儿。
> 对于幼小的孩童，如何正确用药呢？

小儿处于生长发育阶段，在解剖、生理、病理方面有明显特点，对许多药物特别敏感。小儿发育可分为新生儿期、婴幼儿期和儿童期 3 个阶段，在不同阶段存在不同的用药特点，应根据患儿的实际情况，正确使用药物和计算给药剂量。

一、儿科疾病特点

无论是疾病表现还是药物治疗,个体差异、性别差异和年龄差异都很大,这也提示我们应根据患儿具体情况制定用药方案。

小儿所患疾病与成年人相比有很大差别。
- (1) **疾病种类** 儿科疾病不同于成人,有很多是小儿特有的疾病。
- (2) **疾病表现** 不典型、发展快,甚至发展为重症。
- (3) **疾病诊断** 表述不准,指标不定。
- (4) **疾病治疗** 重视并发症、重视剂量、重视液体出入量。
- (5) **疾病预防** 预防接种,防患未然。

二、小儿发育不同阶段的生理特点和用药指导

1. 新生儿用药

新生儿期是指新生儿从出生到 28 天这一阶段。在此期间,胎儿脱离母体开始独立生存,所处的内外环境发生了巨大变化,因此在生长发育和疾病方面具有特殊性,临床用药上也与其他生理时期有很大不同。新生儿药动学特点见表 3-1。

表 3-1 新生儿药动学特点

项目	新生儿生理特点	用药特点
吸收	与成人相比: 肌肉组织少,皮下脂肪薄,局部循环差; 体表面积大,皮肤角化层薄	口服给药:个体差异大,不宜使用; 皮下和肌内注射给药:吸收不规则,很少应用; 静脉给药:吸收快,应小剂量慢速给药; 皮肤局部给药:吸收快而多,注意外敷硼酸、水杨酸、激素软膏等可引起中毒
分布	体液比重大,约占体重的 80%; 脂肪含量少; 新生儿血浆蛋白浓度低,与药物的结合力低	故水溶性药物分布容积大、消除慢、易中毒; 脂溶性药物分布容积小,血药浓度高而易中毒; 游离型药物浓度升高,易中毒。 注意:氨苄西林、地高辛、吲哚美辛、苯巴比妥、保泰松、苯妥英钠、阿司匹林等药物易引起中毒
代谢	肝药酶未发育成熟(出生 2 周后肝脏处理药物的能力才接近成人水平),如新生儿黄疸不退,说明其肝药酶活性尚低。 催化与葡糖醛酸及甘氨酸结合的酶活性低下,导致某些药物代谢慢,易蓄积中毒	注意:新生儿应用氯霉素可出现灰婴综合征。磺胺类、呋喃类、氯丙嗪、维生素 K、新生霉素、伯氨喹等药物可使新生儿出现溶血。因此,新生儿用药须考虑到肝药酶的成熟情况
排泄	新生儿肾脏发育不全,所以经肾排泌的药物排泄慢、易蓄积中毒。 调节酸碱平衡的能力较成人弱。酸性药物排出减少,碱性药物排出增多	注意:新生儿禁用氨基糖苷类抗菌药物、氨茶碱、吲哚美辛等排泄慢的药物。 注意:不可大剂量或长期使用利尿药、水杨酸制剂,以免出现酸碱及电解质失衡

2. 儿童用药

儿童药动学特点和药效学特点见表 3-2、表 3-3。

表 3-2　儿童药动学特点

项目	儿童生理特点	用药特点
吸收	小儿胃容量小,胃酸分泌少,胃液 pH 较高(约 2～3 岁接近成人水平),胃排空慢,肠蠕动不规则,胆汁分泌功能不完全	口服给药:糖浆剂为宜;油类药应注意避免引起油脂吸入性肺炎;混悬剂在使用前应充分摇匀。注射给药:必要时或对危重患儿常用静脉给药。肌内注射少用,因局部血液循环差影响药物吸收
分布	血浆蛋白浓度低于成人,故游离型药物浓度高。血脑屏障发育不完善,多种药物可通过血脑屏障(有利有弊)	利:治疗脑炎、脑膜炎。弊:氨茶碱、阿托品、抗组胺药等可致昏迷或惊厥;吗啡、哌替啶等麻醉药品,易引起呼吸抑制;四环素、维生素 A 等可致婴幼儿良性颅压增高、囟门隆起等
代谢	代谢快,高于成人(药物代谢主要酶系的活性已经成熟,且肝脏的相对重量约为成人的 2 倍)	药物代谢快,但不可随意加大剂量,如氨茶碱
排泄	经肾脏消除加快(肾功能在 6～12 个月时接近成人水平,之后儿童期,肾功能超过成年人)	对一般药物的排泄比较快。注意:对水及电解质的排泄较差,应用酸碱类药物易引起平衡失调,应间歇给药,剂量不宜过大。儿童不轻易使用泻下药、利尿药

表 3-3　儿童药效学特点

项目	儿童生理特点	用药特点
中枢神经系统	血脑屏障发育尚未完善	易发生惊厥或昏迷,脂溶性高的药物易进入中枢。但使用镇静剂时,年龄越小,耐受力越大,剂量可相对偏大
内分泌系统	内分泌系统不够稳定,许多激素和抗激素制剂会干扰儿童内分泌,导致甲状腺、甲状旁腺、肾上腺、垂体等功能发生变化,影响生长发育	注意:糖皮质激素可影响糖、蛋白质、脂肪代谢,长期使用会导致发育迟缓、身材矮小、免疫力低下;促性腺激素的药物可影响儿童性腺发育,导致儿童性早熟;硫脲类可抑制甲状腺激素合成,造成生长发育障碍;雄激素的长期应用常使骨骼闭合过早,影响小儿生长和发育;人参、蜂王浆等滋补中药可影响垂体分泌
血液系统	儿童期骨髓造血功能较为活跃,但容易受到外界因素影响	注意:使用氯霉素、吡唑酮类的解热镇痛药(包括氨非咖片、安乃近、去痛片、复方对乙酰氨基酚片Ⅱ等复方制剂)可引起贫血、红细胞增多、粒细胞减少、过敏性紫癜、再生障碍性贫血等
骨和牙齿	儿童期骺软骨处于不断增生和不断骨化的过程中,易受药物影响	注意:四环素可引起牙釉质发育不良和牙齿着色变黄。氟喹诺酮类药物可引起关节痛、关节肿胀及软骨损害,影响骨骼发育,故儿童禁用以上药物

三、小儿用药的一般原则

① 明确诊断,严格掌握适应证,绝不滥用药物。

② 根据小儿特点选择适宜的给药方案,小儿适宜的给药途径及注意事项见表 3-4。

③ 根据患儿具体情况严格掌握用药剂量。
④ 密切监护小儿用药，防止产生不良反应。

表 3-4　小儿适宜的给药途径及注意事项

给药途径	注意事项
口服给药	能吃奶的小儿患者应尽量采用口服给药。口服是最方便、最安全、最经济的给药途径，但影响因素较多，剂量不如注射给药准确，特别是吞咽能力差的婴幼儿会受到一定限制。 幼儿用糖浆、水剂、冲剂等较合适； 年长儿可用片剂或丸剂，注意不要用牛奶、果汁等送服； 小儿喂药时最好将小儿抱起或头略抬高，以免呛咳时将药吐出。 病情需要时可采用鼻饲给药
注射给药	早产儿多次肌内注射可发生神经损伤，尽量不用。较大的婴幼儿，可用肌内注射。 肌内注射时药物的吸收与局部血流量有关，要充分考虑注射部位的吸收状况，避免局部结块、坏死；临床多选择臀大肌外上方，但注射次数过多可造成臀部肌肉损害。 婴幼儿静脉给药，一定要按规定速度滴注，切不可过快。要不断更换注射部位，防止反复应用同一血管引起血栓静脉炎。 静脉注射常在病情危重抢救时用，平时采用静脉滴注，严控给药剂量和速度。 在治疗用药时间较长时，提倡使用序贯疗法，即先静脉给药，控制住病情之后改用口服剂型，以维持疗效和减少不良反应。
透皮给药	儿童尤其婴幼儿皮肤角化层薄，吸收较好，透皮给药方便且痛苦小。 药物剂型多为软膏，也可用水剂、混悬剂等。注意外用药的用药时间不要太长。 用药时注意防止小儿抓摸药物，误入眼、口引起意外，不宜使用刺激性较大的药品
直肠给药	药物从直肠黏膜吸收，进入体循环的量大，所用剂型有栓剂和灌肠剂。 临床应用较多的是退热药物制成的小儿退热栓剂，如对乙酰氨基酚栓。 因药液在肠腔不易保留，灌肠法在小儿很少应用

四、小儿用药剂量的计算方法

小儿用药剂量的计算方法有以下两种。

1. 根据小儿体重计算

此种方法最为常用。

（1）说明书已标注小儿每千克体重剂量：

$$D(剂量) = 每千克体重剂量 \times 体重(kg)$$

> 例题：某小儿体重为 20kg，口服头孢克肟颗粒，说明书上标明为 1 日每千克体重 1.5~3mg，分 2 次服用。
> 答：每日剂量为（1.5~3）×20＝30~60mg
> 给药方案为分成 2 次服用，即一次 15~30mg。

（2）说明书未标注小儿每千克体重剂量，则使用成人剂量折算法：

$$小儿剂量 = 成人剂量 \times \frac{小儿体重(kg)}{70(kg)}$$

但是肥胖儿童按此成人剂量折算法，往往出现血药浓度过高，故应根据患儿实际情况调整用药剂量。此外,还应结合患儿的实际年龄确定适合的剂量。

2. 根据体表面积计算

此种方法最合理。

此方法适用于各个年龄阶段,即任何年龄,每平方米体表面积的剂量是相同的。对某些特殊的治疗药,如抗肿瘤药、抗生素、激素,应以体表面积计算。此算法最为合理,但较为繁琐,首先要计算小儿体表面积。

(1) 体表面积的计算方式

① 体重≤30kg: 体表面积(m^2)=(体重×0.035)+0.1

② 体重>30kg: 体表面积(m^2)=(体重-30)×0.02+1.05

(2) 根据体表面积计算药物剂量

① 说明书已标注每平方米体表面积的剂量

$$D(剂量) = 每平方米剂量 \times 体表面积(m^2)$$

② 说明书未标注每平方米体表面积的剂量,按下式计算:

$$小儿剂量 = 成人剂量 \times \frac{小儿体表面积(m^2)}{1.73(m^2)}$$

> 例题:已知对乙酰氨基酚的成人剂量是一次 500mg,一个 12kg 的一岁婴儿服用该药,按体表面积公式计算一次剂量为多少?
>
> 答:体表面积(m^2) = (体重×0.035)+0.1= (12×0.035)+0.1=0.52(m^2)
>
> 患儿一次剂量=500 mg×0.52/1.73=150mg。

注意药物剂量和用药间隔应根据患儿成熟度及病情程度而调整,切不可给药次数过频,应监测血药浓度来调整给药剂量和间隔时间。

五、小儿合理应用中药的原则

中药治疗许多小儿常见病、疑难病疗效较好。小儿用药应及时,用量要轻。用药原则见表 3-5。

表 3-5 小儿合理应用中药的原则

体质及证型	用药原则
宜用轻清之品。因小儿脏气清灵,故慎用大寒、大苦、大辛、大热、攻伐和药性猛烈的药物	若为风热表证,当用辛凉解散表邪,以银翘散、桑菊饮为主。而外有表邪,内有火热之症,亦辛凉解表,不宜用苦寒退热之品,以免闭邪气于内,攻伐正气
宜佐健脾和胃之品。因小儿脾气不足,消化能力差	可用消食导滞的山药、山楂、陈皮、六神曲、麦芽、鸡内金、白术等药物
宜佐凉肝定惊之品。因小儿属纯阳体质,热病偏多,且肝常有余,易出现肝热抽搐、惊风	小儿疾病特别是外感病邪,出现高热、烦躁、惊风等症,应在清热透解之时,佐以平肝熄风之蝉蜕、钩藤、僵蚕、地龙等
不宜滥用滋补之品。小儿生机旺盛,宜饮食调理,不宜用滋补之品。健康小儿不必进补,尤其婴幼儿更不宜乱进补	小儿用人参、人参蜂王浆、冬虫草精、北芪精等含有激素的食品或补品,可引发性早熟。尤体内湿热重的患儿,绝不能给予滋补药

第二节 妊娠及哺乳期用药指导

知识目标

掌握妊娠及哺乳期的生理特点及用药原则；知晓常见药物的妊娠危险性分级。

技能目标

能根据孕妇和乳母的实际情况正确用药；清楚常见药物可能出现的不良反应并能及时采取应对措施。能提供合理的用药指导和健康指导。

素质目标

培养善于观察、思考、分析、总结的职业素养。

案例导入

① 女，27 岁，孕 30 周，体温 39.4℃，已神志不清。但家属称是药三分毒，怕影响胎儿，不能吃药。现患者症状加重，该怎么办？

② 女，25 岁，孕 10 周，称因治疗脸上痤疮，一直在使用维 A 酸乳膏，不知是否有影响。

妊娠期和哺乳期是妇女非常特殊的时期，在此阶段的用药直接关系到下一代的身心健康。为保证孕产妇和胎儿、乳儿的安全健康，我们应掌握常用药物特点，提供可靠的用药指导，确保安全用药。

一、妊娠期用药指导

1. 药物对胎儿的影响

在妊娠期，绝大多数药物都可通过母体经胎盘转运至胎儿体内，对胎儿产生不良影响。因此原则上要求孕妇应避免使用任何药物，尤其是妊娠 3 个月内，药物致畸风险大。但是当孕妇患有结核、贫血、糖尿病、心血管等疾病时，合理的治疗不但对胎儿无害，还能防止胎儿受母体疾病的影响。

在妊娠的不同时期，药物对胎儿的影响不同，见表 3-6。妊娠期药物使用不当，可对胚胎及胎儿产生多脏器的损害，见表 3-7。

表 3-6 药物对妊娠期不同阶段胎儿的影响

妊娠时期	药物影响
妊娠早期(0～3 周)	流产或无影响
妊娠早期(3 周至 3 个月)	主要器官形成阶段,是药物致畸的敏感期
妊娠中后期(3 个月以上)	主要器官继续生长,某些药物可致发育迟缓；此时期用药可能导致神经、生殖、牙齿的发育畸形

表 3-7 药物对胚胎及胎儿的不良影响

不良后果	用药注意事项
畸形（尤其是妊娠3个月内）	应禁用以下致畸药物：沙立度胺（反应停）、雌激素、孕激素、雄激素、叶酸拮抗剂（如甲氨蝶呤）、烷化剂（环磷酰胺、氮芥类等）、抗癫痫药（苯妥英钠等）、抗凝药（华法林）、抗甲状腺药（硫脲类、碘化物等）、秋水仙碱、氯喹、氯丙嗪、氨基糖苷类、四环素类、烟碱、酒精、口服降糖药（孕后期）等均能引起畸形
神经系统损害	服用镇静、麻醉、止痛、抗精神病药、抗组胺药或其他抑制中枢神经的药物，可抑制胎儿神经活动，甚至影响大脑发育。神经系统在整个妊娠阶段持续分化、发育，所用药物对神经系统的影响一直存在
出血	妊娠后期孕妇使用香豆素类口服抗凝药，大剂量苯巴比妥或长期服用阿司匹林，可导致胎儿严重出血，甚至死胎
溶血	临产期使用抗疟药、磺胺药、硝基呋喃类（呋喃妥因）、氨基比林、氯霉素、大剂量维生素 K 等，可致葡萄糖-6-磷酸脱氢酶缺陷者溶血
其他	妊娠期对泻药、利尿药比较敏感，可能引起早产或流产； 过量维生素 D 可致新生儿血钙过高、智力障碍、肾或肺小动脉狭窄及高血压； 过量维生素 A 会导致胎儿腭裂、脊柱裂、无脑、眼缺陷、泌尿道畸形等； 而缺乏维生素 A 不仅孕妇发生夜盲、贫血、早产，可能导致胎儿面、眼、肾畸形及新生儿白内障。 孕妇营养不足的情况下，应适当补充铁、钙、叶酸、维生素 B_1 和维生素 B_6

2. 药物对妊娠的危险性分级

美国食品药品监督管理局（FDA）根据药物对胎儿的危险性，将药物对妊娠妇女的治疗获益和对胎儿的潜在危险进行评估，将药物分为 A 级、B 级、C 级、D 级、X 级 5 个级别，从 A 级到 X 级致畸系数递增。

（1）**A 级** 有足够的临床试验证据表明对胎儿无不良影响的药物，是最安全的一类药物。例如正常剂量的脂溶性维生素 A、维生素 D，各种水溶性维生素、氯化钾、左甲状腺素钠等。

（2）**B 级** 动物实验未显示对胎儿有危害，但缺乏人体实验证据，是相对安全的一类药物。例如青霉素类，第三、四代头孢，红霉素、克林霉素、阿昔洛韦、对乙酰氨基酚、胰岛素、二甲双胍、甲基多巴、乙胺丁醇等。

（3）**C 级** 动物实验证明对胎儿有一定的致畸作用，但缺乏人类实验证据，对胎儿影响尚不明确或没有相关研究资料的药物均归于 C 类。对于 C 类药物应权衡利弊，在确定利大于弊的情况下慎用。如阿司匹林、钙拮抗药、β受体阻滞剂、呋塞米、地塞米松、磺酰脲类降糖药、利福平、异烟肼、氟喹诺酮类、金刚烷胺等。

（4）**D 级** 对人类胚胎有一定的危害。仅在孕妇生命垂危或疾病严重而必须使用该类药物时，才能应用。如伏立康唑、氨基糖苷类、卡马西平、地西泮、苯巴比妥、氨基比林、茶碱类、胺碘酮、血管紧张素转化酶抑制药（ACEI）、血管紧张素Ⅱ受体阻滞剂（ARB）；β受体阻断药在妊娠中晚期使用时亦属此类。

（5）**X 级** 已确证对胎儿有危害的药物，禁用于妊娠或即将妊娠的妇女。例如他汀类、性激素、利巴韦林、沙利度胺、氟西泮、苯妥英钠、口服抗凝药、烷化剂、前列腺素衍生物、碘化物、大剂量维生素 A、（异）维 A 酸、大剂量乙醇等均属此类。

其中 A 级、B 级药物妊娠期可安全使用；C 级药物在权衡利弊后慎重使用；D 级、X 级妊娠期禁用。

3. 妊娠期用药原则

① 有明确的用药指征和适应证。

② 可用可不用的药物应尽量不用或少用。

③ 用药前明确妊娠周数，妊娠 3 个月内尽量避免用药。

④ 小剂量有效时，避免使用大剂量；单药有效时，不要联合用药；尽量用疗效肯定、不良反应小且已清楚的老药，避免使用尚不明确致畸性的新药。

⑤ 已肯定的致畸药物禁止使用（D 级和 X 级）；应用可能对胎儿有影响的药物（C 级）时，应权衡利弊后再决定是否用药。

⑥ 若病情危急，必须使用对胎儿有危害的药物，应先终止妊娠之后再用药。

4. 妊娠期用药咨询及注意事项

① 严格遵照药品说明书，也可参考 FDA 妊娠期风险分级标准。

② 孕妇不能自行使用药物或随意停止正在服用的药物；药师不能替代孕妇做选择，应建议孕妇在医生帮助下做正确的选择；若发现孕妇已服用有害药物，应建议其立刻停药，之后根据所用药物的剂量、用药时妊娠胎龄等因素综合考虑，提出处理建议。

③ 必须用药时，应向孕妇详细说明用药目的、注意事项和可能对胎儿的影响等，以确保治疗效果及安全性。

④ 许多中药含有可能对胎儿有毒害的物质，应尽量避免使用，如非医生建议，不可擅自应用中药。

二、哺乳期用药指导

1. 药物的乳汁分泌

大多数药物都能通过被动扩散进入乳汁，只是浓度不同，母乳中分布的药量不会超过母体摄取量的 1%～2%、小分子、脂溶性高、血浆蛋白结合率低、弱碱性的药物，易进入乳汁。如华法林血浆蛋白结合率高，不会进入乳汁；红霉素等弱碱性药物在乳汁中浓度高；地西泮等作用于中枢的药物脂溶性高，乳汁中分布多，哺乳期妇女应避免使用。

2. 哺乳期妇女用药注意事项

① 选药慎重，权衡利弊。尽量选用短效、单剂药物，避免使用长效药物及多药合用。

② 适时哺乳，防止蓄积。服药时间应在哺乳后 30min 至下次哺乳前 3～4h。

③ 必须用药时，可选择对母、婴危害和影响均小的药物。

④ 必须使用对乳儿造成危害的药物时，应暂时停止哺乳，进行人工喂养。

3. 常用药物对乳儿的影响

乳母使用药物可能对乳儿产生的影响，见表 3-8。

表 3-8　常用药物对乳儿的影响

药物	影响
抗菌药物	大多数抗菌药物都能进入乳汁,但进入乳儿体内的量很小,一般不会对乳儿产生严重危害。β-内酰胺类药物相对安全可以使用。而大环内酯类乳汁浓度高,氨基糖苷类具有潜在危害,氟喹诺酮类对乳儿骨关节有损害,此外磺胺类、林可霉素、异烟肼、氯霉素和四环素类在哺乳期均不宜使用
激素类药物	糖皮质激素、甲状腺激素、雌激素、孕激素及口服避孕药(含雌激素、孕激素)均能对乳儿产生不良反应,应慎用
抗甲状腺药	硫脲类、碘化物都可影响乳儿甲状腺功能,应慎用;放射性碘禁用
抗高血压药	避免应用血管紧张素转化酶抑制剂(ACEI)和血管紧张素Ⅱ受体阻滞剂(ARB)
降血糖药	胰岛素对乳儿安全无害。不宜应用磺酰脲类
中枢神经系统药物	大多作用于中枢神经系统的药物都具有高脂溶性,易在乳汁中分布,如巴比妥类、苯二氮䓬类、抗抑郁药、抗精神病药、吲哚美辛等,应尽量避免使用。溴隐亭抑制乳汁分泌。阿司匹林不可长期大剂量应用
抗肿瘤药	抑制乳儿造血功能,使用中禁止哺乳
中药	中药成分复杂,很多药物会通过乳汁进入乳儿体内,且缺乏相关研究数据,可能产生不利影响,不宜使用

第三节　老年人用药指导

知识目标

了解老年人的疾病特点和生理变化;熟悉老年人常见疾病,掌握老年人常用药物的作用特点及不良反应。

技能目标

能根据患者实际情况合理荐药,并提供合理的用药指导和健康指导。

素质目标

能尊重和关爱老年人,给老年患者提供耐心细致的药学服务。

案例导入

> 患者,女,72岁,患有高血压、糖尿病20余年,近半年开始吃保健品来替代药物,发现血压、血糖都控制得不好,甚至已经出现并发症,如视网膜损害导致看不清楚东西,故前来咨询用药。

老年人常同时患有多种疾病,且疾病临床表现不同于中、青年人。此外老年人的生理特点也决定了其用药的特殊性。为保证患者健康安全,我们要掌握常用药物的性质,提供安全可靠的用药指导。

一、老年人患病的特点

① 起病隐匿,症状多变。老年人反应性低下,对冷热、疼痛反应性差,病症临床表现往往不典型,容易造成漏诊和误诊。

② 病情进展快,容易发生凶险情况。老年人各种器官功能减退,机体适应能力低下,一旦发病,常出现病情迅速恶化。

③ 常伴有多种疾病,增加诊疗的难度。

④ 老年患者,几乎不论患何种疾病,均容易出现嗜睡、昏迷、烦躁或精神错乱等意识障碍和精神症状,很难早期诊断疾病。

⑤ 老年患者随着病情变化,容易出现并发症。

二、老年人生理特点对药物的影响

老年人因其特殊的生理变化,对药动学和药效学均有影响,见表 3-9 和表 3-10。

表 3-9 老年人的药动学变化

项目	老年人生理特点	用药注意事项
吸收	胃排空延迟,胃酸分泌减少,小肠黏膜表面积减少;胃肠道血流减少,使有效吸收面积减少	按主动转运方式需要载体参与吸收的药物如维生素 B_1、维生素 B_6、维生素 B_{12}、维生素 C、铁剂、钙剂等吸收明显减少。老年人胆汁分泌缺乏,脂溶性维生素吸收减少
分布	体液含量降低,药物分布容积减小。血浆蛋白含量降低,游离药物浓度增加,作用增强	华法林的游离型药物增加,按常规用量就可能有出血风险
代谢	老年人的肝脏较年轻人减轻 15%,首过消除能力下降,肝药酶合成减少,活性降低,药物代谢慢,血浆半衰期延长,易中毒。糖尿病老年患者更易发生低血糖反应	应避免使用有肝脏毒性的药物。氨茶碱等经肝药酶灭活的药物易中毒。降糖药如胰岛素、磺酰脲类等,使用时务必调整剂量,以免发生低血糖反应
排泄	老年人肾单位仅为年轻人的一半,所以使用经肾排泄的常量药物时,就容易蓄积中毒	使用地高辛、阿司匹林、别嘌醇、苯巴比妥、锂盐、万古霉素、氨基糖苷类、四环素类、头孢菌素类、磺胺类、氟喹诺酮类、碳青霉烯类等药物时易蓄积中毒,应谨慎使用

表 3-10 老年人的药效学变化

生理特点	用药注意事项
对中枢神经系统药物的敏感性增高,中枢神经系统毒性增加。	镇静催眠药、镇痛药、抗精神病药、抗抑郁药、某些降压药(利血平、胍乙啶、甲基多巴等)作用增强,易发生不良反应,对于痴呆患者尤甚。老年人用以上药物一般从小剂量开始,根据耐受性及效果逐渐调整至治疗剂量。甲氧氯普胺、吩噻嗪类抗精神病药可致锥体外系反应,应避免使用。对于高龄、脱水、感染、高热等的老年人,应密切关注神经系统症状

续表

生理特点	用药注意事项
老年人心血管系统与体液系统功能减弱，血压调节功能变差，易发生直立性低血压，以及水电解质紊乱	·一些扩血管药(如硝酸酯类)、α受体阻断药、抗抑郁药等都可能会诱发或加重直立性低血压，在使用这类药物时应告知老年人体位变化时需缓慢，防止跌倒、骨折等严重不良事件的发生。 ·对利尿药反应强烈，需从小剂量开始。 ·胺碘酮、索他洛尔、普罗帕酮等抗心律失常药物不良反应多，应慎用。 ·大环内酯类、多潘立酮等药物对原有心律失常患者可能不利，应慎用
老年人生理特点决定了其易患青光眼、便秘、前列腺增生等疾病	抗胆碱药物(阿托品、苯海索、颠茄、东莨菪碱、溴丙胺太林等)、抗组胺药物(苯海拉明、氯苯那敏等)及抗抑郁药(丙米嗪等)，均可加重老年前列腺增生患者的排尿困难，还可能导致口干、便秘，甚至意识混乱。 此外，抗胆碱药物、扩血管药物、糖皮质激素等亦可诱发或加重老年青光眼，甚至可致盲，都应避免使用
老年人肝脏合成凝血因子的能力下降；对于抗凝血药的敏感性增高，易致出血。	对肝素及口服抗凝药非常敏感，易发生出血。 老年人因慢性病可能同时服用多种药物，很多药物会增强华法林的抗凝效果，如阿司匹林、胺碘酮、他汀类药物、抗抑郁药、广谱抗生素、银杏叶提取物等，而导致出血。需合用药时务必咨询医生
β受体数目或亲和力下降，对β受体激动药与阻断药的敏感性降低(作用钝化)	对异丙肾上腺素、普萘洛尔等加快或减慢心率的作用减弱。虽然老年人对上述药物的敏感性降低，但临床应用时不能盲目增量，增量只增加不良作用而不会提高疗效

三、老年人用药不安全因素分析

① 一药多名，可能造成重复用药。在临床特别常见，化学名、多个商品名，都可能导致重复用药引发不良反应，这就要求我们全面掌握常用药物的名称和特点，避免出现这种情况。

② 复方药物使用不当，例如同时使用对乙酰氨基酚和含有此药的感冒复方制剂，致使药物过量导致肝脏损害。盲目的中西药结合，如应用氢氯噻嗪降血压，又同时应用珍菊降压片（其中也含有氢氯噻嗪），导致药物过量引起水电解质紊乱等不良反应。又如使用磺酰脲类降血糖药物，又同时应用消渴丸（其中含有格列本脲），可致严重低血糖反应。

③ 老年人用药依从性差，可能因忘记用药而发生漏服或多次服药，从而产生不良反应。

④ 个别老年患者认识偏颇、治病心切、偏听偏信、不遵医嘱；还有的看广告用药，盲目轻信保健品，我们应劝诫老人正确看待疾病，合理使用药物。

四、老年人用药注意事项及安全用药指导

老年人常患有多种慢性病，因此可能长期服用多种药物，老年人因用药不当引起的不良反应发生率为15%～20%，且药源性疾病反应比较严重。因此老年人的安全用药指导非常必要，具体见表3-11。

表 3-11 老年人安全用药指导

原则	注意事项
尽量简化用药方案,选择简便、有效的给药途径;口服药物为主	①根据老年人器官功能情况,合理选药; ②尽量减少用药品种,尽可能采用最小有效剂量; ③尽量选择长效制剂,避免血药浓度剧烈波动,药物治疗要适可而止; ④注意观察药效和不良反应,有新症状和体征出现或原有症状加重时,应首先检查是否与用药有关; ⑤控制老年人输液量,一般每天输液量在 1500mL 以内,输注生理盐水每日不得超过 500mL;输注葡萄糖注射液时要警惕患者有无糖尿病,如有糖尿病应加适量胰岛素和钾盐
最忌滥用的药物	糖皮质激素类药物、解热镇痛类药物、抗生素、维生素、泻药、利尿药、镇静催眠药等

五、老年人合理应用中药的原则

1. 辨证论治

正确使用中药的前提是掌握辨证和熟悉药性。如疮疡日久、大失血患者即使有表证也不应使用解表药;表虚自汗、阴虚盗汗者禁用强发汗的解表药;实热证、津血亏虚者忌用温里药;羚羊解毒片有清热解毒之功效,治疗风热者效果好,但若用于外感风寒者则会加重病情;川贝止咳糖浆治疗风寒感冒咳嗽有效,若用于肺热咳嗽则会加重病情。

2. 熟悉药品,恰当选择

中西药中有很多类似成分,如不了解药品盲目联合则很可能发生不良反应。如麝香保心丸与地高辛等强心苷类药物结构类似,若合用可能引发心脏毒性。又如含黄酮类的中药如复方丹参、银杏叶制剂等与组胺受体阻断药(雷尼替丁、法莫替丁等)同时服用可生成络合物,影响疗效,故不应同服,可分时应用,间隔 1h 以上为宜。因此,在不了解药物的情况下不宜将中西药合用。

3. 选择合适的用药剂量

老年人肝、肾功能常有不同程度的减退或合并多种疾病。故用药要因人而异,一般宜从最小剂量开始。尤其对体质较弱,病情较重的患者切不可随意加药。虽然中药作用大多温和持久,但慢性病患者仍不宜长期服用,如长期使用含马兜铃酸的制剂可导致慢性肾功能衰竭。长期泡服胖大海可致大便溏泻、饮食减少、腹胀消瘦。长期服用天王补心丹、朱砂安神丸、紫雪丹、至宝丹等,亦会出现慢性汞中毒等。故慢性患者长期服用中药需注意调节药物品种,避免不良反应。老年人使用某些中药应酌情减量,如阿胶、熟地黄、玄参、甘草、大枣、黄芩、黄连、黄柏、川芎、红花等药物用量均不宜过大。六神丸、牛黄解毒丸(片)、牛黄清心丸、磁朱丸、舟车丸、疏风定痛丸、跌打丸、三物备急丸等常用的中药成方制剂,都含有毒物质,老年人也不宜久服和多服。

4. 老年人合理服用滋补药

老年人由于生理功能的衰退,常感到体力、精力不如以往,想用些滋补药来增强体质,延年益寿。但在使用滋补药时,要严格遵照中医的辨证论治,按需行补,不需不补。如不辨证滥用补药,很容易引起病情加重或诱发新的疾病,例如老年慢性支气管炎日久会出现肺阴虚象，宜用西洋参、沙参等，益气养阴清热；若用红参，偏于甘温，反而使余邪复燃，病情加重。所以老年人选用补药应按个人体质情况，根据补药的药性，合理选用。

老年人的体虚，也有阴虚，阳虚，气虚，血虚和心、肝、脾、肺、肾等不同脏器虚衰之区别。阴虚的应选用轻补型滋补剂，如生脉饮；偏于阳虚的应服用温补型滋补剂，如龟龄集；肾阴虚老人宜服用六味地黄丸；心虚老人宜服人参归脾丸。除此之外，病体还有寒热虚实之别。所以，辨证应用补药，才能药到病除，补到虚消。中医讲究按季节时令使用滋补药，才能使体质得到增强，起到扶正固本的作用。如果忽略季节时令，如在春夏大补，则易上火，出现口干、咽燥，甚至引发新的病证。滋补药种类很多，应按个人情况确定服用剂量。

第四节　肝、肾功能不全患者用药指导

知识目标

了解肝、肾功能不全时对药物的影响；知晓对肝、肾有损害并应避免使用的药物；掌握肝、肾功能不全时的用药原则和用药注意事项。

技能目标

根据患者实际情况合理荐药，提供合理的用药指导和健康指导。

素质目标

树立对患者负责、乐于服务患者的职业道德。

案例导入

① 患者，女，67岁，自述服用龙胆泻肝丸超过3个月，最近出现恶心、胃口差、疲乏、眼周水肿等症状。

顾客：请问是怎么回事？吃什么药能缓解呢？

药师：您好，您的症状表明很可能是已出现肾功能的损害，龙胆泻肝丸中含有马兜铃酸，是一种明确可以损害肾脏的物质，不可长期服用，您现在应该立即停止服用该药，并到医院及时诊治，目前不能自行服用任何药物，以防止肾脏进一步受损。

② 患者，女，71岁，患糖尿病多年，已有糖尿病肾病3年，近半个月因关节肿痛无法行走，自行服用大量芬必得胶囊（布洛芬）止痛，3天前突然手脚水肿，小便排不出来了。

顾客：这是什么原因？该怎么办？

药师：您好，您原有糖尿病肾病，肾功能已下降，药物布洛芬会损害肾脏，减少肾血流量，您很可能已出现急性肾损害，甚至肾衰竭，应立即停止服用，并到医院进行正规治疗。

从案例可知，肝、肾功能正常的人长期服用损害肝、肾的药物，也可能造成药源性肝、肾损害，约25%的肾衰患者与应用肾毒性药物有关。而肝、肾功能不全患者更要避免使用具有肝、肾毒性的药物，以免造成严重后果，那么损伤肝、肾的药物有哪些，肝、肾功能不全患者怎样正确用药呢？

肝脏和肾脏是最主要的药物消除器官,因此肝、肾功能不全患者使用药物应非常谨慎,避免对肝、肾造成进一步的损害,这就要求我们熟知对肝、肾有损害的药物,并学会根据患者具体情况调整用药剂量,以确保用药安全。

一、肝功能不全患者用药

1. 肝脏疾病对药物作用的影响

肝脏是大多数药物代谢的场所,易受药物影响,甚至造成药源性肝损害。肝病患者在应用药物时,应特别注意。

肝功能不全时,药物的药动学和药效学均可发生改变。药动学改变见表 3-12。

表 3-12 肝功能不全者的药动学特点

药动学改变	药物影响
首过消除减弱、肝药酶活性降低、低蛋白血症	致使大多数药物清除减慢,半衰期延长,游离型药物浓度升高,因此药效增强,不良反应增加,易中毒
经肝脏代谢后才有活性的前体药物药效下降	如可待因、可的松、泼尼松、依那普利、环磷酰胺等前体药物,因活性代谢产物生成减少,药效降低

2. 肝脏疾病患者用药注意事项

① 药源性肝损害,应以预防为主。肝损害最显著的临床表现是黄疸,此时必须停药。无黄疸发生的伤肝药物则更为常见而又易被忽略,如肝肿大、肝功能异常或伴有发热和皮疹,以及损害肾或骨髓等其他器官所并发的肝功能损害。因此,对应用可能损伤肝脏的药物特别是对长期用药者,要定期检测肝功能,及时评估肝功能损害的程度,决定是否停药,其中转氨酶对肝实质损害最为敏感。

② 凡可以增高血氨的治疗方法(如输血、输血浆、输水解蛋白等)和可能诱发肝昏迷的药物(如利尿药、麻醉镇痛药、巴比妥类、蛋氨酸、尿素等),都可诱使慢性肝炎患者发生肝性昏迷,应避免使用。

③ 应用糖皮质激素类药物疗程要短,剂量不宜过大,病情稳定后,则谨慎地逐渐停药。此外不宜使用地塞米松等长效类,尽量应用氢化可的松和波尼松龙这样的非前体药物。不宜应用蛋白同化类激素,如苯丙酸诺龙。

④ 利尿药的应用要根据患者腹水情况而定,肝硬化腹水患者应用利尿药时,最好先选用保钾利尿药,如氨苯蝶啶或螺内酯,若起始就用中高效利尿药,过强的利尿作用易诱发肝昏迷。肝病患者须用强心苷时,宜用地高辛,而不宜用洋地黄毒苷,易蓄积中毒。

⑤ 大部分抗结核药都有肝损害,特别是抗结核药的联合应用容易引起肝坏死。对必须使用抗肺结核药物的肝病患者,可考虑使用乙胺丁醇、环丝氨酸、卷曲霉素等肝损害较小的药物。部分抗癫痫药、三环类抗抑郁药、唑类抗真菌药、他汀类调血脂药、非甾体抗炎药等也具有肝损害,使用时应注意监测肝功能。

⑥ 肝病患者应用抗凝血药要十分谨慎。此外有出血倾向的肝病患者,在应用维生素 K 时,最好选用维生素 K_1,而不用维生素 K_3。

⑦ 肝病患者须根据具体病情慎重选用保肝药，切忌盲目滥用。长期滥用药物或同时应用多种药物很可能适得其反，不利于健康。

3. 肝功能不全者给药方案调整

可根据肝功能不全患者的生化指标调整用药剂量。

① 经肝脏消除，且对肝脏有毒的药物，应避免使用；

② 经肝脏消除，但对肝脏无毒的药物，必要时减量用；

③ 经肝、肾两条途径消除的药物，可减量使用；

④ 经肾消除，不经肝消除的药物，可正常使用，无需调整剂量。

4. 引起肝损伤的中药及其主要化学物质

相关文献报道中国引起药物性肝损害排在首位的是中药，因此，患者要在医生的指导下服用中药，不要轻信所谓的偏方、秘方而滥用中药。可引起肝损伤的常见中药见表3-13。

表3-13　引起肝损伤的常见中药

分类	药物
植物类中药	柴胡、黄芩、半夏、大黄、川楝子、苦楝皮、栀子、决明子、补骨脂、诃子、番泻叶、苍耳子、黄药子、佩兰、款冬花、麻黄、薄荷、何首乌、雷公藤、虎杖、五倍子、丹参、大黄、元胡、白鲜皮、天花粉、防己、青黛、葛根、吴茱萸、贯众、芫花、苦参、艾叶、蒲黄、乳香、没药、三棱、莪术、地榆、白及、石榴皮、肉豆蔻、苍术、合欢皮、独活、淫羊藿、丁香、泽兰、泽泻、青木香、香加皮、紫菀、佩兰、五倍子、木通、桑寄生、潼蒺藜、乌头、海藻、常山、藏红花、野百合等药物都具有肝脏毒性，应避免使用
动物类中药	穿山甲、全蝎、蜈蚣、蟾蜍、斑蝥、水蛭、鱼胆、猪胆也可能引起肝损害，不宜使用
矿物类中药	含汞矿物药如朱砂、银朱、红粉、轻粉、白降丹等。含砷矿物药有砒石、雄黄、代赭石等。含铅矿物药如铅丹、密陀僧等。上述药物都能引起肝损伤，应禁用

二、肾功能不全患者用药

1. 肾功能不全对药物的影响

肾功能不全患者，伴有不同程度的肾血流量减少，肾小球滤过下降，肾小管分泌、重吸收障碍，都可造成经肾脏排泄的药物消除减慢，血浆半衰期延长，药物在体内蓄积，甚至产生毒性。因此对肾功能不全患者进行药物治疗时，应注意药物的选择和剂量。

此外，尿毒症患者还常伴有电解质及酸碱平衡紊乱，如血钾异常、酸血症等，从而影响机体对药物的敏感性，如酸性药物易中毒。

2. 肾功能不全患者用药原则

① 明确诊断，合理选药。

② 避免或减少使用肾毒性大的药物。

③ 注意药物相互作用，尤其避免与有肾毒性的药物合用。

④ 肾功能不全而肝功能正常者，可选用经肝、肾双通道消除的药物。

⑤ 当肾功能不全患者必须使用经肾脏排泄并具有明显肾毒性的药物时，应根据肾功能的情况调整用药剂量和给药间隔时间，必要时进行血药浓度监测（TDM），设计个体化给药方案。

3. 肾功能不全者给药方案调整

① 按药物有效成分由肾脏排泄的比例选择药物和用量。在实际应用中可根据肾脏排出的药物有效成分的比例来估计该药物的肾毒性，若药物有效成分由肾脏排出量低于15%，一般认为无害，如红霉素、林可霉素等。

② 有些药物需要根据肌酐清除率计算给药剂量。而使用抗菌药时，也可用简易法，即肾功能轻度、中度和重度损害时，抗菌药每日剂量分别减至正常剂量的 $1/2 \sim 2/3$，$1/5 \sim 1/2$，$1/10 \sim 1/5$。

4. 肾功能不全患者慎用的药物

常用的伤肾药物有氨基糖苷类、磺胺类、一代和二代头孢菌素、多黏菌素B、利福平、阿昔洛韦、两性霉素B、非甾体抗炎药、丙磺舒、维生素D、利尿剂、去甲肾上腺素、抗凝药、重金属盐、造影剂、环孢素、顺铂、甲氨蝶呤、环磷酰胺等。

5. 常见对肾功能有影响的中药

近年来，中药导致肾脏损害，甚至急性肾衰竭的报道很多。中药的作用与用量、时长有关，应根据患者体质，选择用量，避免长期大量应用致使身体损伤。可引起肾脏损伤的中药，见表3-14。

表3-14　引起肾脏损伤的中药

分类	药物
植物类中药	雷公藤、草乌、益母草、蓖麻子、麻黄、北豆根、巴豆、苍耳子、土牛膝、土荆芥、芦荟等及含有上述药物的复方制剂均可导致肾损害，甚至造成急性肾衰竭。含马兜铃酸的马兜铃、关木通、广防己、青木香、天仙藤、寻骨风等已明确有肾脏毒性。此外，茴香橘核丸、云南白药、葛根素注射液、复方丹参注射液等中成药也有引起急性肾衰的报道
动物类中药	斑蝥、鱼胆、海马、蜈蚣、蜂毒等，以及含动物类中药的中成药牛黄解毒片、安宫牛黄丸、蚂蚁丸、蛔虫散等都具有肾毒性，甚至引发急性肾衰竭。此类药物中毒，若早发现，及时治疗，大多数患者可恢复
矿物类中药	含砷的砒石、砒霜、雄黄、红矾及中成药牛黄解毒片、安宫牛黄丸、牛黄清心丸、六神丸、砒枣散等。含汞的朱砂、升汞、轻粉、红粉及中成药朱砂安神丸、天王补心丹、安神补脑丸、苏合香丸、人参再造丸、大活络丹等。含砷和汞的药物，不仅损害肝、肾，对神经系统、消化系统等均有毒害，应慎用

6. 健康指导

无规律的生活、不健康的饮食、过度饮酒、熬夜等不良生活习惯，都会伤肾。长时间熬夜，容易出现精神困倦、乏力，耗损肾精、导致肾虚。建议不要过饱饮食、过分摄入高蛋白食物，适度饮酒，不要经常熬夜。

? 目标检测

一、最佳选择题

1. 新生儿禁用的药物不包括（　　）。
A. 卡那霉素　　B. 水杨酸钠　　C. 青霉素　　D. 吲哚美辛　　E. 氯霉素

2. 新生儿相对体表面积比成人大，且皮肤角化层薄，局部应用过多可能导致中毒的是（　　）。

  A. 水杨酸　　　　B. 炉甘石　　　　C. 甘油溶液　　　　D. 滑石粉　　　　E. 薄荷酚

3. 选项正确的是（　　）。

  A. 孕妇患有结核、糖尿病，应避免药物治疗，以防胎儿畸形

  B. 一高龄女子怀孕，为健康胎儿，服用中药进行保胎

  C. 妊娠 3 个月内应尽量避免用药

  D. 一孕妇在孕早期使用过致畸药物，应让其立即流产

  E. 为避免单一用药用量过大导致不良反应，应联合用药

4. 妊娠期间，药物致畸的高敏感期是（　　）。

  A. 妊娠 3 天　　　　　　B. 妊娠 18 天　　　　　　C. 受精后 3 周至 3 个月

  D. 受精后 3 周以内　　　E. 妊娠后期的 3 个月

5. 按照 FDA 对妊娠药物安全性分级，（　　）属于 B 类药物。

  A. 青霉素类　　　　　　B. 依那普利　　　　　　C. 莫西沙星

  D. 庆大霉素　　　　　　E. 利巴韦林

6. 哺乳期用药会抑制乳儿甲状腺功能的药物是（　　）。

  A. 环磷酰胺　　　　　　B. 柔红霉素　　　　　　C. 环孢素

  D. 甲氨蝶呤　　　　　　E. 丙硫氧嘧啶

7. 肾功能异常时，除（　　）外均是禁用或慎用的药物。

  A. 造影剂　　　　　　　B. 头孢噻啶　　　　　　C. 多黏菌素 B

  D. 卡托普利　　　　　　E. 阿米卡星

二、配伍选择题

  A. 氟喹诺酮类　　B. 四环素类　　C. 磺胺类药　　D. 氯霉素　　E. 氨基糖苷类

8. 使用不当可能导致新生儿出现溶血、黄疸的药物是（　　）。

9. 可导致婴儿牙釉质发育不全、牙齿黄染的抗菌药是（　　）。

10. 可影响幼儿软骨发育，导致关节损伤的药物是（　　）。

11. 可导致新生儿出现呼吸急促、皮肤发灰，甚至死亡的灰婴综合征是（　　）。

  A. 敏感性升高，作用增强，导致不良反应　　　B. 敏感性降低，药效下降

  C. 易发生直立性低血压　　　　　　　　　　　D. 加重患者青光眼和前列腺增生

  E. 易引发出血

12. 老年人使用 β 受体激动剂与 β 受体阻滞剂会出现（　　）。

13. 老年人使用镇静催眠、镇痛、抗精神病、抗抑郁等作用于中枢神经系统的药物可出现（　　）。

14. 老年人使用抗胆碱药，如阿托品会出现（　　）。

三、多项选择题

15. 10 岁儿童发热，禁用药物有（　　）。

  A. 阿司匹林　　　　　　B. 苯巴比妥　　　　　　C. 对乙酰氨基酚

  D. 氧氟沙星　　　　　　E. 吲哚美辛

16. 有致畸作用的药物有（ ）。
A. 乙醇　　　B. 苯妥英钠　　C. 甲氨蝶呤　　D. 己烯雌酚　　E. 华法林
17. 妊娠中晚期药物的不良反应主要表现在（ ）。
A. 牙齿　　　B. 神经系统　　C. 生殖系统　　D. 泌尿系统　　E. 心血管系统
18. 说法正确的是（ ）。
A. 因老年人肝、肾功能下降，药效下降，应增加用药剂量方可达到预期效果
B. 老年人使用α受体阻断药哌唑嗪降压时，可加重前列腺增生患者的排尿困难
C. 使用硝酸甘油等药物可加重青光眼及导致直立性低血压
D. 华法林与很多药物合用时都可能出现不良反应，使用时应特别谨慎
E. 老年人输注液体量不应过大，以免加重心肾负担

四、特殊人群用药指导技能训练

1. 患者，哺乳期女性，26岁，纯母乳喂养1个月，出现发热、寒战、无力、乳房胀痛、硬结等症状，医院诊断为急性化脓性乳腺炎，自行服用药物罗红霉素及左氧氟沙星，且未停止授乳。请问使用这些药物是否合理？是否会对乳儿造成不利影响，根据是什么？

2. 患者，男性，55岁，因长期酗酒，患有酒精性肝硬化，应用糖皮质激素进行抗炎治疗，可的松、泼尼松、氢化可的松、泼尼松龙等药物中，适合该患者的有哪些？患者同时自行购买服用保肝中药，请问是否合理？

第四章　药品调剂

第一节　认识处方

📚 知识目标

掌握处方的含义、意义和处方的类别；掌握处方的格式及正确书写；掌握处方管理规定的相关内容；掌握处方中常用英文缩写的含义。

📚 技能目标

能正确解读处方的内容；分析处方中存在的问题并提出正确的解决方法；能用所学知识与技能对患者进行用药指导。

📚 素质目标

培养严谨、踏实的工作态度；体会"医者仁心、药者匠心"的深刻内涵。

📁 案例导入

> 某患者，男，48岁，近半个月来无明显诱因却出现胸闷、气短、失眠多梦，偶有健忘，饮食欠佳，大便不调，小便正常，舌体胖大有齿痕，苔白腻，脉沉细。医师诊断为失眠，开具处方正文部分如下：
> Rp.
> 安神补脑液　10mL×10支
> Sig. 10mL　bid. po.
> 养血安神片　0.3g×100
> Sig. 0.3g　tid. po.
> 酸枣仁　150g
> Sig. 15g　qd. 代茶饮
> 根据上述内容，请思考：
> ① 处方中英文缩写标明的每种药品的使用方法分别代表什么？
> ② 该处方的书写是否存在问题？（提示：从处方的书写规则方面考虑。）

药师应根据医师处方，严格按照规章制度和技术操作规程，认真审核处方或者医嘱，经适宜性审核后方能交由调剂人员进行配方发药。因此，处方是每个药学服务人员工作中每天都接触到的最重要的书面文件，对于他们来说，认识处方，正确解读处方是必备的知识和技能。只有掌握了这一知识与技能，才能胜任药品调剂岗位，确保患者的用药安全。

一、处方概述

（1）**处方的含义**　处方俗称药方。《处方管理办法》中处方的定义为：处方是指由注册的执业医师和执业助理医师（简称"医师"）在诊疗活动中为患者开具的，由取得药学专业技术职务任职资格的药学专业技术人员（简称"药师"）审核、调配、核对，并作为患者用药凭证的医疗文书。处方也是药品生产、制剂配制、临床用药的书面文件，处方包括医疗机构的门诊处方、住院处方和病区用药医嘱单。

中药处方是中医师辨证论治的书面记录和凭证，是中医师根据对患者的辨证，给出的药品名称、剂量、剂数及煎煮方法等内容的书面文件，是调剂、计价等工作的依据。

《处方管理办法》规定"医师开具处方和药师调剂处方应当遵循安全、有效、经济的原则。处方药应当凭医师处方销售、调剂、使用。"因此，药师必须掌握处方的有关知识。

（2）**处方的意义**　处方具有技术意义、经济意义和法律意义。

① 技术意义是指开具或者调配处方者必须是经过医药院校系统专业学习，并经国家职业资格认定的医药卫生技术人员。医师对患者做出明确诊断后，开具医师处方，写明药品名称、剂型、规格、数量、用法及用量。药学技术人员按医师处方正文内容进行调配，并将药品发给患者，同时进行用药指导，表现出开具或调配处方的技术性。

② 经济意义是指处方是药品消耗及药品经济收入结账的凭据，是药剂科统计医疗药品消耗、预算采购药品的依据；也是患者在治疗疾病，包括门诊、急诊、住院全过程用药的真实凭证。

③ 法律意义是指由于医师用药或药师调配不当而造成医疗事故时，按照相应的法律规定，开具处方的医师或调配处方的药师均应承担相应的法律责任。在调查和处理医患纠纷或医疗事故时，处方是最重要的法律依据，因此要求医师和药师必须在处方后记上签名，以示负责。

（3）**处方的类型**　在医疗工作中，处方种类繁多，分类的角度和方法也不同，一般说来处方常有以下分类。

① 按相关药事管理法规分为普通处方、麻醉药品处方、精神药品处方、急诊处方和儿科处方。

普通处方。其印刷用纸为白色，右上角标注"普通"。普通处方适用于开具急诊、儿科用药和麻醉药品、精神药品以外的药品。

急诊处方。其印刷用纸为淡黄色，右上角标注"急诊"。急诊处方适用于开具急诊患者用药。

儿科处方。其印刷用纸为淡绿色，右上角标注"儿科"。儿科处方适用于开具儿科用药。

麻醉药品和第一类精神药品处方。其印刷用纸为淡红色，右上角标注"麻、精一"。使用麻醉药品和第一类精神药品适用于此类处方，该处方前记中还应当包括患者身份证号、代办人姓名及身份证号。

第二类精神药品处方。其印刷用纸为白色，右上角标注"精二"。使用第二类精神药品适用于此类处方。

② 按不同时期或条件形成的药方分为经方、时方、法定处方、协定处方、秘方、单方、验方、医师临证处方。

经方：《黄帝内经》《伤寒论》《金匮要略》等经典著作中所记载的方剂。大多数经方组方严谨，疗效确实，经长期临床实践沿用至今。

时方泛指从清代至今出现的方剂，它在经方基础上有很大发展。

法定处方是指《中华人民共和国药典》（简称《中国药典》）和国家药品监督管理局标准收载的处方，具有法律约束力。

协定处方是指医院药剂科与临床医师根据医院日常医疗用药的需要，共同协商制订的处方。它适合大量配制和储备，便于控制药品的品种和质量，提高调剂效率，减少患者取药等候时间。每个医院的协定处方仅限于在本单位使用。

秘方是指有独特疗效、秘而不轻易外传（多系祖传）的药方。

单方、验方：单方是配伍简单而有良好药效的方剂，往往只有一二味药，力专效捷，服用简便；验方是指民间积累的经验方，简单而有效。这类方剂，均系民间有流传并对某些疾病有效的药方。

医师临证处方也叫医师处方，是指医师为患者诊断、治疗与预防用药所拟定的书面文书。又称医疗处方，是针对性强的特定处方，在临床实践中被广泛应用。

(4) 处方的结构 处方由前记、正文、后记三部分组成。普通处方示例见图4-1。

×××医院处方笺

普通

费别：□基本医疗医保	□商业保险	□公费	□自费
医疗证/卡号：		处方编号：	
姓名	性别 □男 □女		年龄： 岁
门诊/住院病历号	科别	开具日期：	年 月 日
临床诊断：		住址/电话：	

Rp

医师：	划价：	药品金额：	
审核：	调配：	核对：	发药：

图 4-1 普通处方示例

① 前记包括医疗机构全称、科别、费别、门诊号或住院号、患者姓名、性别、年龄、处方开具日期、临床诊断等。也可根据需要，在前记中添加特殊要求的项目。麻醉药品和第一类精神药品处方还应当包括患者身份证号，代办人姓名及其身份证号。

② 正文以"R."或"Rp"（拉丁文 Recipe 的缩写）开头，意为请取下列药品，正文内容包括药品的名称、剂型、规格、数量、用法、用量等。处方正文是处方开具者为患者开写的用药依据，是处方的核心部分。

③ 后记包括医师、审核、调配、核对、发药药师的签名（或加盖专用签章）及药品金额等。

处方标准由国家卫生健康委员会统一规定，处方格式由省、自治区、直辖市卫生行政部门（以下简称省级卫生行政部门）统一制定，处方由医疗机构按照规定的标准和格式印制。

现在医院等医疗机构多使用电子处方。电子处方的格式要求与纸质手写处方一致。

二、处方制度

2007 年 5 月 1 日起施行的《处方管理办法》对处方的开具、审查、调剂、保管的相应机构和人员作出了具体的规定，进一步完善了我国的处方制度。

1. 处方权与调剂资格的规定

我国关于处方权与调剂资格的规定如下。

（1）处方权的规定　经注册的执业医师在执业地点取得相应的处方权。经注册的执业助理医师在医疗机构开具的处方，应当经所在执业地点执业医师签名或加盖专用签章后方有效。经注册的执业助理医师在乡、民族乡、镇、村的医疗机构独立从事一般的执业活动，可以在注册的执业地点取得相应的处方权。试用期人员开具处方，应当经所在医疗机构有处方权的执业医师审核并签名或加盖专用签章后方有效。执业医师经考核合格后取得麻醉药品和第一类精神药品的处方权后，才能开具麻醉药品和第一类精神药品处方。

（2）调剂资格的规定　具有药师以上专业技术职务任职资格的人员负责处方审核、评估、核对、发药以及安全用药指导；药士从事处方调配工作。药师经考核合格取得麻醉药品和第一类精神药品调剂资格后才能调剂麻醉药品和第一类精神药品。

2. 处方书写的规定

① 患者一般情况、临床诊断填写清晰、完整，并与病历记载相一致。

② 每张处方限于一名患者的用药。

③ 字迹清楚，不得涂改；如需修改，医师应当在修改处签名并注明修改日期。

④ 药品名称应当使用规范的中文名称书写，没有中文名称的可以使用规范的英文名称书写；医疗机构或者医师、药师不得自行编制药品缩写名称或者使用代号。书写药品名称、剂量、规格、用法、用量要准确规范。

⑤ 患者年龄应当填写实足年龄，新生儿、婴幼儿写明日、月龄，必要时要注明体重。

⑥ 西药和中成药可以分别开具处方，也可以开具一张处方，中药饮片应当单独开具处方。

⑦ 开具西药、中成药处方，每一种药品应当另起一行，每张处方不得超过 5 种药品；

而中药处方一行可以书写多种药品，每张处方也可超过5种中药饮片。

⑧ 中药饮片处方的书写一般应当按照"君、臣、佐、使"的顺序排列；调剂、煎煮的特殊要求注明在中药名右上方，并加括号，如先煎、后下、包煎等；对饮片的产地、品种、质量、炮制等方面有特殊要求的，应当在药品名称之前写明，如川贝母、浙贝母、川黄连、云黄连、生甘草、炙甘草、明天麻、怀山药、酒大黄等。西药处方的书写没有顺序要求。

⑨ 药品用法用量应当按照药品说明书规定的常规用法用量使用，特殊情况需要超剂量使用时，应当注明原因并再次签名。

⑩ 除特殊情况外，应当注明临床诊断。

⑪ 开具处方后的空白处应画一斜线以示处方完毕。

⑫ 处方医师的签名式样和专用签章应当与院内药学部门留样备查的式样相一致，不得任意改动，否则应当重新登记留样备案。

3. 药品名称、用法用量的规定

医师应当使用经药品监督管理部门批准并公布的药品通用名称、新活性化合物的专利药品名称和复方制剂药品名称开具处方。开具院内制剂处方时应当使用经省级卫生行政部门审核、药品监督管理部门批准的名称。医师可以使用由国家卫生健康委员会公布的药品习惯名称开具处方。

中药饮片处方中应使用饮片正名。有时在中药处方中会出现药名合写，又称并开。原药材不能直接用于临床，必须炮制成饮片后，才能供医生开方使用。凡临床医疗处方上出现的中药名，都默认为是饮片名。鲜用时应注明，如鲜芦根、鲜鱼腥草等。

药品用法用量可用规范的中文、英文、拉丁文或者缩写体书写，不得使用"遵医嘱""自用"等含糊不清的字句。

4. 药品剂量与数量的规定

药品剂量与数量用阿拉伯数字书写。剂量应当使用法定剂量单位，重量以克（g）、毫克（mg）、微克（μg）、纳克（ng）为单位；容量以升（L）、毫升（mL）为单位；国际单位（IU）、单位（U）；中药饮片以克（g）为单位。

片剂、丸剂、胶囊剂、颗粒剂分别以片、丸、粒、袋为单位；溶液剂以支、瓶为单位；软膏及乳膏剂以支、盒为单位；注射剂以支、瓶为单位，应当注明含量；中药饮片以剂为单位。

5. 处方限量的规定

处方开具当日有效，特殊情况下需延长有效期的，由开具处方的医师注明有效期限，但有效期最长不得超过3日。处方一般不得超过7日用量；急诊处方一般不得超过3日用量；对于某些慢性病、老年病或特殊情况，处方用量可适当延长，但医师应当注明理由。医疗用毒性药品、放射性药品的处方用量应当严格按照国家有关规定执行。

6. 特殊管理药品用量的规定

麻醉药品、精神药品、医疗用毒性药品的处方用量应当严格按照国家有关规定执行。

① 为门（急）诊患者开具的麻醉药品、第一类精神药品的注射剂，每张处方为一次常用量；控缓释制剂，每张处方不得超过7日常用量；其他剂型，每张处方不得超过3日常用量。哌甲酯用于治疗儿童多动症时，每张处方不得超过15日常用量，如为缓释制剂则为30

日用量。

② 第二类精神药品一般每张处方不得超过 7 日常用量；对于慢性病或某些特殊情况的患者，处方用量可以适当延长，但医师应当注明理由。

③ 为门（急）诊癌症疼痛患者和中、重度慢性疼痛患者开具的麻醉药品、第一类精神药品注射剂，每张处方不得超过 3 日常用量；控缓释制剂，每张处方不得超过 15 日常用量；其他剂型，每张处方不得超过 7 日常用量。

④ 为住院患者开具的麻醉药品和第一类精神药品处方应当逐日开具，每张处方为 1 日常用量。

⑤ 医疗单位供应和调配的医疗用毒性药品须凭医师签名的正式处方。每张处方剂量不得超过 2 日极量。

⑥ 对于需要特别加强管制的麻醉药品，盐酸二氢埃托啡处方为一次用量，仅限于二级以上医院内使用；盐酸哌替啶处方为一次用量，仅限于医疗机构内使用。

7. 电子处方的管理

医师利用计算机开具、传递普通处方时，应当同时打印出纸质处方，其格式与手写处方一致；打印的纸质处方经签名或者加盖签章后有效。药师核发药品时，应当核对打印的纸质处方，无误后发给药品，并将打印的纸质处方与计算机传递处方同时收存备查。

8. 处方保存的规定

处方由调剂处方药品的医疗机构妥善保存。普通处方、急诊处方、儿科处方保存期限为 1 年，医疗用毒性药品、第二类精神药品处方保存期限为 2 年，麻醉药品和第一类精神药品处方保存期限为 3 年。

处方保存期满后，经医疗机构主要负责人批准、登记备案，方可销毁。

三、处方常用缩写词

常用处方缩写词见表 4-1。

表 4-1　常用处方缩写词

处方书写缩写词	中文含意	处方书写缩写词	中文含意
qd.	每日 1 次	bid.	每日 2 次
tid.	每日 3 次	Stat. 或 st.	立即
qid.	每日 4 次	qh.	每小时
prn.	必要时	am.	上午
pm.	下午	qn.	每晚
ac.	饭前	pc.	饭后
im.	肌内注射	iv. gtt.	静脉滴注
i. h.	皮下注射	CT.	皮试
id.	皮内注射	hs.	睡前

续表

处方书写缩写词	中文含意	处方书写缩写词	中文含意
Deg.	吞服	po.	口服
ext.	外用	Sig. 或 S.	用法
Dos.	剂量	Dil.	稀释
a. u. agit	用前震荡	OD.	右眼
cc.	立方厘米、毫升	OL.	左眼
SOS.	需要时	OU.	双眼
cito.	急速	Lent.	慢慢地
Ad.	加	Tab.	片剂
PR.	灌肠	caps. 或 cap.	胶囊剂
qm.	每日早晨	Inj.	注射剂
q2h.	每2小时1次	Amp.	安瓿剂
q6h.	每6小时1次	Syr.	糖浆剂
qod.	隔日1次	Mist.	合剂
q2d.	每2日1次	Sol.	溶液剂
IU	国际单位	Supp.	栓剂
NG	硝酸甘油	Gran.	颗粒剂
ATP	三磷酸腺苷	Ung.	软膏剂
PG-Na	青霉素钠	Dec.	煎剂
Vit.	维生素	Lin.	搽剂
GS	葡萄糖注射液	Pil.	丸剂
NS	0.9%盐水注射液	tr.	酊剂

第二节 处方审核

知识目标

掌握西药处方审核的主要内容；掌握中药处方审核的主要内容；掌握药品名称、毒补药品、配伍禁忌的相关知识。

技能目标

能规范审核中药处方和西药处方；能正确处理处方审核中出现的问题。

素质目标

培养自主学习能力、探究能力及沟通交流能力；培养传承精华、守正创新的理念。

📚 案例导入

某患者，女，28岁，胃痛、胃胀，反酸，上腹部有烧灼感，进食后加重。医生诊断为胃溃疡，开具处方正文部分如下：

Rp

胃舒平片　40片

Sig.　2片　tid.　po.

奥美拉唑　14粒

Sig.　1粒　bid.　po.

保和丸　14丸

Sig.　1丸　bid.　po.

根据上述内容，请思考：

（1）处方中存在不合理用药吗？

（2）该处方能否直接调剂？（提示：胃舒平的成分为氢氧化铝，属碱性药物，保和丸的成分里有山楂，属酸性药物。从药物相互作用方面进行分析。）

处方审核是指具有药师以上技术职务的专业技术人员在配方操作前对处方的各项内容进行全面审核的过程。认真审核处方或医嘱后调剂发药，对于保障患者用药安全、有效至关重要。处方审核是处方调剂的第一个环节，审核处方是药师的法定义务，为了保障患者的用药安全，保证临床用药有效、合理，减少不合理用药支出，减轻患者用药费用负担。

审方药师应当认真逐项检查处方前记、正文和后记的书写是否清晰、完整，确认处方的合法性、处方用药的适宜性、剂量用法的正确性、是否有重复给药现象、是否有潜在临床意义的药物相互作用和配伍禁忌等。经处方审核后，审方药师认为存在用药不适宜时，应该告知处方医师，请其确认或者重新开具处方。审方药师发现严重不合理用药或用药错误，应当拒绝调剂，及时告知处方医师，并做好记录，按照有关规定报告。

一、中药处方审核

1. 审核处方的书写

处方必须经注册的执业医师开具方可调剂。审方时，首先需要确认处方的合法性，然后再认真检查处方前记、正文和后记书写是否清晰、完整。检查处方的类型、报销方式、处方日期、医师签字等是否规范。

2. 审核处方的用药适宜性

药师审方时应仔细检查临床诊断与处方用药是否相符，这要求药师具备较强的专业知识和处方分析能力。

3. 审核处方的中药名称及处方应付

中药饮片处方中应使用饮片名。原药材不能直接用于临床，必须经过炮制成为饮片后，才能供医生开方使用。凡临床医疗处方上出现的中药名，都默认为是饮片名。鲜用时应注明，如鲜地黄、鲜鱼腥草、鲜芦根等。

(1) 处方中的中药名称 中药饮片处方中的名称包括中药正名、别名、并开药名和处方全名。

① 正名。中药饮片正名是《中国药典》（2020年版）、《中华人民共和国食品药品监督管理局标准》[简称《局（部）颁标准》]或《全国中药饮片炮制规范》所收载的中药的规范化名称。中药饮片的正名只有一个，如绵马贯众、当归、白头翁等。

② 别名。中药饮片的别名，又称偏名或异名，是指中药正名以外的名称，包括文献用名、地区用名、商品名等。别名一般有一定来历和含义，如将军、孩儿参等。有的则在中药正名前冠以术语来说明医生对药物的炮制、品种、产地、采收季节等方面的要求，如云苓、密银花、霜桑叶等。审方人员和调剂人员应熟记药物的别名，以保证审方和调剂工作的顺利进行，同时保证安全、有效用药。

③ 中药饮片的并开名。又称合写，它是指将疗效基本相似，或有协同作用的两种或两种以上中药合成一个药名书写。如二术即指苍术、白术；三仙即指山楂、神曲和麦芽；知柏即指知母、黄柏；二冬即指天冬、麦冬等。中药饮片的并开是一种习惯写法，调剂人员应了解常见并开名应付，保证配方迅速正确。

④ 处方全名。一般在正名前加术语，表明医师对中药饮片的某一方面的要求。某些中药有一个或数个处方全名。主要有以下几方面。

a.炮制类。炮制方法不同，可获得不同的疗效。如生首乌具有解毒、截疟、消痈、润肠通便的作用，经炮制后的制首乌则具有补肝肾、益精血、乌须发等作用；炙麻黄（蜜炙）缓和麻黄辛散之性，增强止咳平喘之功；醋柴胡增强其疏肝解郁之效等。

b.产地类。中药讲究道地性，所以医师根据病情需要，常在药名前标明产地。如怀牛膝、亳白芍、江枳壳等。

c.产时、新陈类。药材的采收季节与质量有密切的关系。有的以新鲜者为佳，有的以陈久者为佳。如绵茵陈，以初春细幼苗质软如棉者佳；霜桑叶，于秋后经霜者采集为好；鲜芦根、鲜石斛、鲜茅根等需用鲜品；陈香橼、陈麻黄等需用陈品。

d.质地类。药材质地与药物的质量有密切关系，为保证药品的质量，医师处方对质地也有要求。如浮水青黛、明天麻、肥玉竹、细木通等。

e.质量类。历代医家非常重视药材的质量优劣。如九孔石决明，是指贝壳边缘具有8~9个明显小孔者；马蹄决明，即决明子，是指其形状似马蹄者。尚有左牡蛎、金毛狗脊等。

f.修治类。修治是指除去杂质和非药用部位，以洁净药材，保证符合医疗需要。如山茱萸（去核）、远志（去木心）等。

g.颜色、气味类。药材的颜色和气味与药物的质量有密切关系。如紫丹参、红茜草、黑玄参、香白芷、苦杏仁、甜桔梗等。

(2) 审药名注意事项

① 如遇到药名书写潦草难认，审方人员可在认不清的药名下画红线，请顾客找原处方医师用正楷重写，否则不予调剂。

② 如遇处方中有涂改现象，需确认修改处是否有处方医师的签名和日期。

③ 处方中出现重复药味，若两药用量相同，可只按一味药处理，若两药用量不同，需

请处方医师改正。

④ 如处方中药名写错,需请处方医师改正后方可调剂。

⑤ 关于并开名,审方时要注意各包含哪些药物及每种药物的用量。

4. 审核剂量

一般来说,中药饮片的剂量应按照《中国药典》中规定的用法和用量,不能超剂量使用。在审剂量时,主要注意以下几点。

① 检查药物剂量书写是否清楚。如不清楚,应找处方医师重新书写。

② 检查有无漏写剂量现象。如有漏写现象,找处方医师补全剂量。

③ 检查有无剂量涂改问题。如有涂改,请处方医师在涂改处签名并注明日期。

④ 检查处方中有无超剂量现象。《中华人民共和国药品管理法》规定,对超剂量的处方应当拒绝调配,必要时经处方医师更正或签字后方可调配。尤其是超剂量的毒性药,医师签字应签在毒剧药用量处,调配后,原处方应当留存药店 2 年,以备发生药物中毒事件后能分清责任。审方人员要掌握毒性中药的名称、用法用量和使用的注意事项。

5. 审核配伍禁忌

凡两种药物合用时,能降低或丧失药效,甚至产生毒、副作用的,称为配伍禁忌。审查处方时,如果发现存在配伍禁忌,应及时与处方医师联系更正,以免发生医疗事故。药学相关人员一定要掌握好这部分内容,以便审方时对所记述的药对采取慎重态度,避免盲目配伍应用。

《中国药典》(2020 年版)规定的药物中,具体的规定内容为。

① 川乌、制川乌、草乌、制草乌、附子不宜与半夏、清半夏、姜半夏、法半夏、瓜蒌、瓜蒌子、瓜蒌皮、天花粉、川贝母、浙贝母、平贝母、伊贝母、湖北贝母、白蔹、白及同用。

② 甘草不宜与海藻、京大戟、红大戟、甘遂、芫花同用。

③ 藜芦不宜与人参、人参叶、西洋参、红参、党参、苦参、玄参、丹参、南沙参、北沙参、细辛、赤芍、白芍同用。

④ 硫黄、三棱不宜与芒硝、玄明粉同用。

⑤ 水银不宜与砒霜同用。

⑥ 狼毒不宜与密陀僧同用。

⑦ 巴豆(包括巴豆霜)不宜与牵牛子(包括黑丑、白丑)同用。

⑧ 丁香(包括母丁香)不宜与郁金同用。

⑨ 川乌、草乌(包括附子)不宜与犀角同用。

⑩ 官桂不宜与赤石脂同用。

⑪ 人参(包括人参叶)不宜与五灵脂同用。

6. 审核妊娠禁忌

药师在审核处方时,应特别注意处方前记中的性别、年龄、婚否等内容,若为怀孕妇女开的处方,审查正文时须审查有无妊娠禁忌用药。

凡能影响胎儿生长发育、有致畸作用,甚至造成堕胎的中药为妊娠禁忌用药。妇女妊娠期间，凡属于毒性药、破血逐瘀药、行气药、逐水药、峻泻药等毒性大、作用猛烈的药物，均有可能对孕妇或胎儿造成不同程度损害，应慎用或禁用。

《中国药典》（2020年版）将妊娠禁忌药分为孕妇禁用药和孕妇慎用药两类。

(1) 孕妇禁用药 孕妇禁用的均为毒性中药，凡禁用的中药绝对不能使用。如丁公藤、三棱、干漆、土鳖虫、千金子、千金子霜、川乌、草乌、马钱子、马钱子粉、天仙子、巴豆、巴豆霜、水蛭、甘遂、朱砂、全蝎、红粉、芫花、两头尖、阿魏、京大戟、闹羊花、牵牛子、轻粉、洋金花、莪术、猪牙皂、商陆、斑蝥、雄黄、蜈蚣、罂粟壳、麝香、大皂角（忌服）、天山雪莲（忌用）等。

(2) 孕妇慎用药 孕妇慎用的大多是性质猛烈或有小毒的中药，包括通经祛瘀、行气破滞及药性辛热的中药，可根据孕妇病情，酌情使用。没有必要时应避免使用，以免发生事故。如人工牛黄、三七、大黄、川牛膝、王不留行、天花粉、天南星、制天南星、天然冰片（右旋龙脑）、木鳖子、牛黄、牛膝、片姜黄、艾片（左旋龙脑）、白附子、玄明粉、芒硝、西红花、肉桂、华山参、冰片（含合成龙脑）、红花、芦荟、苏木、牡丹皮、体外培育牛黄、没药、附子、苦楝皮、郁李仁、虎杖、制川乌、制草乌、赭石、乳香、卷柏、草乌叶、枳壳、枳实、穿山甲、桂枝、桃仁、凌霄花、益母草、通草、常山、硫黄、番泻叶、蒲黄、漏芦、禹州漏芦、薏苡仁、瞿麦、蟾酥等。

7. 审核毒麻药品

(1) 毒性中药 毒性中药系指毒性剧烈，治疗剂量与中毒剂量相近，使用不当致人中毒或死亡的中药。其生产、贮存、使用应严格控制。

《医疗用毒性药品管理办法》所列毒性中药（包括原药材和饮片）共28种：砒石（红砒、白砒）、砒霜、水银、生马钱子、生川乌、生草乌、生白附子、生附子、生半夏、生南星、生巴豆、斑蝥、红娘虫、青娘虫、生甘遂、生狼毒、生藤黄、生千金子、闹阳花、生天仙子、雪上一枝蒿、红升丹、白降丹、蟾酥、洋金花、红粉、轻粉、雄黄。

《中国药典》（2020年版）一部收载毒性中药药材和饮片分为三类，其中"大毒"10种（见表4-2）、"小毒"31种（见表4-3）、"有毒"42种（见表4-4）。

审方人员必须熟知毒性中药的名称、用法用量和注意事项，以保证用药安全。

表4-2 《中国药典》（2020年版）一部收载大毒类中药药材和饮片品种简表

中药名称	用法用量和注意事项
川乌	一般炮制后用；生品内服宜慎。孕妇禁用。不宜与半夏、瓜蒌、瓜蒌子、瓜蒌皮、天花粉、川贝母、浙贝母、平贝母、伊贝母、湖北贝母、白蔹、白及同用
马钱子	0.3~0.6g，炮制后入丸散用。孕妇禁用；不宜多服久服及生用；运动员慎用；有毒成分能经皮肤吸收，外用不宜大面积涂敷
马钱子粉	0.3~0.6g，入丸散用。孕妇禁用；不宜多服久服及生用；运动员慎用；有毒成分能经皮肤吸收，外用不宜大面积涂敷
巴豆	外用适量，研末涂患处，或捣烂以纱布包擦患处。孕妇禁用；不宜与牵牛子同用
巴豆霜	0.1~0.3g，多入丸散；外用适量。孕妇禁用。不宜与牵牛子同用

续表

中药名称	用法用量和注意事项
红粉	外用适量,研极细粉单用或与其他药味配成散剂或制成药捻。只可外用,不可内服;外用亦不宜久用;孕妇禁用
草乌	一般炮制后用;生品内服宜慎;孕妇禁用;不宜与半夏、瓜蒌、瓜蒌子、瓜蒌皮、天花粉、川贝母、浙贝母、平贝母、伊贝母、湖北贝母、白蔹、白及同用
斑蝥	0.03~0.06g,炮制后多入丸散用。外用适量,研末或浸酒醋,或制油膏涂敷患处,不宜大面积用。内服慎用;孕妇禁用
天仙子	0.06~0.6g,心脏病、心动过速、青光眼患者及孕妇禁用
闹羊花	0.6~1.5g,浸酒或入丸散;外用适量,煎水洗。不宜多服、久服;体虚者及孕妇禁用

表 4-3 《中国药典》(2020 年版)一部收载小毒类中药药材和饮片品种简表

中药名称	用法用量和注意事项
丁公藤	3~6g,配制酒剂,内服或外擦。本品有强烈的发汗作用,虚弱者慎用;孕妇禁用
九里香	6~12g
土鳖虫(䗪虫)	3~10g,孕妇禁用
大皂角	1~1.5g,多入丸散,外用适量,研末吹鼻取嚏或研末调敷患处。孕妇及咯血、吐血患者忌服
川楝子	5~10g,外用适量,研末调涂
小叶莲	3~9g,多入丸散服
飞扬草	6~9g,外用适量,煎水洗。孕妇慎用
水蛭	1~3g,孕妇禁用
艾叶	3~9g,外用适量,供灸治或熏洗用
北豆根	3~9g
金铁锁	0.1~0.3g,多入丸散服,外用适量
地枫皮	6~9g
红大戟	1.5~3g,入丸散服,每次1g;内服醋制用。外用适量,生用
两面针	5~10g,外用适量,研末调敷或煎水洗患处。不能过量服用;忌与酸味食物同服
吴茱萸	2~5g,外用适量
苦木	枝 3~4.5g,叶 1~3g,外用适量
苦杏仁	5~10g,生品入煎剂后下,内服不宜过量,以免中毒
草乌叶	1~1.2g,多入丸散,孕妇慎用
南鹤虱	3~9g
鸦胆子	0.5~2g,用龙眼肉包裹或装入胶囊吞服。外用适量

续表

中药名称	用法用量和注意事项
重楼	3～9g,外用适量,研末调敷
急性子	3～5g,孕妇慎用
蛇床子	3～10g,外用适量,多煎汤熏洗,或研末调敷
猪牙皂	1～1.5g,多入丸散;外用适量,研末吹鼻取嚏或研末调敷患处。孕妇及咯血、吐血患者禁用
绵马贯众	4.5～9g
绵马贯众炭	5～10g
紫萁贯众	5～9g
蒺藜	6～10g
榼藤子	10～15g,不宜生用
鹤虱	3～9g
翼首草	1～3g

表4-4 《中国药典》（2020年版）一部收载有毒类中药药材和饮片品种简表

中药名称	用法用量和注意事项
三颗针	9～15g
干漆	2～5g,孕妇及对漆过敏者禁用
山豆根	3～6g
千金子	1～2g,去壳、去油用,多入丸散服。外用适量,捣烂敷患处。孕妇禁用。以免中毒
千金子霜	0.5～1g,多入丸散,外用适量。孕妇禁用
土荆皮	外用适量,醋或酒浸涂擦,或研末调涂患处
天南星	外用生品适量,研末以醋或酒调敷患处。孕妇慎用;生品内服宜慎
制天南星	3～9g,孕妇慎用
制川乌	1.5～3g,宜先煎、久煎。孕妇慎用;不宜与半夏、瓜蒌、瓜蒌子、瓜蒌皮、天花粉、川贝母、浙贝母、平贝母、伊贝母、湖北贝母、白蔹、白及同用
木鳖子	0.9～1.2g,外用适量,研末,用油或醋调涂患处。孕妇慎用
甘遂	0.5～1.5g,炮制后多入丸散。外用适量,生用。孕妇禁用。不宜与甘草同用
仙茅	3～10g
白果	5～10g,生食有毒
白屈菜	9～18g
白附子	3～6g,一般炮制后用,外用生品适量捣烂,熬膏或研末以酒调敷患处。孕妇慎用;生品内服宜慎

续表

中药名称	用法用量和注意事项
半夏	内服一般炮制后使用,3~9g。外用适量,磨汁涂或研末以酒调敷患处。不宜与川乌、制川乌、草乌、制草乌、附子同用;生品内服宜慎
朱砂	0.1~0.5g,多入丸散,不宜入煎剂,外用适量。不宜大量服用,也不宜少量久服;孕妇及肝肾功能不全者禁用
华山参	0.1~0.2g,不宜多服,以免中毒;青光眼患者禁服;孕妇及前列腺重度肥大者慎用
全蝎	3~6g,孕妇禁用
芫花	1.5~3g,醋芫花研末吞服,一次0.6~0.9g,一日1次。外用适量。孕妇禁用;不宜与甘草同用
苍耳子	3~10g
两头尖	1~3g,外用适量。孕妇禁用
附子	3~15g,先煎、久煎。孕妇慎用;不宜与半夏、瓜蒌、瓜蒌子、瓜蒌皮、天花粉、川贝母、浙贝母、平贝母、伊贝母、湖北贝母、白蔹、白及同用
苦楝皮	3~6g,外用适量,研末,用猪脂调敷患处。孕妇及肝肾功能不全者慎用
金钱白花蛇	2~5g,研粉吞服1~1.5g
京大戟	1.5~3g,入丸散服,每次1g;内服醋制用。外用适量,生用。孕妇禁用;不宜与甘草同用
制草乌	1.5~3g,宜先煎、久煎,余同制川乌
牵牛子	3~6g,入丸散服,每次1.5~3g。孕妇禁用;不宜与巴豆、巴豆霜同用
轻粉	外用适量,研末掺敷患处。内服每次0.1~0.2g,一日1~2次,多入丸剂或装胶囊服,服后漱口。本品有毒,不可过量;内服慎用;孕妇禁服
香加皮	3~6g,不宜过量服用
洋金花	0.3~0.6g,宜入丸散;亦可作卷烟分次燃吸(一日量不超过1.5g)。外用适量。孕妇、外感及痰热咳喘、青光眼、高血压及心动过速患者禁用
臭灵丹草	9~15g
狼毒	熬膏外敷。不宜与密陀僧同用
常山	5~9g,有催吐副作用,用量不宜过大;孕妇慎用
商陆	3~9g,外用适量,煎汤熏洗。孕妇禁用
硫黄	外用适量,研末油调涂敷患处。内服1.5~3g,炮制后入丸散服。孕妇慎用。不宜与芒硝、玄明粉同用
雄黄	0.05~0.1g,入丸散用,外用适量,熏涂患处。内服宜慎;不可久用;孕妇禁用
蓖麻子	2~5g,外用适量
蜈蚣	3~5g,孕妇禁用
罂粟壳	3~6g,易成瘾,不宜常服;孕妇及儿童禁用;运动员慎用
蕲蛇	3~9g,研末吞服,1次1~1.5g,一日2~3次
蟾酥	0.015~0.03g,多入丸散用,外用适量。孕妇慎用

（2）麻醉中药 麻醉中药是指连续使用易产生生理依赖性，能成瘾癖的药物。它与具有麻醉作用的乙醚、普鲁卡因、利多卡因等麻醉剂是不同的。

中药处方中，审方人员必须注意罂粟壳的管理和使用。每张处方罂粟壳不超过3日常用量（3~6g），即总共9~18g，且不得单包，必须混入群药。连续使用不得超过7天。要有专人负责、专柜加锁、专用账册、专用处方、专册登记。做到账物相符，处方保留3年备查。癌症晚期患者持"麻醉药品专用卡"不受剂量和时间的限制，可连续超量使用。

二、西药及中成药处方审核

1. 审核处方的形式

处方必须经注册的执业医师开具方可调剂。审方时，首先需要确认处方的合法性，然后再认真检查处方前记、正文和后记书写是否清晰、完整。检查处方的类型、报销方式、处方日期、医师签字等是否规范。

2. 审核处方的用药适宜性

（1）皮试药品是否注明 对规定必须做皮试的药品，处方医师应当注明过敏试验及结果的判定。试验结果为阴性时方可开具处方和调剂配发药品，否则不得调配药品。

（2）处方用药与临床诊断的相符性 处方用药与诊断的相符性是指患者疾病与药品说明书中的适应证一致，否则即为用药不适宜或用药不合理。药师审方时应仔细查看诊断结果与处方用药是否相符，这要求药师具备较强的专业知识和处方分析的能力。常见的不适宜用药情况主要包括以下几点。

① 超适应证用药是指使用药品的适应证不在说明书范围之内。如用于治疗糖尿病的二甲双胍用于治疗多囊卵巢综合征，小檗碱用于降低血糖，二甲双胍用于减肥等均属于超适应证用药。

② 无适应证用药是指患者诊断结论的疾病与药品的适应证不相符，例如上呼吸道病毒感染使用抗菌药，对无体虚症状的患者使用补益类注射液等。

③ 无指征联合用药、不适宜联合用药是指违反联合用药原则使用多种药品，如细菌感染性腹泻，给予小檗碱片、盐酸地芬诺酯片、蒙脱石散属于盲目联合用药。

④ 禁忌证用药是指开具禁止使用的药品，如对罗红霉素过敏者使用阿奇霉素等。

⑤ 过度用药。轻症用药、疗效过长、剂量过大等都属于过度用药。如轻度细菌感染使用头孢吡肟、细菌感染使用糖皮质激素；人血白蛋白用于营养不良；仅需使用口服补液盐的儿童腹泻使用抗菌药物；无治疗指征的补钙等。

3. 剂量、用法的正确性

剂量即药物治疗疾病的用量，药师审核处方时应注意核对剂量与剂量单位。药品使用的剂量、用法应当遵守《中国药典临床用药须知》各卷的规定或者按照药品说明书使用。此外，药学专业技术人员还应注意单位时间内进入体内的药量，特别是静脉注射或静脉滴注的速度。

4. 特殊人群的合理用药

包括妊娠期和哺乳期妇女用药、儿童用药、老年人的用药及肝肾功能低下的患者用药剂量是否符合要求。如妊娠期和哺乳期妇女用药关系到下一代的健康,如用药不当,会产生致癌、致畸、致死等。小儿用药尽量使用儿童专用药剂,使用成人药剂的用量必须经过折算,老年人(60岁以上)的用药量则为中青年人的1/2~3/4。

5. 选用剂型与给药途径的合理性

药物的剂型与给药的途径,关系着治疗效果的好与坏。因此,需具体结合患者的年龄、病症特点、病情发展程度、身体承受能力以及药物过敏史等情况选择合适的剂型与合理的给药途径。比如:心肺功能严重障碍的患者最好不选用静脉滴注的给药方式,以免加大对心肺功能的负担;奎尼丁等药物最好不采用肌内注射形式给药,因为这种给药方式使得药物吸收比较缓慢且不彻底,无法最大限度发挥药效;利巴韦林等抗病毒类药物,最好选择雾化吸入形式给药。

6. 是否有重复给药现象

重复用药系指含有同一种化学成分的药物,同非正常联合的多药应用,导致剂量和作用的重复而造成用药过量。造成重复给药的原因主要是一药多名和中成药中含有相同的化学药成分。

(1) **一药多名** 我国药品一药多名的现象比较严重,如复方氨酚烷胺的商品名有感康、快克、感叹号等。公众可能将含有同一成分而商品名不同的药物当作不同的药物,易致重复用药、过量或中毒,在临床用药上存在较大安全隐患。

(2) **中成药中含有相同的化学药成分** 伴随中成药、化学药联合应用及复方制剂的出现,累加用药、重叠用药或过量用药越发多见。如有的降糖中成药中含有格列苯脲,若与其他格列类降糖药合用,可能引起低血糖反应;某些中成药中含甘草,若与阿司匹林合用,可导致或加重胃溃疡、十二指肠溃疡;某些治疗感冒的中成药中含有对乙酰氨基酚、氯苯那敏,若与其他解热镇痛药或抗过敏药合用,可能出现出血、急性肾衰竭、嗜睡等不良反应。故当中成药与化学药联合应用时,须弄清成分,避免因重复累加而出现严重不良反应。常用含有化学药成分的中成药品种见表4-5。

表4-5 常用含有化学药成分的中成药品种

中成药	主要的化学成分	重复用药可能发生的不良反应
维C银翘片	对乙酰氨基酚、氯苯那敏、维生素C	出血、急性肾衰竭、嗜睡、疲劳、口干、少尿、贫血、多汗、膀胱颈梗阻
强力感冒片	对乙酰氨基酚	出血、急性肾衰竭、贫血
抗感灵片	对乙酰氨基酚	出血、急性肾衰竭、贫血
复方小儿退热栓	对乙酰氨基酚	虚脱、出血、恶心、多汗、胃痉挛
感冒灵胶囊、感冒灵颗粒	对乙酰氨基酚、氯苯那敏、咖啡因	出血、急性肾衰竭、嗜睡、疲劳、口干、少尿、贫血、肾绞痛、胃痛、多汗、膀胱颈梗阻、紧张激动、焦虑、兴奋、失眠、头痛

续表

中成药	主要的化学成分	重复用药可能发生的不良反应
感冒清片	对乙酰氨基酚、吗啉胍、氯苯那敏	出血、急性肾衰竭、贫血、出汗、食欲不振、嗜睡
金羚感冒片	阿司匹林、氯苯那敏	虚脱、出血、血小板减少、嗜睡、胃溃疡
菊蓝抗流感片	阿司匹林	虚脱、出血、血小板减少、胃溃疡
消渴丸	格列本脲	低血糖反应（严重者死亡）、恶心、呕吐、腹泻、食欲不振、皮疹
胃泰康胶囊	氢氧化铝、三硅酸镁、罗通定	便秘
新癀片	吲哚美辛	恶心、呕吐、消化不良、厌食、出血、头痛、腹泻、粒细胞减少、皮疹、血小板减少、晕厥、肝损伤
清咳散	溴己新	胃刺激、肝功能异常
咳喘膏	异丙嗪	嗜睡、眩晕、低血压、视物模糊、口鼻咽喉干燥、反应迟钝、白细胞减少
喘息定片	氯苯那敏、去氯羟嗪	嗜睡、疲劳、口干、少尿、贫血、肾绞痛、胃痛、多汗、膀胱颈梗阻、失眠、激动、视物模糊、便秘
咳特灵片（胶囊）	氯苯那敏	嗜睡、疲劳、口干、少尿、贫血、肾绞痛、胃痛、多汗、膀胱颈梗阻
鼻炎康片	氯苯那敏	嗜睡、疲劳、口干、少尿、贫血、肾绞痛、胃痛、多汗、膀胱颈梗阻
苍鹅鼻炎片	氯苯那敏	嗜睡、疲劳、口干、少尿、贫血、肾绞痛、胃痛、多汗、膀胱颈梗阻
重感冒灵片	氯苯那敏、安乃近	膀胱颈梗阻、昏迷、嗜睡、骨髓抑制
脉君安片	氢氯噻嗪	多尿、低血钾、血糖升高、血压过低
珍菊降压片	可乐定、氢氯噻嗪	多尿、血压过低、失眠、头痛、低血钾
溃疡宁片	阿托品、氢氯噻嗪、普鲁卡因	口干、血压过低
谷海生	呋喃唑酮	恶心、呕吐、过敏、头痛、直立性低血压、低血糖反应
痢特敏片	甲氧苄啶	皮疹、瘙痒、贫血、白细胞减少
止咳糖浆	麻黄碱、氯化铵	排尿困难、焦虑、头痛、心悸、恶心、失眠、不安、震颤、发热、血压升高

7. 是否有潜在临床意义的药物相互作用

药物相互作用广义上是指某一种药物的作用由于其他药物或化学物质的存在而受到干扰，使该药的疗效发生变化或者产生不良反应。药物相互作用的结果有药效增强或减弱、副作用降低或增强、出现新的不良反应等。因此临床上考虑是否联合用药时，要注意权衡利弊。如华法林与龟苓膏合用，龟苓膏能增强华法林的抗凝作用而导致出血危险；复方丹参注射液与右旋糖酐40葡萄糖注射液配伍使用不良反应发生率较高，特别以过敏反应性休克的危害最大。

8. 中成药的配伍禁忌

在中成药联用时，在熟悉中成药处方的基础上，要注意各处方中是否有十八反、十九畏，属配伍禁忌的，原则上要禁止使用。比如：祛风除湿的大活络丸、追风透骨丸、散风活络丸等都含有乌头类药物，止咳化痰的止咳橘红丸含有瓜蒌皮、法半夏，若将其两组合用，乌头类药物与瓜蒌、半夏等属配伍禁忌；治疗寒凝气滞血瘀的痛经宝颗粒含有五灵脂，若与人参健脾丸、生脉饮等含有人参的中成药同时使用，也属于配伍禁忌。

此外，在中成药联用时还要注意以下几点。

(1) 含有毒药物中成药的联用 若联用会增加有毒药味的服用量，加大患者发生不良反应的危险性，如金匮肾气丸与附子理中丸合用会加大附子的用量；柏子养心丸与追风透骨胶囊合用，会加大朱砂的用量。因此在使用时应注意规避。

(2) 不同功效药物联用的禁忌 如附子理中丸不宜与牛黄解毒丸、黄连上清丸联用；金匮肾气丸不宜与牛黄解毒片等合用。

(3) 某些药物的相互作用 含麻黄的中成药忌与降血压的中成药如复方罗布麻片、降压片、珍菊降压片、牛黄降压片并用；也忌与扩张冠脉的中成药如速效救心丸、山海丹、活心丹、心宝丸、益心丸、滋心阴液、补心气液等联用。含朱砂较多的中成药，如磁朱丸、更衣丸、安宫牛黄丸等不宜长期与含较多还原性溴离子或碘离子的药物同服。

(4) 疾病禁忌 如糖尿病患者忌服含糖制剂；脾虚便溏患者忌服滋阴药、清热药等。

9. 其他用药不适宜情况

如对青霉素过敏者要慎用头孢，如果使用其注射剂静脉注射可能会导致不良反应。

三、审核结果的处理

① 如遇用药不适宜处方，应告知处方医师，请其确认或者重新开具处方。

② 如遇不规范处方或者不能判定其合法性的处方不得进行调剂，待联系医师确认或改正后方可调剂。

③ 如遇严重不合理用药或者用药错误的处方，坚决拒绝调剂，及时告知处方医师，做好相关记录并按照有关规定报告药事管理委员会或医疗管理部门。

第三节 处方调剂

知识目标

掌握西药处方的调剂工作流程；掌握中药处方的调剂工作流程；掌握处方调配、核对、发药及用药指导的相关知识。

技能目标

能正确处理调配过程中出现的问题；会熟练调配中药处方、西药及中成药处方。

素质目标

培养学生严肃认真的工作态度；培养良好的职业道德。

📁 案例导入

某患者,男,35 岁,上腹部隐隐胀痛,进食后加重,同时伴有嗳气、反酸、食欲不振。医生诊断为慢性浅表性胃炎,开具处方正文部分如下:

Rp
胶体果胶铋胶囊　　36 粒
Sig.　3 粒　tid.　po.
奥美拉唑胶囊　　14 粒
Sig.　1 粒　bid.　po.
阿莫西林胶囊　　20 粒
Sig.　2 粒　bid.　po.
盐酸吗啉胍片　　12 片
Sig.　2 片　tid.　po.

根据上述内容,请思考:
① 该处方能否直接调剂?(提示:幽门螺杆菌是慢性浅表性胃炎的主要致病菌,盐酸吗啉胍片适用于流感病毒及疱疹病毒感染。)
② 该处方如何调配呢?

处方调剂工作是药学服务的重要内容之一,也是医院和社会药房直接面对患者的重要工作之一。其服务水平及质量直接关系到患者的用药安全性,同时也影响患者对医院或药房的信任度及患者用药的依从性。处方调剂就是指配方发药,调剂人员应当熟练掌握调剂的工作流程及相关知识,准确、快速地配方。

药品调剂的质量好坏直接关系到患者的用药安全与疗效,因此,药品调配工作人员要有高度的职业道德和责任感,应按照《处方管理办法》及调剂规程的相关规定进行审方和调配。

一、中药处方调剂

1. 调剂前的准备工作

(1) **调配前清洁**　调剂人员清洁双手,将双手的手心、手背、指缝及甲缝清洗干净。用干燥抹布清洁调剂台的台面、戥秤、冲筒等用具,除去表面的灰尘和黏附物。

(2) **调配前审方**　调剂员审方是药师审方的补充,它更侧重于处方内容的审阅,目的是便于调配操作。调剂员审方主要包括以下内容。
① 核对顾客信息,确认配药剂数。
② 再一次审阅处方,注意相反和相畏药对及妊娠配伍禁忌、毒性中药的用法用量。
③ 确认所需饮片是否齐全。常用药断档应立即做出说明。对于手写处方,要注意辨析确认品种。
④ 大致计算药物的重量和体积,便于选取合适的包装用纸。

(3) **调配用具的准备**　根据处方中的药物剂数准备相应数量的盛药盘或者包装用纸。摆放处方,处方的位置以方便为好,一般将其放在包装纸的左边。根据处方饮片的不同体积和重量,准备经检验合格的戥秤。每次调配前要按照校戥的标准操作检查戥秤的准确性,校戥无误后方可开始抓药。

2. 处方调配操作要点

(1) **流程** 按处方顺序依次抓配→看一味,抓一味→左手定戥位,右手抓药→提戥齐目,随手推斗→等量递减,逐剂复戥→脚注药物,特殊处理→摆放药物,按序间隔→临时捣碎,处理得当→自查与签名盖章

(2) **操作注意事项**

① 按医师处方要求调配,不允许以生代制,生制不分,不能错付规格。

② 对于临时炮制加工的药品,要正确炮制,保证炮制品符合质量要求。

③ 调配时若发现有不合格药品、变质药品等应及时更换,再行调配。

④ 调配过程中,不小心洒落在调剂台上的药物,要捡回药斗或放入戥秤内。但洒落在地上的饮片,不得捡回药斗,也不许放入戥秤内。

⑤ 调配毒、麻中药时要按照《麻醉药品和精神药品管理条例》和《医疗用毒性药品管理办法》的相关规定执行。

3. 脚注药物

常见的脚注术语有先煎、后下、包煎、另煎、冲服、烊化、打碎等。《中国药典》对需特殊处理的品种都有明确的规定。调剂人员必须按医师处方脚注的要求进行调配。先将有特殊煎法、服法的药按要求处理后单包成小包,再在小包外面写上药名、脚注要求,再放入大药包中;有鲜药时,应分剂量单独包成小包,并注明药名、用法后再另包成大包,不与群药同包。有的处方虽未加脚注,但如需特殊处理的,仍应按相关规定操作。

(1) **宜先煎的药** 质地坚硬,不易煎透的矿物类,化石类,贝壳类及动物的角、骨、甲类饮片。如石膏、自然铜、赤石脂、紫石英、磁石、赭石、青礞石(布包先煎)、金礞石(布包先煎)、钟乳石、滑石、禹余粮、石决明、珍珠母、蛤壳、瓦楞子、龟甲、鳖甲、鹿角霜、水牛角等。调配时多需要捣碎。另外,某些有毒饮片因其毒性成分不耐热,久煎可降低毒性的中药也应先煎,如制川乌、制草乌、附子、商陆等。

(2) **宜后下的药** 有两类,一类是气味芳香的饮片如沉香、薄荷、砂仁、豆蔻等;一类是久煎后有效成分易被破坏的饮片如钩藤、苦杏仁、徐长卿、生大黄(用于泻下)、番泻叶等。

(3) **宜包煎的药** 含黏液质较多的饮片,如车前子、葶苈子等。表面有绒毛的饮片,如旋覆花、辛夷等。粉末状的饮片,如蛤粉、蒲黄、海金沙、滑石粉等。

(4) **宜烊化兑服的药** 如阿胶、龟甲胶、鹿角胶等胶类、蜜膏类中药。

(5) **宜另煎的中药** 如人参、红参、西洋参、羚羊角等贵重中药。

(6) **宜兑服的药** 如黄酒、竹沥水等液体中药。

(7) **宜冲服的药** 如雷丸、蕲蛇、羚羊角粉、三七粉、鹿茸、金钱白花蛇等用量少、贵重的中药。

(8) **宜捣碎、研碎的药** 调剂时需要捣碎的中药主要为含油脂或挥发油成分较多的果实

种子类、质地坚硬的矿物类和动物贝壳类中药。根据饮片自身的性质，又分为以下两类。

① 可预先捣碎的中药：瓦楞子、石决明、生石膏、龙骨、芦荟、牡蛎、皂矾、青礞石、珍珠母、栀子、钟乳石、香附、海螵蛸、紫石英、蛤壳、磁石、赭石等。

② 需临时捣碎的中药：丁香、母丁香、莱菔子、草果仁、黑芝麻、蓖麻子、炒蔓荆子、生半夏、山慈菇、平贝母等。

4. 复核

又称校对，是指复核人员对调配的药品按处方逐项进行全面细致的核对。复核内容主要包括以下方面，复核合格后应在处方后记的复核位置签字或盖章。

① 处方中有无"十八反"、"十九畏"药对，有无妊娠禁忌，毒性中药的用法用量是否符合规定。

② 处方药味是否有错配、漏配、多配现象。错配包括药物配错、生品和炙品配错。

③ 特殊煎煮药物是否另包并注明用法。

④ 抽查剂量准确程度，每剂药的剂量误差应小于±5%。

⑤ 饮片是否有虫蛀、霉烂等变质现象，发现问题应及时更换，以免影响疗效。

⑥ 医师签字、调剂员签字是否齐全。

⑦ 如为代煎药，还需复核煎药凭证与处方上的姓名、送药日期、时间、地址、药剂数是否相符。

5. 包装

中药饮片的包装，是指用纸或纸袋、塑料袋等包装中药饮片的操作过程。中药饮片的包装形式多种多样，主要注意以下几点。

① 特殊用法的药物需单包成小包，常见的包装形式有长方形小包、四角包、五角包。要求包装结实，药物不撒。小包应放在群药之上。

② 若药包捆扎，需松紧适宜，扎十字结。

③ 在包装上注明患者姓名、煎法、服法等内容。

6. 发药及发药交代

发药工作看似简单，但稍有疏忽，就会发生错发、漏发等情况，损害患者健康，延误疾病治疗。发药人除了要耐心细致、有高度的责任心和全面扎实的专业知识外，在发药过程中要注意以下几点。

(1) 核对 在药品发出前，最后一次核对是否有重复给药现象、是否有药物间的配伍禁忌、是否有其他用药不适宜的情况。确认没有问题后再核对药品、剂数、包装等方面是否存在问题。特别注意一人多张处方的情况，不要漏发药物。

(2) 发药 呼叫处方上的患者姓名，核对无误后方可发药。对于暂时无人领取的药品，要放置于专门的药架上，做好临时存放登记。

(3) 发药交代 交代给患者煎煮的方法、服用方法，并告知患者服药期间的禁忌、可能发生的不良反应及用药注意事项等问题；对有单包的药物，要告诉患者具体的用法和注意事项；如需药引，也要向患者详细说明。如有外用药，也要特别说明，以免患者误服。

(4) 签字 发药人在处方"发药"栏签字或盖章。

二、西药及中成药处方调剂

1. 收方
收方时，逐项检查处方前记。

2. 审方
认真审核处方，检查正文和后记书写是否清晰。对处方用药适宜性进行审核，对于不规范处方或不能判定其合法性的处方，不得调剂，需告知处方医师，但不得擅自更改或者配发代用药品。

3. 调配
① 仔细阅读处方，按照药品的顺序依次调配，做到药品名称、规格、剂型、数量准确无误。特别注意同一药品多种规格、外观相似、名称相近、同种药品多种剂型的情况，以免错配。

② 调配药品时应首先检查药品的批准文号，同一种药品要取同一批号。此外，要注意药品的有效期，以确保用药安全。

③ 药品调配齐全后，与处方逐一核对药品名称、剂型、规格、数量和用法。

④ 对于多张处方的调配，一定要逐张进行，调配好一张处方的所有药品后，再依次调配下一张，不得同时调配多张处方，以免发生调剂差错。

⑤ 对贵重药品、麻醉药品、精神药品、医疗用毒性药品及放射性药品实行专人保管、专柜加锁、专账登记、专册记录（使用情况）、专用处方，分别登记账卡。

⑥ 处方调配完成后由另一名药师核对，确认无误后签字或盖章。

⑦ 调配处方时必须做到"四查十对"，具体内容如下：
a. 查处方，对科别、姓名、年龄；
b. 查药品，对药名、剂型、规格、数量；
c. 查配伍禁忌，对药品性状、用法用量；
d. 查用药合理性，对临床诊断。

4. 核对
调配完成后一般由另一名药师进行核对检查，具体内容如下。
① 再次全面认真地审核处方内容。
② 逐个核对处方与调配的药品的名称、规格、剂量、用法、用量是否一致。
③ 逐个检查药品的外观质量是否合格，是否在有效期内，是否为同一批号的药品。
④ 核对完成后应当在处方上签名。

5. 发药
发药是处方调剂工作的最后环节，也是确保患者用药安全有效的重要环节，发药前首先要核对患者的信息。要做好以下几方面的工作。
① 在药袋或标签上注明患者的姓名及药品的用法、用量、服用时间等。
② 呼叫并核对患者姓名，询问患者就诊的科室，以确认患者身份。
③ 逐一核对药品与处方的相符性，检查药品名称、剂型、规格、剂量、包装等。

④ 发现处方调配错误时，应及时更正。

⑤ 发药时要向患者认真交代每种药品的使用方法和特殊注意事项，进行用药指导。同一种药品有 2 盒以上时，需要特别交代，以免发生重复用药，瓶内有干燥剂时要向患者说明，以免误服。

⑥ 发药时应注意尊重患者隐私。

⑦ 对患者提出的问题，要尽量耐心细致回答，对于自己不确定的复杂问题，可以建议其到用药咨询窗口。

⑧ 发药结束后要及时签字或盖章。

三、处方调配差错的防范

在调剂过程中，偶尔会出现调配差错的情况，主要是由于调剂人员工作责任心不强，工作时粗心，注意力不集中，或者是由于药品未按摆放要求陈列而导致调配错误，还有的是因为药品名称相似、外观相似而混淆。因此，在工作中，要从以下方面做好防范。

① 药品调剂工作人员要认识到自己的地位和作用，提高责任意识。

② 严格遵守操作规程，做到"四查十对"。

③ 建立差错登记，包括时间、地点、差错或事故内容与性质、原因、后果、处理结果及责任人等。对差错及时处理，及时报告。

④ 第一个接到询问或投诉的药师必须负责接待患者，无论所发生差错是否与自己有关，都要就有关问题做出耐心细致的解答。

? 目标检测

一、最佳选择题

1.关于罂粟壳的管理错误的描述是（　　）。
　A.只能混入群药销售　　　B.每日最大量不可超过 6g
　C.可以单包售卖　　　　　D.连续使用不超过 7 日
　E.处方调剂后必须留存 3 年备查

2.调配每一种药品前，首先应检查该药的（　　）。
　A.有效期　　B.名称　　C.批准文号　　D.包装　　E.剂型

3.中药应先煎的饮片是（　　）。
　A.生甘草　　B.生石决明　　C.苦杏仁　　D.生白术　　E.黄芪

4.如果发错了药，应该（　　）。
　A.做好登记及时上报　　　　B.等待患者找回来
　C.修改发药记录　　　　　　D.没关系，反正不是自己认识的患者
　E.其他同事都不知道就当没发生过

5.疱疹性咽炎治疗时给予头孢克肟等抗菌药物，属于（　　）。
　A.超适应证用药　　B.无适应证用药　　C.无指征联合用药
　D.禁忌证用药　　　E.过度用药

二、配伍选择题

A. 淡红色　　B. 淡绿色　　C. 淡黄色　　D. 红色　　E. 白色

6. 急诊处方适用于开具急诊患者用药,其印刷用纸为(　　),右上角标注"急诊"。
7. 儿科处方适用于开具儿科用药,其印刷用纸为(　　),右上角标注"儿科"。
8. 麻醉药品和第一类精神药品处方的印刷用纸为(　　),右上角标注"麻、精一",使用麻醉药品和第一类精神药品适用于此类处方。

三、多项选择题

9. 关于处方管理要求的叙述,正确的是(　　)。
A. 处方3日有效
B. 医师开具处方的药品应当使用药品通用名称
C. 书写应当清楚,不得涂改,如修改应当在修改处签名
D. 门(急)诊患者麻醉及第一类精神药品注射剂药品,每张处方为一日常用量
E. 第二类精神药品处方保存期限为3年

10. 处方用药与临床诊断的不相符性包括(　　)。
A. 无适应证用药　　B. 超适应证用药　　C. 过度用药
D. 禁忌证用药　　　E. 无指征联合用药

11. 调配工作应做到"四查十对",其中,"四查"是指(　　)。
A. 查处方　　　　　B. 查药品　　　　　C. 查配伍禁忌
D. 查用药合理性　　E. 查药名、规格和剂量

四、药品调剂技能训练

```
         辽宁省***医院处方笺              普通处方

     科别  儿科    门诊号 GS201601   日期 2020 年 8 月 31 日
     姓名  王兰兰   性别  女          年龄  10 岁
     临床诊断  外感风寒
     R:
         紫苏子 后下 9g              麻黄 9g
         苦杏仁 后下 9g              橘皮 9g
         桑白皮 9g                   茯苓 9g
         制半夏 12g                  瓜蒌根 9g
         甘草 6g
                 每日1剂,水煎服,早晚各1次
     医师:陈雨泽              剂数:3
     药价:                    计价人:
     调配:       核对:        发药:
                                   取药号:
```

找出处方中的错误,并改正。

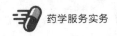

目标检测答案

绪论
1. E 2. E 3. D 4. B 5. D 6. E 7. ABCD 8. ABCDE

第一章 用药咨询服务
1. A 2. A 3. D 4. D 5. C 6. B 7. E 8. A 9. ABDE 10. ABCD 11. ABCDE

第二章 常见疾病的用药指导

第一节 感冒的用药指导
1. B 2. B 3. D 4. C 5. D 6. A 7. A 8. D 9. B 10. ABCD

第二节 咳嗽的用药指导
1. B 2. A 3. C 4. C 5. D 6. B 7. A 8. D 9. C 10. A 11. B 12. ACE 13. ABCDE

第三节 口腔溃疡的用药指导
1. E 2. A 3. B 4. E 5. E 6. C 7. A 8. ABCDE 9. ACDE

第四节 头痛的用药指导
1. D 2. D 3. E 4. B 5. D 6. D 7. C 8. ACE 9. BCD

第五节 胃病的用药指导
1. D 2. A 3. C 4. B 5. A 6. A 7. A 8. D 9. A 10. ABCDE 11. ABCE

第六节 腹泻的用药指导
1. A 2. C 3. B 4. E 5. B 6. A 7. C 8. C 9. C 10. A 11. E 12. B 13. ABCD 14. ABD

第七节 便秘的用药指导
1. C 2. C 3. D 4. A 5. D 6. A 7. C 8. B 9. B 10. C 11. AD 12. ABCD 13. BCD 14. AC 15. ABD

第八节 高血压的用药指导
1. D 2. C 3. A 4. E 5. A 6. C 7. C 8. C 9. D 10. A 11. B 12. A 13. A 14. C 15. D 16. BCDE 17. BCDE

第九节 糖尿病的用药指导
1. C 2. C 3. C 4. A 5. D 6. E 7. A 8. C 9. E 10. ABCD

第十节 血脂异常的用药指导
1. A 2. A 3. B 4. D 5. C 6. B 7. A 8. E 9. A 10. B 11. D 12. E 13. ABCDE 14. ABCD

第十一节 高尿酸血症与痛风用药指导
1. D 2. A 3. E 4. C 5. B 6. E 7. A 8. B 9. E 10. C 11. ABCD 12. ABCDE

第十二节 常见皮肤病的用药指导

1. A 2. D 3. C 4. B 5. A 6. C 7. B 8. D 9. A 10. B 11. D 12. A 13. C 14. ACD

第十三节 常见眼科疾病的用药指导

1. E 2. E 3. A 4. D 5. C 6. D 7. E 8. C 9. B 10. E 11. D 12. A 13. C 14. E 15. AD 16. ABCDE

第十四节 常见妇科疾病的用药指导

1. B 2. C 3. B 4. A 5. D 6. A 7. A 8. B 9. C 10. ABCDE

第十五节 骨关节疾病的用药指导

1. A 2. C 3. B 4. A 5. B 6. A 7. C 8. B 9. D 10. B 11. E 12. A 13. ABCDE 14. BCE

第三章 特殊人群用药指导

1. C 2. A 3. C 4. C 5. A 6. E 7. D 8. C 9. B 10. A 11. D 12. B 13. A 14. D 15. ADE 16. ABCDE 17. ABC 18. CDE

第四章 药品调剂

1. C 2. C 3. B 4. A 5. B 6. C 7. B 8. A 9. BCD 10. ABCDE 11. ABCD

附录一　常用药品通用名与商品名、别名

类别	通用名	商品名/别名	类别	通用名	商品名/别名
感冒用药	复方氨酚烷胺胶囊	感康/快克/感叹号/可立克	糖尿病用药	阿卡波糖	拜糖苹
	对乙酰氨基酚混悬滴剂	泰诺林		格列齐特缓释片	达美康
	小儿氨酚烷胺颗粒	优卡丹		格列美脲片	万苏平
	小儿氨酚黄那敏颗粒	护彤		格列喹酮片	糖适平
	氨咖黄敏胶囊	速效伤风胶囊		格列本脲片	优降糖
	布洛芬混悬滴剂	美林		瑞格列奈片	诺和龙
	布洛芬颗粒	安瑞克		盐酸苯乙双胍片	降糖灵
	复方对乙酰氨基酚片	散列通	皮肤类外用药	乙醇	酒精
	对乙酰氨基酚	扑热息痛		甲紫溶液	紫药水
	氨基比林咖啡因片	脑清片		过氧化氢	双氧水
	复方氨林巴比妥注射液	安痛定		汞溴红溶液	红药水
	氨酚伪麻美芬片Ⅱ/氨麻苯美片	白加黑		氯己定	洗必泰
抗感染用药	复方磺胺甲噁唑	复方新诺明		聚维酮碘	碘伏
	呋喃唑酮	痢特灵		苯扎溴铵	新洁尔灭
	呋喃妥因	呋喃坦啶		甲酚皂	来苏尔
	琥乙红霉素	利君沙		苯扎氯铵贴	邦迪
	甲硝唑	灭滴灵		复方醋酸地塞米松乳膏	皮炎平
	罗红霉素分散片	严迪		复方酮康唑发用洗剂	康王
	氨苄西林	氨苄青霉素		复方酮康唑软膏	皮康王
	诺氟沙星	氟哌酸		硝酸咪康唑乳膏	达克宁
	多西环素	强力霉素		莫匹罗星	百多邦
	异烟肼	雷米封		维胺酯维E乳膏	痤疮王
	小檗碱	黄连素		林可霉素利多卡因凝胶	绿药膏
	利巴韦林	病毒唑		珊瑚癣净	脚癣一次净
	磷酸奥司他韦胶囊	达菲		苦参水杨酸散	足光散
	头孢克洛干混悬剂	希刻劳		水杨酸苯酚贴膏	鸡眼膏
止咳化痰平喘药	硫酸沙丁胺醇吸入气雾剂	万托林	眼科用药	复方氯化钠滴眼液	乐敦清
	盐酸氨溴索缓释胶囊	沐舒坦		复方磺胺甲噁唑钠滴眼液	乐敦康
	沙丁胺醇	舒喘灵		四味珍层冰硼滴眼液	珍视明
	枸橼酸喷托维林片	咳必清		玻璃酸钠滴眼液	爱丽
	氨溴特罗口服液	易坦静		萘敏维滴眼液	润洁
	乙酰半胱氨酸片	富露施		妥布霉素滴眼液	托百士
	盐酸二氧丙嗪片	克咳敏		苄达赖氨酸滴眼液	莎普爱思

续表

类别	通用名	商品名/别名	类别	通用名	商品名/别名
眼科用药	妥布霉素地塞米松滴眼液	典必殊	心脑血管用药	曲克芦丁	维脑路通
	吡诺克辛钠滴眼液	白内停		复方三维亚油酸胶丸	脉通
	复方硫酸软骨素滴眼液	润洁		吡拉西坦	脑复康
	复方牛磺酸滴眼液	小乐敦		硝苯地平控释片	拜新同
镇痛抗炎药	双氯芬酸钠胶囊	双氯灭痛		酒石酸美托洛尔片	倍他乐克
	布洛芬缓释胶囊	芬必得		复方利血平氨苯蝶啶片	北京降压0号
	去痛片	索密痛		缬沙坦胶囊	代文
	吲哚美辛	消炎痛		厄贝沙坦片	安博维
抗过敏药	马来酸氯苯那敏	扑尔敏		氯沙坦钾片	科素亚
	氯雷他定片	息斯敏/开瑞坦		硝苯地平片	心痛定
	特非那定片	敏迪		吲达帕胺片	寿比山
	异丙嗪	非那根		盐酸氨氯地平片	络活喜
消化系统用药	复方铝酸铋片	胃必治		苯磺酸左旋氨氯地平	施慧达
	复方氢氧化铝片	胃舒平		非洛地平	波依定
	铝碳酸镁	达喜		缬沙坦氨氯地平片	倍博特
	颠茄磺苄啶片	泻利停		氢氯噻嗪片	双氢克尿塞
	地衣芽孢杆菌活菌胶囊	整肠生	其他类	人工牛黄甲硝唑胶囊	牙痛安
	枯草杆菌二联活菌颗粒	妈咪爱		甲硝唑芬布芬胶囊	牙周康
	庆大霉素碳酸铋胶囊	肠炎灵胶囊		西地碘含片	华素片
	洛哌丁胺	易蒙停		葡醛内酯片	肝泰乐
	蒙脱石散	思密达		枸橼酸西地那非片	万艾可
	枸橼酸铋钾颗粒	丽珠得乐		碳酸氢钠	小苏打
	消旋山莨菪碱片	654-2		艾司唑仑	舒乐安定
	维U颠茄铝胶囊	斯达舒		地西泮	安定
	维U铝镁双层片	维仙优		左炔诺孕酮片	毓婷
	多潘立酮片	吗丁啉		醋酸甲羟孕酮片	黄体酮片
	奥美拉唑镁肠溶片	洛赛克		茶苯海明	乘晕宁
	药用炭片	爱西特		地芬尼多	眩晕停
心脑血管用药	阿司匹林	乙酰水杨酸		阿苯达唑	史克肠虫清
	阿司匹林肠溶片	拜阿司匹灵		甲苯咪唑	安乐士
	硫酸氢氯吡格雷片	波立维		醋酸泼尼松片	强的松
	硝酸异山梨酯片	消心痛		非布司他片	优立通
	维拉帕米	异博定		左甲状腺素钠片	优甲乐
	阿托伐他汀钙片	立普妥		维生素C	抗坏血酸
	盐酸普萘洛尔片	心得安		核黄素	维生素B_2
	琥珀酸美托洛尔缓释片	倍他乐克		维生素AD胶丸	鱼肝油丸
	氟桂利嗪	西比灵		维D钙咀嚼片	迪巧

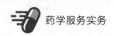

附录二　问病荐药技能训练作业单

姓名：　　　　　　学号：　　　　　　组别：

评价内容	填写内容		
疾病评估	患者可能的疾病为：		
判断理由	您的判断依据是：		
推荐化学药品/医疗器械	主要治疗药物名称：		
	联合用药/医疗器械名称：		
推荐化学药品/医疗器械的作用或特点	主要治疗药物	(1)	
		(2)	
		(3)	
	联合用药/医疗器械	(1)	
		(2)	
		(3)	
作用机制	主要治疗药物：		
	联合用药/医疗器械：		
用药交代（主要治疗药物）	单次用量：_____　每日给药次数：_____ 给药时间：_____　给药途径：_____		
	贮藏方法：		
	常见不良反应（不少于1条）		
	用药注意事项（不少于4条）	(1)	
		(2)	
		(3)	
		(4)	
推荐中成药	药品名称：		
	基本作用：		
健康指导			

参 考 文 献

[1] 国家食品药品监督管理总局，执业药师资格认证中心.药学综合知识与技能［M］.8版.北京：中国医药科技出版社，2020.

[2] 国家食品药品监督管理总局，执业药师资格认证中心.中药学综合知识与技能［M］.8版.北京：中国医药科技出版社，2020.

[3] 国家食品药品监督管理总局，执业药师资格认证中心.药学专业知识（二）［M］.7版.北京：中国医药科技出版社，2015.

[4] 国家食品药品监督管理总局，执业药师资格认证中心.中药学专业知识（二）［M］.7版.北京：中国医药科技出版社，2015.

[5] 陈地龙，张庆.药学服务实务［M］.北京：中国医药科技出版社，2017.

[6] 秦红兵，陈俊荣.药学服务实务［M］.2版.北京：人民卫生出版社，2018.

[7] 赵宝林，陆鸿奎.实用方剂与中成药.北京：中国医药科技出版社，2017.

[8] 王开贞，于天贵.药理学［M］.7版.北京：人民卫生出版社，2014.

[9] 李俊.临床药理学［M］.6版.北京：人民卫生出版社，2018.

[10] 国家药典委员会.中华人民共和国药典（2020年版）［M］.北京：中国医药科技出版社，2020.

[11] 黄欣碧，傅红.中药调剂技术［M］.2版.北京：中国医药科技出版社，2017.

[12] 蒋爱品.中药调剂技术［M］.北京：中国中医药出版社，2016.

[13] 万仁甫.药事管理与法规［M］.3版.北京：人民卫生出版社，2018.

[14] 中华医学会，中华医学会杂志社，中华医学会全科医学分会，等.咳嗽基层诊疗指南（实践版·2018）［J］.中华全科医师杂志，2019，18（3）：220-226.

[15] 中华医学会，中华医学会杂志社，中华医学会全科医学分会，等.咳嗽基层合理用药指南［J］.中华全科医师杂志，2020，19（7）：582-591.

[16] 中华医学会，中华医学会杂志社，中华医学会全科医学分会，等.幽门螺杆菌感染基层诊疗指南（2019年）［J］.中华全科医师杂志，2020，19（5）：403-406.

[17] 中华医学会消化病学分会胃肠动力学组，功能性胃肠病协作组.中国慢性便秘专家共识意见（2019，广州）［J］.中华消化杂志，2019，39（9）：577-589.

[18] 《中国高血压防治指南》修订委员会.中国高血压防治指南2018年修订版［J］.心脑血管病防治，2019，19（1）：1-32.

[19] 中华中医药学会.高血压中医诊疗指南［J］.中国中医药现代远程教育，2011，9（23）：108-109.

[20] 中华医学会，中华医学会杂志社，中华医学会全科医学分会等.血脂异常基层诊疗指南（实践版·2019）［J］.中华全科医师杂志，2019，18（5）：417-420.

[21] 中华医学会，中华医学会杂志社，中华医学会全科医学分会，等.2型糖尿病基层诊疗指南（实践版·2019）［J］.中华全科医师杂志，2019，18（9）：810-817.

[22] 中华医学会，中华医学会杂志社，中华医学会全科医学分会，等.痛风及高尿酸血症基层诊疗指南（实践版·2019）［J］.中华全科医师杂志，2020，19（6）：486-492.

[23] 中华医学会骨质疏松和骨矿盐疾病分会.原发性骨质疏松症诊疗指南（2017）［J］.中国骨质疏松杂志，2019，25（3）：281-303.